健康产业中的医学创新

涵盖分子医学、能量医学和信息医学的现代自然医学，正在成为主流医学与时俱进的旗帜

〔美〕陈厚琦 著

江西科学技术出版社

图书在版编目（ＣＩＰ）数据

健康产业中的医学创新／〔美〕陈厚琦著. —南昌：
江西科学技术出版社，2020.11
ISBN 978－7－5390－7568－6

Ⅰ.①健…　Ⅱ.①陈…　Ⅲ.①医疗保健事业－研究－
中国　Ⅳ.①R199.2

中国版本图书馆 CIP 数据核字（2020）第 199761 号

国际互联网（Internet）地址：
http://www.jxkjcbs.com
选题序号:ZK2020218
图书代码:B20340－101

健康产业中的医学创新　　　　　　　　　　　　　〔美〕陈厚琦　著

出版 发行	江西科学技术出版社
社址	江西省南昌市蓼洲街 2 号附 1 号
	邮编:330009　电话:(0791)86623491　86639342(传真)
印刷	南昌三联印务有限公司
经销	全国各地新华书店
开本	787mm×1092mm　1/16
字数	275 千字
印张	17.25
版次	2020 年 11 月第 1 版　2020 年 11 月第 1 次印刷
书号	ISBN 978－7－5390－7568－6
定价	48.00 元

赣版权登字－03－2020－367

序　言

　　笔者原计划根据最近十年来发表的自然医学方面的文章,撰写一本专著。考虑到需要较多时间才能完成专著的撰写,现将 10 多篇论文汇集成书出版,早日与读者见面,既不负众友人嘱咐,也了却个人心愿。这些文章是在不同年份完成的,某些内容在不同文章中会出现重复,望读者谅解。

　　先写了《医学的困顿和创新》一文,想作为代序。此文浓缩了自然医学三个方面的内容,简要地介绍分子医学、能量医学和信息医学,也阐述了中医药的能量信息医学本质特征;但此文较长,作为代序也不适合。干脆将此文作为独立的一篇文章放在前面,读者看后再阅读其他文章会有提纲挈领的感觉。

　　发端于 20 世纪中叶的非传染性慢性疾病,导致了全球性的健康危机和医疗危机。健康危机产生的压力和生命科学的发展,催生了一场席卷全球的医学变革。自 20 世纪 70 年代以来,面对慢性疾病的

1

肆虐成灾,西方医学在物质、能量和信息三个层面上,经历着一场深刻的变化。分子医学、能量医学和信息医学分别代表这三个层面的医学创新,统称泛自然医学,或简称自然医学(以下均用自然医学)。

自然医学扬弃着常规对抗医学。分子医学包括多种分支,较成熟的分支有营养医学、功能医学、抗衰老医学和自然疗法医学等。这些新的医学流派形成了百花齐放的局面,成为常规西医(Conventional Medicine)的创新领域。分子医学的核心特征是:应用天然化合物逆转亚健康和慢性疾病,而不是依赖人工合成的药物;从产生慢性疾病的根源入手,预防为先、标本兼治。自然医学的目的是恢复人体自愈力。

量子生物学研究揭示:细胞和分子水平上的生命活动,必然通过量子能量场的特征性变化表现出来。病变的细胞在恢复健康状态的过程中,其量子能量场的变化也得到矫正。量子医学,作为能量医学的前沿领域横空出世,生命科学的进步又一次让常规医学思维跌破眼镜。

分子医学和量子医学展示了人类的智慧和医学的昌明。然而,人类的智慧并未停留在物质和能量层面。在现代心理生理科学的基础上,信息医学冲破重重阻力出现在我们的视野中。人脑通过脑垂体——激素系统指挥人体器官的各项功能。人脑的精神活动——意念、意识,通过脑生理的变化,影响着人体的各种生理活动。大量研究还发现:心脏不仅是人体血液循环的统帅,而且也是人体能量信息调控的指挥官。心脏释放的电磁波包括矢量波和标量波。高频矢量波对内调控人体内部的能量状态,标量波则涉及人体与外界的交流与沟通。心脏的这两种功能为信息医学奠定了基础。人体心脏还是潜意识的大本营,统帅脑部产生的显意识。远距离的意念调控可能是以标量波为基础的心灵感应实现的。

涵盖分子医学、能量医学和信息医学的现代自然医学,正在成为主流医学与时俱进的旗帜。在近代自然科学基础上发展起来的生命科学,将不断用新的发现指引自然医学的进步,为人类健康做出贡献。人类生命体,是一个复杂的生物自稳定调控巨系统,具有与生俱来的自我反馈调控能力,也就是新陈代谢的自平衡机制和自修复机制——人体自愈力。深入研究人体这一巨系统,是自然医学的重大理论和实践课题。"人体自稳定调控系统的生物控制论",是一种代表性的生命系统理论。其核心内容包括人类生命体在物质、能量和信息三个层面的规律:一、以神经系统为主导的生物化学调控机制；二、以人体能量场（包括电磁场）为背景的生物能量波标靶同频共振机制；三、以意识调控为核心的生命信息调控机制。生物控制论引领的健康产业发展，已经成为全球性的新一波产业革命。

量子医学和信息医学，给中医药的发展带来了喜讯。我们发现：中医药的本质特征就是能量信息医学。以《黄帝内经》为代表的中华古中医学经典著作，向后代子孙们传递的是中华民族祖先创立的经络—藏象能量信息医学。经络—藏象学说揭示、记载、描述的是人体内部的经络能量和藏象能量的本质和能量代谢的规律。这一规律包括经络—藏象的结构和其中运行的能量之性质、人体内部能量结构与宇宙天体和日月星辰之间的能量关系、经络能量和藏象能量的类型及相互关系、经络能量和藏象能量与人类解剖形体之间的关系，等等。我们需要运用量子物理学、量子化学、量子生物学和量子医学的理论，重新认识和诠释古中医学的六大学说，建立讲得清、说得明的病理机制，拿出符合现代自然科学、特别是生命科学的辩证依据，阐明中医各项技术的疗效机理，制定以能量医学为基础的草药能量特征和方剂配伍能量模型等等。

古中医学研究、解决的是人体经络—藏象问题，以能量（气）入手；西方医学解决的是人类形体问题，以物质（化学）入手，两者互补。现代量子医学是连接古中医学与西方医学前沿领域之间的桥梁。中医药的现代化，不应该是用化学、生物化学和分子生物学来曲解中医中药；而是用量子物理学、量子化学、量子生物学和量子医学来认识中医中药，并建立中医中药的现代科学语言表达系统。

我们用系统科学的"老三论"（信息论、系统论和控制论），建立了"人体自稳定调控系统的生物控制论"，作为自然医学的理论概括。当我们用耗散结构论、突变论和协同论这系统科学"新三论"来认识、研究古中医学时，"人体经络—藏象系统的能量信息调控协同论"便跃然而出了。如果说"人体自稳定调控系统的生物控制论"是西医创新的一种代表理论，"人体经络—藏象系统的能量信息调控协同论"，则可以看成是对中华古中医学理论体系的现代诠释。中华民族的中医人，全世界认同中医的中医爱好者，让我们高举中华古中医学的大旗，为人类千秋万世的健康立言、立德、立碑！

西医创新、中医振兴，是21世纪医学变革的两个方面。面对慢性疾病带来的健康危机和医疗危机，唯有坚持医学变革，才能推动健康产业的持续发展。自然医学的兴起和古中医学的振兴,是支持健康产业发展的医学基础。中华文明包含的古中医学,是中华民族先民们创立、传承的高科技量子医学和信息医学。自然医学与古中医学携手,已经开拓出解决各种慢性疾病的道路,已经完成了逆转主要慢性疾病的技术准备。"沉舟侧畔千帆过,病树前头万木春。"让我们举起双手,迎接21世纪医学的春天!

目录

第三部分　自然医学、森林康养与健康管理

第一部分　创新医学思维

医学的困顿与创新

21 世纪的人类社会正经历着经济、政治、军事、科学技术、文化、宗教、哲学诸多领域的重大变革。在生命科学和医学领域，伴随着慢性疾病带来的全球性的健康危机和医疗危机，一场医学变革正席卷全球。

西方医学认为，疾病是以细胞的病变为基础的。细胞病理学的创立者菲尔绍认为，一切疾病都是局部的，只有生病的细胞。如果找到一种能够改变细胞或基因的物质或方法，就能治愈疾病。这样的"还原论"思维成为 20 世纪西方医学的主流思想和科学标准。事实上，细胞病变只是中间环节，而不是真正的病因。离开了整体讲细胞水平的病因，治疗方案势必顾此失彼，只见树木不见森林。真正的病因，是人体的内环境受到破坏，是整体水平的新陈代谢动态平衡被破坏，是人体自愈力受到损伤和削弱。究其根源，是人体内部环境和外部环境对人体产生的影响。

在以代谢综合征为主轴的慢性疾病面前，主流医学遇到了瓶颈。除了"还原论"的病因思维外，对抗性的治疗思路，更是导致慢性疾病无法治愈的重要原因。1996 年 11 月，世界卫生组织提出的总结报告中明确指出："目前医疗的发展是在全世界制造供不起和不公正的医学"，"现在许多国家的医疗资源已经到了可供性的边缘"。美国第十七任首席医师理查德 Richard H. Carmona，(M. D. M. P. H. FACS)于 2007 年指出：美国的疾病医学已经破产。我们必须用健康医学来预防慢性疾病、改善健康。

早在 1988 年，于法国巴黎召开过一次以"21 世纪的挑战和希望"为主题的会议。该会议有 75 位诺贝尔奖得主参加。在讨论医学问题时，与会专家们指出："好的医生应该是使人不生病，而不是能把病治好的医生"、"医学不仅仅是关于疾病的科学，更应该是关于健康的科学"。这些国际科学与医学专家们的呼吁，为 21 世纪的医学新思潮吹响了进军号。健康医学是治未病的医学,也是标本兼治的治已病的医学。这一观念逐步成为社会的共识。

钱学森先生说过:"传统医学是个珍宝,因为它是几千年实践经验的总结,分量很重。更重要的是,中医理论包含了许多系统论的思想,而这是西医的严重缺点。所以,中医现代化是医学发展的正道,而且最终会引起科学技术体系的改造——科学革命。"21 世纪 20 年代末,中华大地掀起了一股振兴中医的热潮。全球西医界的精英们也在反思:在全球性的慢性疾病面前,主流医学向何处去? 经久不衰的中国传统医学将为医学未来的发展提供什么样的智慧和宝藏?

自 20 世纪 70 年代以来,面对慢性疾病的肆虐成灾,西方医学在物质、能量和信息三个层面上经历着一场深刻的变化。分子医学、能量医学和信息医学分别代表这三个层面的医学创新。自然医学的进步,正在成为西方国家医学发展的燎原之势,扬弃着常规的对抗医学。

在物质层面上,由于细胞生物学和细胞生理学等学科为代表的细胞水平生命科学之发展,更因为分子生物学等学科为代表的生命科学在分子水平之发展,分子医学应运而生。分子医学包括多种分支,较成熟的有营养医学、功能医学、抗衰老医学和自然疗法医学等。这些流派形成了百花齐放的局面,成为常规西医的创新领域。分子医学的核心特征是应用天然化合物逆转亚健康和慢性疾病;从产生慢性疾病的根源入手,预防为先、标本兼治。

例如,人体的血管病变与多种慢性疾病有关,包括脑卒中、心梗、糖尿病的并发症、H 型高血压、血管性痴呆症等等。产生这些疾病的核心问题,是动脉血管粥样硬化斑块形成的血管狭窄。血管狭窄带来的供血不足与糖尿病的并发症、H 型高血压、血管性痴呆症等慢病直接相关。血栓阻塞在动脉血管狭窄处则导致脑卒中与心梗急性发生。脑卒中与心梗患者经过抢救,也只是用尿激酶等酶制剂打通血管被血栓阻塞处,并未解决动脉血管硬化斑块及其形成的血管狭窄。预防血栓形成的阿司匹林或波立维等药物起着抗凝血作用,但不仅无法解决硬化斑块和血管狭窄问题,而且长期服用对人体有较大副作用。抑制胆固醇合成的他丁类药能够减少胆固醇的合成,被认为是减少硬化斑块的优先用药。遗憾的是,西方制药业是在信息不充分的情况下研发此类药物的。现有的发现已经否定了关于胆固醇引发血管硬化斑块的论断。胆固醇只有被自由基氧化以后才会附着在动脉血管内壁,逐步形成硬化斑块。胆固醇是人体必需的物质。因此,用他丁类的药物抑制胆固醇的合成,从治疗原则上讲是片面的,甚至是错误的。维护动脉血管健康、预防心脑血管疾病的关键是减少自由基的危害,从而减少氧化型胆固醇的生成。一旦硬化斑块已经形成,最重要的是消解硬化斑块。分子医学的研究发现:存在于蚕蛹蛋白里的蚕丝蛋白消解酶能够有效地消解动脉血管硬化斑块和由此产生的多种血管性病变。酶科学、酶医学已经成为功能医学百花园中的一朵奇葩。

在分子医学的科学性与有效性面前,越来越多的常规西医医师学习和应用营养医学、功能医学、抗衰老医学,推动着西医的创新。然而,分子医学也有局限性,不可能解决所有的健康问题。例如,对于糖尿病和癌症等疾病,仅靠分子医学是不够的。人体生命活动不仅有物质层面的内容,也有能量层面的规律。我们必须更加深入地探索生命的秘密,了解能量在人体健康中的作用。

物质与能量,是人体生命活动相辅相成的两个舞台。没有物质的能量与没有能量的物质,是同样不可思议的。在细胞水平上,没有线粒体制造的能量载体分子ATP,以及ATP转换成ADT与AMP过程中释放的能量,细胞便没有生命活动。同样,没有细胞和亚细胞结构的线粒体,ATP也就成了无源之水。ATP转换成ADT与AMP过程中释放的能量是什么?在细胞内部的生命活动中,这种能量是如何起作用的?能量异常与慢性疾病的产生与逆转有何关系?

量子生物学研究揭示:细胞和分子水平上的生命活动,必然通过量子能量场的特征性变化表现出来。病变的细胞在恢复健康状态的过程中,其量子能量场的异常变化也得到了矫正。从ATP得到的能量与现代物理学新概念"扰场能量"有关。这一能量是维系和修复细胞生命活动的关键。

构成人体的器官、组织、细胞与分子,都是电磁场的载体,时刻释放出特定频率的电磁波。人体自身的电磁场与外界交流,通过电磁波同频共振的机制,借以适应自然环境和稳定人体的能量状态。而人体的能量状态与人体的细胞、组织、器官的功能息息相关。人体释放的电磁波,其波长与频率属于红外线、远红外线和太赫兹波范围。太阳光中具有4~14微米波长的远红外线,被科学界誉为"生命光波",与人体释放的远红外线同频共振,能够修复人体细胞、组织的功能。利用"生命光波"逆转慢性疾病,已经成为健康界和医学界的共识。多种仪器、设备和可穿戴衣物与佩件,已经逐步普及于养生和健康管理界。太赫兹波的范围比远红外广,波长在 3～1000 毫米。人体出现病变时,人体组织、器官释放出的电磁波(太赫兹波)形成的电磁场就出现异常。外源太赫兹波与人体释放出来的同频太赫兹波,能够通过同频共振机制修复、矫正人体组织、器官电磁场的偏差。太赫兹波对于人体健康的效果,已由国际科学界和医学界研发的医疗器械所证实。在生命光波和太赫兹波两个领域中,量子医学对人体亚健康与慢性疾病的逆转和治疗效果,已经日益成为维护人体健康不可或缺的技术。

量子医学仪器在检测方面的应用有更长的历史。多个国家研制的量子医学诊断仪器在健康管理和养生领域已经被广泛应用。这些仪器的种类虽然不少,但原理大同小异。受检测者的健康数据与数据库中的大数据进行比较,仪器便能够作出判断,指出受检测者的健康问题所在。在同类仪器中,美国 Lifesystem 系统的功能较为全面。除了检测作用以外,该仪器还能够智能化地在细胞层面上有效逆转人体健康出现的问题。由纳米材料制成的"量子芯片"和石墨烯材料制成的"石墨烯膜"都表现出良好的远红外热效应与非热效应,成为量子医学高频干预技术。

分子医学和量子医学展示了人类的智慧和医学的昌明。然而,人类的智慧并未停留在物质和能量层面。在现代心理生理科学的基础上,信息医学冲破重重阻力出现在我们的视野中。心理生理学研究人类生理活动的心理基础,以及人类心理活动的生理基础。长期以来,心理生理学属于脑科学的范畴。人脑通过脑垂体—激素系统指挥人体器官的各项功能。人脑的精神活动——意念、意识,也通过脑生理的变化和脑电磁波,影响着人体的各种生理活动。

人类的好奇心和对科学真理的追求,让科学家们发现心脏是一个智慧器官。60% 的心脏细胞是具神经元作用的细胞,心脏释放的电磁波形成的电磁场强度是脑电磁场强度的数千倍。心脏到底是一个什么样的器官?大量的研究发现:心脏在人体生命活动中起着核心作用。心脏不仅是人体血液循环的统帅,而且是人体能量信息调控的指挥官。心脏释放的电磁波包括矢量波和标量波。高频矢量波对内调控人体内部的能量状态,标量波则涉及人体与外界的交流与沟通。心脏的这两种功能为信息医学的产生和发展奠定了基础。在技术层面上,前者与人体自主性信息调控相关,后者则属于非自主性信息调控。两者对于人体健康的作用,均通过同频共振机制为人体量子电磁场纠偏,并恢复人体自愈力。"心脏智慧学"研究发现:人体心脏还是潜意识的大本营,统帅脑部产生的显意识。远距离的意念调控是以标量波为基础的心灵感应实现的。

信息医学的物理学基础是现代信息科学。对当前最前沿的量子纠缠机理之研究，是信息科学的重要领域。人类文明和科技发展的历史证明，任何创造性的理论体系和科技创新，都是以异常现象的发现和研究为先导的。30年前，量子纠缠现象的发现颠覆了人类对物质和宇宙的认识。30年后，以等微子(暗能量)理论为核心的等微子物理学和相关发现与技术，打开了通向物理学第三次革命的大门。对等微子(暗能量)、扰场、标量波的深入研究，将揭开量子纠缠的机理，为人类走向宇宙文明开辟道路。

对量子纠缠终极原理的了解，将帮助我们认识信息医学的本质，推动迫在眉睫的医学变革。通过意识能量场和心灵感应能量场调节人体健康，在量子医学临床实践层面上已经被应用，但需要提升和建立理论体系。以意识能量场和心灵感应能量场为基础的信息医学，将在生命科学和医学的巅峰，为人类的健康做出贡献。

涵盖分子医学、能量医学和信息医学的现代自然医学，正在成为主流医学与时俱进的旗帜。在近代自然科学基础上发展起来的生命科学，将不断用新的发现，指导自然医学的进步，为人类健康做出贡献。

人类生命体，是一个复杂的生物自稳定调控巨系统，具有与生俱来的自我反馈调控能力，也就是新陈代谢的自平衡机制和自修复机制—人体自愈力。医学的目的正是为了维系人体自愈力。自然医学是对常规西方医学的扬弃。"人体自稳定调控系统的生物控制论"是对常规西方医学对抗性理念的扬弃。医学必须也必然会回归到他的原点：医学的目的，不是所谓的"治病"，而是恢复人体自愈力。深入研究人体这一巨系统，是自然医学的重大理论和实践课题。人体自稳定调控系统的生物控制论，是一种代表性的生命系统理论。其核心内容包括人类生命体在物质、能量和信息三个层面的规律：以神经系统为主导的生物化学调控机制；以人体能量场(包括电磁场)为背景的生物能量波标靶同频共振机制；以意识调控为核心的生命信息调控机制。生物控制论是控制论的第二个发展阶段。控制论的第一个发展阶段是工程控制论，曾经引发了工业自动化和信息化。生物控制论引领的健康产业发展，已经成为全球性的新一波产业革命。

钱学森先生说过："医学的前途是中医现代化，而不在什么其他途径"，"人体科学的方向是中医，不是西医，西医也要走到中医的道路上来"。中医的现代化包含哪些内容？西医与中医能够走到一起来吗？当分子医学(功能医学和抗衰老医学等)在西方国家成为主流医学发展的标杆时,中医依旧无法与之对话。不仅如此,以青蒿素为代表的草药提取物之倾向性宣传,诱导中医药进一步向西医药倾斜。中医药被穿上了一件化学医学的外衣,降格为低级的"经验医学"。较之从经验医学上升为实验医学、再上升为"循证医学"的主流西医药,中医药显得如此的"寒酸""土气"。中医药的未来到底在何处?

能量医学和信息医学的产生和发展给中医药带来了喜讯。研究发现:中医药的本质特征,就是能量信息医学。以沈存正先生为核心的专家团队通过科学研究和临床实践发现:一、人体以脉冲方式释放出多种电磁波,两种电磁波释放的时间间隔是25~100微秒。二、不同的植物也有特定电磁波频谱被释放。当12条经络的归经中药(105种)被粉碎混合以后,能够观察到与人体相似的电磁波频谱被释放出来。三、这些归经中药释放出来的电磁波,能够与人体电磁波产生同频共振效应。四、植物(中药)电磁波与人体电磁波同频共振的结果,能够全方位调节人体健康并逆转多种慢性疾病。这个现象和过程,被称为生物能量"多波共振"。五、研究工作在一个"养生保健能量仓"内进行。该能量仓内植物(中药)电磁波的能量强度是人体电磁波能量场的若干倍。对植物能量放大的装置是一种暗能量接受转化解码器。六、经由该能量仓的全方位、全身心调节,多种慢性疾病被逆转,包括痛风、高血压、糖尿病、全身性皮下脂肪瘤、股骨坏死、肿瘤与癌症等。七、本研究与化学手段无关,与化学医学无关。这些研究成果打开了一扇门。勇敢的探索者们,跨越这扇门,我们就能看到中医药的神秘之谷。

以《黄帝内经》为代表的中国古中医学经典著作,向后代子孙们传递的是中华民族祖先创立的经络—藏象能量信息医学。经络—藏象能量信息医学揭示、记载、描述的是人体内部的经络能量和藏象能量的本质与能量代谢的规律。这些规律包括经络—藏象的结构和其中运行的能量之性质、人体内部能量结构与宇宙天体和日月星辰之间的能量关系、经络能量和藏象能量的类型及相互关系、经络能量和藏象能量与人类解剖形体之间的关系等等。经络和经络能量问题,就已经让西方医学界困惑不已。藏象和藏象能量,对于现代西方医学更是一个难解之谜。

古中医学的神秘,就在于经络—藏象系统之中。古中医学的理论包括运气学说、阴阳学说、五行学说、经络学说、藏象学说、卫气营血学说等。其中,经络—藏象学说是核心。人体内的经络—藏象系统,是独立于人类解剖形体的一个能量系统。这个能量系统接受宇宙能量,也吸收转化饮食营养中的能量,并以特定的方式储存能量。这个能量系统由两个子系统构成:经络系统和藏象系统。人体的解剖生理系统与这个能量系统互为表里、相辅相成,共同构成人类的生命体。

中华古中医学的理论系统是一个能够自圆其说的古代理论。在传承的过程中明显丢失了一些内容,导致后代子孙们对这个古代医学体系和理论,知其然而不知其所以然。现代自然科学和生命科学的语言表达系统与古中医学的古代语言表达系统,缺少共同语言要素和共同学术性内涵。两者难以沟通。这就给我们提出了一项艰巨的任务:建立古中医学的现代科学语言表达系统。

如前所述,我们用信息论、系统论和控制论这系统科学的"老三论",建立了"人体自稳定调控系统的生物控制论",作为自然医学的理论概括和指导思想。当我们用耗散结构论、突变论和协同论这系统科学"新三论"来认识、研究古中医学时发现:中华古中医学就是一个包含着耗散结构论、突变论和协同论的超级系统科学。本论文集中的《中华古中医学与现代量子医学》等文,尝试对古中医学的理论所包含的六大学说,用现代量子物理学和量子生物学做出浅显的诠释,包括但不限于以下内容:一、天人合一的物质/能量信息基础;二、宇宙信息能量场论;三、五行场论;四、经络能量控制论;五、气血微电磁场论;六、阴阳学说的物质基础及其相互作用;七、中医药治病的能量信息医学本质。

在中医理论体系的指导下,"气机升降、阴平阳秘;天人合一、神系共振、五行调和"是中医治病的宗旨。中医的六大技术—砭石、针、灸、导引、按跷和方剂,目的在于调节人体经络能量的升降,以达到阴平阳秘和五行调和。中医方剂的君臣佐使配伍,配的是由不同草药组方后形成的能量谱(电磁波频谱),绝非其中的化学成分。不管是六经辨证、八纲辨证,还是三焦辨证,都少不了疾病分经和药物归经原理。经络是人体内部微电磁场的载体,经络上运行的"气"是生物电流。药物归经就是方剂中的电磁波频谱与人体经络电磁波频谱的同气相求、同频共振。

近代欧洲的哲学大师和思想巨匠们,如莱布尼茨、康得、费尔巴哈、黑格尔等对中国近代哲学的走向有过重要的影响。马克思、恩格斯、列宁、普列汉诺夫等思想家们,更是对中国近现代哲学界、思想界和社会变革起过关键性的作用。毛泽东将中国古代的哲学传承和欧洲哲学的精华糅合在一起。毛泽东用辩证唯物主义和历史唯物主义的哲学思想体系,影响了近现代几十年中国社会的政治思潮、军事理论、管理体制、经济体系、文化走向和民族意识。毛泽东的哲学思想对中华民族的影响,仍将继续下去,成为中国思想史上的不朽篇章。

从莱布尼茨到黑格尔,哲学缓慢地挣脱了柏拉图时代为哲学编织的象牙宝塔。莱布尼茨从古老的中国《易经》中获得灵感,创建了"零,一"二进制数字学,为计算机语言的发展奠定了基础。这灵感的核心,正是哲学方法论中的"二分法"。黑格尔的《逻辑学》等著作,构建了宏大的德意志思想体系。他用神本主义向机械唯物论挑战。毋宁说黑格尔向德意志帝国王朝表示效忠,倒不如说他无意向人类警示:唯有"三分法"的认识论和方法论,才能引导我们走向未来。黑格尔的智慧,不在于他对"二分法"的精辟论述,而在于他打开了"三分法"的大门。辩证法的"否定之否定"规律就是从"二分法"进入"三分法"的大门。遗憾的是,他仅仅认识到"三分法",但没有发现"二分法"与"三分法"的连接点,也没有真正建立"三分法"的内容体系。他打开了"三分法"的大门,却没有进入"三分法"的宫殿。自莱布尼茨以降,一脉相承的辩证法是"二分法"。中国《易经》《道德经》中包含的辩证法既有"二分法",也有"三分法"。遗憾的是,中外哲学家们鲜有真正领悟者。

伏羲画八卦,周文王等将八卦演绎成为六十四卦。纯阴纯阳为二,其余一切变化皆由二生。邵雍在《皇极经世》中断言:"易有真数,三而矣。"老子在《道德经》中说:"道生一,一生二,二生三,三生万物。万物负阴抱阳,充气以为和。"

在被哲学家们长久遗忘的角落里,"三分法"拂去了身上千年的尘土,展示出他的睿智和辉煌。大千世界,色即是空,空即是色。肯定即是否定,否定即是肯定。一切皆变,一切皆流。"道可道,非常道。名可名,非常名"。对立统一双方互换位置,只是形态内的博弈。其冲突、碰撞必须衍生出"三"来,才能够进入新形态、新阶段。

事物发展的"全程"由一系列完整而相对独立的"阶段"构成。每一个阶段既是上一个阶段发展的果,也是下一个阶段得以出现的因。每一个完整的阶段都由承上性矛盾和启下性矛盾组成。承上性矛盾和启下性矛盾之间的博弈,决定了该阶段整体性质的规定性。承上性矛盾双方在对抗、演变过程中,衍生出启下性矛盾。启下性矛盾内部双方的对立和同一,决定了该阶段的前景。这就是二生三、三生万物之道。三是一,一又分成二,二再次生三。在下一个新阶段中,又会有承上性矛盾和启下性矛盾之间的博弈。每个阶段都经由肯定、否定、否定之否定三个环节构成不封闭的圆圈。前一个不封闭圆圈的终点,又是下一个不封闭圆圈的起点。

"二分法"的尽头就是"三分法"。宇宙演化史、科学发展史、人类社会发展史、人类思想史,都毫无例外地演绎着"三分法"的辩证过程。历史是过程,是由无数个不封闭的圆圈(阶段)首尾相继而成的螺旋形上升曲线。历史是扬弃,是扬弃中的更新,是肯定中的否定、否定中的肯定、否定中的否定。历史是批判,是发展的批判、批判的发展。唯有批判的发展才是科学的发展。

医学的发展史,不以人们的意志为转移。如果说,以中医药为代表的传统医学是医学发展过程中的一次"肯定",近现代西方的化学医学则是"否定"。今天,自然医学的兴起和中医的现代化,代表着医学发展的否定之否定。这一发展过程,是人类探索人体生命活动规律的必然经历。传统中医是哲学的正题,西方医学是反题,21世纪的自然医学和中医现代化,是医学的"合题"。

中国传统医学深沉博大,中华传统文化深邃广袤。在21世纪众多科学领域之变革蓄势待发的今天,每一个感受到这一切的人,都会产生庄严的使命感。"道生一,一生二,二生三,三生万物。"深藏在《周易》和《道德经》中的哲学"三分法",在我们灵魂深处躁动。健康在于人体自愈力的恢复。中华民族的振兴,也在于民族精神自愈力的恢复。

★想知道健康产业要点?
★想知道医学发展趋势?

微信扫码,立即获取

健康危机与自然医学

一、人类社会面临的健康危机

科学技术高度发达、生物医学研究领先全球的美国,正经历着一场前所未有的健康危机。美国的慢性疾病情况严重:每 30 秒钟有 1 人死于心脏病;每分钟有 1 人死于癌症;每年有 70 万人突发脑中风,其中有 15 万人因此死亡;65% 的人口超重,30% 以上的人口患有肥胖症;1 亿人患有代谢综合征。现有 2100 万以上糖尿病患者,2000 多万准糖尿病患者;现有 7500 万人患有高血压,2600 万关节炎患者;约有 400 多万名老年痴呆症患者;85 岁以上的老人有 50% 以上患有老年痴呆症。2004 年,美国 700 多万名 18 岁以上的成年女性因病住院 3200 万人次;其中 25% 是因为精神疾病或滥用药物产生的疾病。在 1790 万起因自杀而住院的案例中,93% 是因精神问题引起的。美国出现的健康危机,是全球性健康危机的预警和反面教材。

世界范围内慢性疾病愈演愈烈,人类面临着严重的健康威胁。糖尿病已成流行病。中国的糖尿病与准糖尿病患者人数现已有 2 亿多。美国的糖尿病与准糖尿病患者人数现已逼近 5000 万。亚洲目前的糖尿病病例占全球约 2/3,病例数已近 2 亿。全世界的糖尿病患者总数已超过 4 亿! 其中,多数是肥胖症患者。抑郁症也已成为世界性第四大疾患。抑郁症是各类精神疾病中的主要问题,占精神疾病的 47%,患病率占世界人口的 5% 左右。据卫生部门预测,抑郁症将成为仅次于心脏病的第二大疾病。

根据世界卫生组织报告,2005 年全球总死亡人数为 5800 万,3400 万人死于慢性病,而中国慢性病死亡人数占其中的 20% 以上。目前,慢性病已经成为全世界几乎所有国家成人的最主要死因。在未来 10 年中,全世界慢性病死亡人数还将增长 17%。在中国,如果没有强有力的干预措施,慢性病死亡人数将增长 19%,其中糖尿病死亡人数甚至可能增长 50%。一个全球性的健康危机,在向人类社会步步逼近。

这是一个需要医学创新的时代,在肆虐成灾的慢性疾病面前,主流医学无力突破。这也是一个能够创新医学的时代,因为生命科学在突飞猛进地发展。现代生命科学研究发现:许多天然化合物,特别是植物中的天然化合物,可以有效地预防和逆转各类慢性疾病。天然化合物逆转慢性疾病的机理,现代生物医学的大量研究成果在分子、细胞、系统和整体水平上找到了答案。这些机理更为自然康复的大量成功实践所证实。在此基础上,西医的许多医生和科研人员勇于创新,开创了营养医学、功能医学、抗衰老医学和自然疗法医学等新的医学流派。这些新的医学流派统称分子医学。这些新的医学流派扬弃着常规西医的理念和技术,逐步成为西方医学的前沿领域。

世界卫生组织在 20 世纪 70 年代就指出:当人类社会进入 21 世纪以后,现代的主流医学便不能为急速增长的世界人口提供有效的健康护理和治疗。人类必须重视传统医学。众多的医务工作者用大量的医疗实践证明:保护人类健康的法宝就在自然界中。世界不同民族的传统医学,在经历数十年的式微和衰败后已在振兴。顺势疗法(现翻译为和疗医学)在西方和中医学在东方,正在苏醒、反思和重整旗鼓。传统医学中的整体观念与平衡理论,人体生命活动的全息性和系统性,随着现代生命科学在能量、信息层面的进展,得到新的诠释。传统医学中植物药的治病机理和治疗效果,也找到了与现代科学和医学对接与交流的平台。以《黄帝内经》为代表的中华古中医学与现代量子医学殊途同归,能量信息医学被发现是中华古中医学的本质特征。

分子医学、能量医学和信息医学,分别在物质、能量和信息三个层面推动着西方医学的创新。自然医学与中华古中医学的理论交融和技术整合,为维护人类的健康开辟了新的道路。本文仅从营养医学、功能医学和抗衰老医学的角度,在物质层面上分析慢性疾病产生的原因和预防、逆转慢性疾病的思路与技术。

二、为什么会有当前的健康危机?

20 世纪中叶以来,非传染性慢性疾病逐渐成为威胁人类健康的主要原因。慢性疾病以燎原之势在全球范围内形成了健康危机。健康危机的产生,主要有饮食与营养和其他原因。

(一)饮食与营养

营养不均衡,精加工的食物中营养缺乏,环境中的有毒物质通过食物进入人体。这三方面的原因是慢性疾病肆虐成灾的营养因素。下述问题普遍存在于许多国家。

主要含有 OMEGA - 6 不饱和脂肪酸的菜籽油、玉米油、花生油、豆油等植物油成为目前饮食中脂肪酸的主要来源。过量的 OMEGA - 6 的摄取和缺少 OMEGA - 3,是现代疾病产生的主要原因之一。人体需要 OMEGA - 6 与 OMEGA - 3 的比例是 1∶1,而现在的比例是 10 ~ 20∶1。此外, OMEGA - 6 不饱和脂肪酸(菜油、玉米油、花生油、豆油等)参与体内生化反应,其最终产物导致关节炎等慢性炎症。现代植物油的制造工艺中使用的技术(高温和高压等),不饱和脂肪酸 OMEGA - 6 等植物油分子化学结构中的碳原子双键破裂,形成对人体破坏力极强的自由基。食品工业使用多年的氢化人造黄油(反式脂肪酸)更加剧了这一类植物油对人体健康的危害。

碳酸饮料和加工食品中糖的大量使用,导致糖的超量吸收。糖的过量摄取则是肥胖症和糖尿病成为流行病的主要原因之一。蛋白质的过量摄取产生下述健康问题:促进人体的酸性化和骨质疏松;尿酸过多,是痛风盛行、肝脏和肾脏功能受损的重要原因;形成动脉血管内壁增厚和硬化斑块(冠心病、脑中风等血管病变的主要成因之一)。

矿物质缺乏是美国民众健康问题的原因之一。由于矿物质镁缺乏,1940—1994 年,美国有 800 万人死于突发性心脏病。每年由此造成的经济损失高达 8600 万美元。缺少钙会产生体质酸性化、骨质疏松。例如,美国每年女性股骨骨折的总人数超过妇科癌症总数。人体盐过量摄取是产生高血压的重要原因。

膳食纤维的摄取量太少,是便秘的主要原因。长期便秘导致肠癌和其他肠道疾病。美国每年有 10 万例以上的肠癌手术。肠癌造成的死亡是美国癌症死亡的第二位。与长期便秘有关的其他主要肠道疾病包括慢性肠炎、息肉、过激性肠炎、肠道泄漏综合征、寄生虫、真菌(酵母菌)严重感染等。

精细加工的食物导致维生素缺乏。例如,维生素 A 缺乏,主要表现为眼球干燥,黄昏时视物不清、夜盲症、皮肤粗糙、多磷屑,毛发干枯,易继发感染。B 族维生素影响多种代谢,特别是同型半胱氨酸的代谢。同型半胱氨酸导致动脉血管内壁增厚(冠心病的主要成因之一)。维生素 C 缺乏与坏血病、伤口不易愈合、虚弱、牙齿出血、抗氧化能力降低等有关。维生素 D 缺乏与儿童佝偻病、成人的骨质疏松密切和人体免疫力相关。多种癌症的发生也与维生素 D 缺乏有关。维生素 E 缺乏会导致免疫系统功能削弱,人体抗氧化能力降低;多种癌症的发生也与维生素 E 缺少有关。

微量元素缺乏。例如,铁是多种活性酶的成分,为血红蛋白中氧的载体,与造血机能有关。缺铁会造成贫血。锌是健康身体内仅次于铁的微量元素,是胰岛素及多种酶的成分,能参与多种酶、核酸、激素及蛋白质的合成,参与能量代谢。锌缺乏时会造成发育不良、体骼生长迟缓、脑功能障碍、免疫力降低等症状。硒的抗癌机制,是保护细胞免受自由基侵袭、维护细胞的健康。

食物中的有害化合物。例如,家畜和家禽食用了大量激素和抗生素。蔬菜和水果被杀虫剂、杀菌剂污染。鱼虾被内河杀虫剂、杀菌剂污染,海洋鱼虾被汞等重金属污染。加工的肉类被防腐剂污染。加工的面粉中混有化合物 ALLOXAN,引发糖尿病。人造黄油会破坏人体免疫功能,引发心脏病与癌症。牛奶含有催奶激素和诱发过敏的化合物。水源污染导致有害化合物引发多种慢性疾病。精盐在 1000℃ 高温下制作,失去了海盐中含有的其他矿物质。有致癌作用的糖精被广泛用于各种甜点。味精具有慢性神经毒性。微波炉不仅降低食物的营养价值,而且会产生氨基酸分子的异构体,对人体神经系统有害。

膳食与营养失衡、缺失与过量,所导致的健康问题不仅发生在美国,也发生在全球其他国家。与营养问题相关的非传染性慢性疾病已经成为危害人类健康的主要威胁。

(二)其他原因

美国每年由于医生和医院造成的死亡总数为 30 多万人。多种药品引起患者死亡或产生新的疾病。误诊、过度治疗、治标不治本的治疗方案,以及药物的毒副作用,使得医疗成为美国民众的第三致死原因。

旧的传染病在死灰复燃,新的传染病又在伺机肆虐。禽流感变种会不会在人类中传播,成为人类流感新变种?HIV(艾滋病)的泛滥能否被有效控制?抗生素的滥用导致超级细菌的出现与传播。超级细菌会不会肆虐成灾?世界卫生组织警告,人类目前用以治疗各种传染病的药物,20年左右后将全部无效。那些新生的能抵抗所有药物的"超级病菌",将把人类带回到感染性疾病肆意横行的无抗生素的年代!

环境污染包括过度的电磁辐射,金属有害物,室内有害物质,封闭办公楼综合征,农药与家用杀虫剂和杀菌剂,水、大气和土壤污染。这些环境污染问题,在破坏着人类的生存环境,也毁坏着人类的身体健康。

错误的生活方式包括:抽烟、酗酒、熬夜、缺少运动、吸毒、性放纵、精神压力等。饮食与营养的错误已经酿成代谢性疾病,这些生活方式的错误,更为慢性疾病的蔓延推波助澜。

三、代谢的营养调节与自然康复

自然医学的基本理念是人体新陈代谢的动态平衡决定健康,而新陈代谢的动态平衡受到人体自愈力的调控,包括自平衡机制和自修复机制。当错误的生活方式或外界的特殊事件损伤了人体新陈代谢的动态平衡,人体内环境遭到破坏,便导致代谢自平衡机制和自修复功能出现异常。人体因此从健康状态进入亚健康和疾病状态。医学的目的正是通过不同手段,帮助人体恢复自愈力。

自然康复以非(人工)合成药物途径,通过对人体无伤害性的营养调节、激素调节、能量调节、精神调节和运动调节几方面的协同作用,达到预防和逆转疾病的目的。这五个方面的内容可以归纳为物质、能量和信息三大层面。

本文仅重点从下述三方面分析慢性疾病的营养调节:自然康复的基础;功能性营养素;功能性营养素和代谢调节。

（一）自然康复的基础

1.均衡膳食、预防疾病

（1）营养失衡（或缺失）与慢性疾病。

营养失衡或缺失与多种慢性疾病有关。以心脑血管疾病为例,动脉血管的粥样硬化和慢性炎症是造成冠心病与脑中风死亡的主要原因。导致形成动脉血管粥样硬化斑块和慢性炎症的原因有以下几方面的营养学根源。

①同型半胱氨酸（Homocysteine）分子沉积在动脉血管内壁上。

②C－反应蛋白沉积在动脉血管内壁上。

③胆固醇被自由基氧化,损害动脉血管内壁。

④动脉血管内壁受自由基（Free Radicals）损伤。

⑤某些免疫细胞的参与,产生泡沫细胞并引发和加剧了动脉血管内壁的慢性炎症。

⑥钙沉积在动脉血管内壁和硬化斑块上,使得动脉血管病变恶化。

（2）预防心脑血管疾病的三大关键

①防止同型半胱氨酸 Homocysteine 的危害。

②预防低密度胆固醇被自由基氧化形成有害的氧化型胆固醇（OX－LDL）。

③降低慢性炎症因子 C－反应蛋白的水平。

（3）均衡营养,预防心脑血管疾病

①在摄取蛋白质的同时,应摄取足够的 B 族维生素,特别是 VB_6、VB_{12} 和叶酸;防止和减少同型半胱氨酸的形成以及在动脉血管内皮层的沉积和进一步恶化动脉。

②通过合理的膳食结构,预防慢性炎症。例如,多摄取蔬菜、水果,减少慢性炎症的发生,从而减少 C－反应蛋白（hcrp）的产生。

③多摄取蔬菜、水果,从中得到较多的抗氧化物,中和、抵抗自由基,防止和减少胆固醇（LDL）被自由基氧化。例如,吃富含维生素 C 和 E 的食物、多饮葡萄汁和适量红葡萄酒等。

（4）细胞中毒与慢性疾病

有害化合物进入体内,在肝脏细胞中被解毒。当肝脏细胞无法解毒时,会出现肝功能障碍和其他慢性疾病。例如,雌性激素优势症与环境类雌激素在人体的积累有关。雌性激素优势症与子宫、乳房、卵巢和前列腺肿瘤及相关癌变密切相关。同时,雌性激素优势症也涉及肝硬化、肝脏功能衰竭,肾脏功能衰竭和其他各种慢性疾病。

①环境中的类似雌激素的化合物在生物体内模仿雌激素的作用,造成内分泌系统异常,产生种种性器官疾病,统称雌性激素优势症。

②现有51种化合物被公认为环境类激素,包括除虫剂、除草剂、洗涤剂、防腐剂、塑化剂等。乳房、子宫、卵巢和前列腺四种器官的细胞表面有丰富的雌性激素受体。过量的环境类雌性激素分子通过细胞表面受体进入细胞后,诱发细胞过度分裂,产生组织增生和慢性炎症以及肿瘤。

③长期慢性炎症与DNA突变密切相关,最终导致基因突变和癌变。目前,大量发生的女性乳房组织增生、子宫肌瘤、卵巢囊肿和男性前列腺炎症以及这四种器官的癌症,与雌性激素优势症密切相关。

2. 调节营养、逆转疾病

(1) 逆转心、脑血管疾病

一种特别的蚕丝蛋白消解酶,可以消解已经形成的心脑血管内壁的粥样硬化斑块。利用维生素C、维生素E和葡萄种子提取物OPC等抗氧化物,是抗氧化、去除自由基的有效途径。减少胆固醇被自由基氧化,是逆转动脉血管内皮层损伤的关键。荨麻、防己、迷迭香、姜黄等植物提取物能有效地逆转动脉血管的慢性炎症。鱼油(OMEGA – 3)对动脉血管慢性炎症也有明显抑制作用。

(2) 逆转雌性激素优势症

西兰花提取物I3C在胃酸的作用下,产生该分子的双体Diindolylmethane(简称DIM)。

DIM能够有效地激活肝脏中的P450酶,分解进入人体内的环境类雌性激素,从而解除类雌性激素对人体四大器官(乳房、子宫、卵巢、前列腺)的危害。对于男性而言,破除男性体内的雌性激素优势症至关重要。男性体内被激活的P450酶,能够促使雌性激素强作用分子。(如雌二醇和环境类雌性激素)转化为弱作用分子(如雌三醇),从而减少前列腺肿瘤的机会。DIM的作用还能够使"睾丸素"从蛋白分子结合物中释放出,进入血液,从而改善"睾丸素"与"雌激素"的比例,并防止前列腺细胞过度生长。DIM 在女性体内激活 P450 酶,能够减少乳房和子宫发生肿瘤和癌变的机会。更加重要的是,DIM 能够诱导癌细胞死亡。黄体酮(Progestenone)能够平衡体内的雌性激素,阻止雌性激素和环境类雌性激素分子对乳房和子宫两大器官的过度生长刺激作用。

3. 健康习惯、远离疾病

健康的生活方式是维护人体健康、远离慢性疾病的基础。

(1)适度运动。

(2)足够的睡眠。

(3)戒烟限酒。

(4)远离恶习。

(5)心态平衡。

(二)功能性营养素

(1)功能性天然营养素的主要类型

①抗氧化营养素。

②抗慢性炎症营养素。

③调节体内酸碱度营养素。

④调节免疫功能营养素。

⑤代谢调节营养素。

⑥器官修复营养素。

(2)功能性天然营养素的有效性举例

①OMEGA－3 鱼油和 OMEGA－9 橄榄油对多种慢性炎症有抑制和逆转作用。

②丁香叶提取物、肉桂叶提取物等天然化合物对逆转肥胖症、糖尿病有明显效果。

③蚕丝蛋白消解酶、荨麻、防己、迷迭香、姜黄等植物的提取物能有效地逆转动脉血管(包括心脑血管)内壁的慢性炎症。

④橄榄叶提取物、葡萄柚种子提取物、牛至种子提取物和大蒜提取物,是四种已知最有效地杀死病原物、提高人体免疫能力的天然化合物(免疫功能的正向调节)。

⑤从多种食用菌中分离提取出的一种特别的多糖分子(多聚糖)Beta－glucan,

能够有效地提高人体免疫功能。灵芝多糖能够诱导激活免疫细胞和免疫细胞因子基因表达。这类多糖均能增强人体免疫系统杀伤癌细胞的功能(免疫功能的正向调节)。

⑥维生素 C 和 E、葡萄种子提取物 OPC、绿茶提取物等具有明显的抗氧化功能,能够减轻、阻止血液中胆固醇(LDL)的氧化,有助于防止动脉血管内皮层的损伤与硬化斑块的形成。

⑦大豆类黄酮不仅可以改善更年期女性健康,而且对减轻骨质疏松、防止癌症、减少心脏病的发生有效。

(3)功能性天然营养素的安全性

①自然界已经提供了人体生命活动必需的大量营养物质和维护人体健康的功能性营养物质。以下功能性天然营养的小统计资料(1983—1992 年,因食物、药品造成的死亡)说明了功能性营养素的安全性:死于植物药 0,死于食品补充物(SUPPLEMENTS) 3;死于非处方药(OVER THE COUNTER DRUGS) 320;死于食物引起的疾病: 9,000;死于处方药(PRISCRIPTION DRUGS) 90,000—100,000。(数据来自:AMERICAN ASSOCIATION OF POISON CONTROL CENTER,FDA AND AAPCC,USDA,JOURNAL OF AMERICAN MEDICAL ASSOCIATION, ANDTHE NEW ENGLAND JOURNAL OF MEDICINE)。

②美国加州著名的医生 Dr. Andrew Well 在 20 世纪 90 年代说:他每给病人开出一张西药药单,就已经给病人开出了 40～50 份使用自然疗法的方案。10 多年来,从来没有一个病人出现过严重副作用。天然功能性营养素对人体健康的危害最小。其原因是:化学小分子(西药)能够直接作用于大多数器官并产生毒性,而有机分子(天然营养素)的靶器官是有选择性的,即使产生毒副作用,也不会危及大多数器官。人体肝脏用于解毒的酶的种类(例如 P450 酶)是有限的,其解毒范围也是有限的。解除那些自然界不存在的、人工合成药物的毒性,对于肝脏来说,超出肝脏解毒的预定遗传背景。

③人工合成的药物对人体普遍具有副作用甚至毒性。人工合成的化学小分子药物干扰、破坏了人体内生物电赖以存在、转化和传递的体内水环境。天然化合物营养素不存在这一问题。

（三）功能性营养素和代谢调节

（1）均衡营养

人体必需营养素有 42 种:9 种氨基酸,2 种脂肪酸,1 种碳水化合物,14 种维生素,7 种矿物质,8 种微量元素,加上水共 42 种。这 42 种中的任何一种都不能缺乏,否则生命活动就不能正常运行。人体所需能量来源于碳水化合物、脂肪和蛋白质三大基本营养素。三大基本营养素应当有一个适当的比例。其他微量营养素之间,乃至三大营养素与微量营养素之间都有一个均衡问题。

①一般性标准（每日摄取量）

碳水化合物 300 ~ 500 克(糙米、全麦面包、非谷类);蛋白质 50 ~ 100 克（白肉、鱼类、植物蛋白);脂肪 25 克(饱和脂肪酸 50%、OMEGA – 6 25% 和 OMEGA – 3 25%);膳食纤维 35 克(蔬菜、水果);维生素,蔬菜、水果 + 维生素补充物;矿物质,蔬菜、水果 + 矿物质补充物;足够量的水。

②十大垃圾食品（对健康不利的食品）

油炸类食品、腌制类食品、加工类肉食品（肉干、肉松、香肠等)、饼干类食品（不包括低温烘烤和全麦饼干)、汽水可乐类食品、方便类食品（方便面、膨化食品)、罐头类食品、蜜饯类食品、冷冻甜品类食品（冰淇淋、冰糕等)、烧烤类食品。

（2）清除体内有害物质

①保护肠道

长期便秘造成的主要肠道疾病包括慢性肠炎、息肉、过激性肠炎、肠道泄漏综合征、寄生虫、真菌(酵母菌)严重感染等,最严重的是肠癌。因此,排除体内宿存的大便是保护肠道的必须。以下建议适用于正常排便:每日五次蔬菜、水果;服用车前草种子纤维;常食用山芋、南瓜等杂粮食物;每日饮用足够的水;保持每日 1 ~ 2 次排便。

肠道健康与肠道有益菌群密切相关。维持肠道菌群平衡,最重要的就是增加乳酸杆菌、双歧杆菌等有益菌的活力。这两类有益菌都属于乳酸菌。最直接的做法就是直接补充发酵制品或乳酸菌补充物。少吃动物性蛋白质及脂肪、多吃些植物性蛋白质和可溶性膳食纤维,创造肠道菌群平衡的内环境。

②清除体内各种有害化合物

2005 年,一份研究报告涉及 12 个欧洲国家中的 13 个家庭成员血液中有害化学物质情况。研究人员对这些家庭成员三代人的血液进行了样本采集,结果发现:祖母一辈的血液中含有杀虫剂等 63 种有害化学物质,母亲一辈的血液中含有 49 种有害化学物质,儿童血液中有 59 种有害化学物质。如果不能清除这些来自环境的有害化合物,人体健康将长期受到影响。水飞蓟种子提取物能够增强肝细胞的功能,十字花科蔬菜富含 I3C 和 DIM 等天然化合物,特别是西兰花提取物能够激活肝脏细胞内的 P450 酶,提高肝脏解毒能力。适度服用这些功能性营养素,有利于人体清除有害化合物。

③避免各种有害化合物

饮用过滤后的水,减少水中有害化合物和重金属对肝脏的损害。食用无公害食物,减少各种有害化合物(防腐剂、杀虫剂、杀菌剂、除草剂等)进入体内的机会。避免空气中的各种有害气体对身体的危害。

④清除体内微生物垃圾

体内微生物垃圾对健康的危害,包括削弱人体免疫功能,微生物分泌有毒物质,微生物垃圾形成复合微粒影响血液循环等。橄榄叶提取物能够有效地杀死微生物垃圾(细菌、真菌和病毒)、清除体内环境。蚕丝蛋白消化酶能够有效地清除血液中以垃圾微生物为核心的复合性微粒,保持血液正常流通。鲛鲨鱼油(Squalene)能够帮助修复由于溃疡造成的胃和肠道中的黏膜损伤。

⑤肠漏综合征 (Leaky Gut Syndrome, LGS)

肠道内白色念珠菌会分泌出乙醛(aldehydes)等有害化合物,破坏肠道中的黏膜。小肠上皮细胞因此而缩小,小肠肠道中的毒素便会经由上皮细胞间隙渗入血液中。肠漏综合征(LGS)是当今非常普遍的肠道疾病;约有 50% 病人的长期抱怨与此有关。肠漏综合征病人的小肠绒毛上皮细胞会发炎,肠道内及微生物所制造的毒素进入血液。有害物质伤害肝脏、淋巴系统及内分泌系统。健康的黏膜可以让营养素通过屏障,同时去除毒素。当有肠漏现象时,屏障功能出现障碍,营养素吸收受损,反而使毒素进入血液中。体内的微生物垃圾不仅严重削弱人体免疫功能,而且与血液中的蛋白形成复合性的颗粒,阻碍血液流通。血液流通不畅造成整体性代谢低下。

（3）抗氧化

①自由基的氧化破坏作用

任何分子或化学基团，如果带有不配对的电子，就称为自由基。自由基的化学活性极强，会随机地从其他分子夺取电子，以达到分子结构的稳定。有100多种疾病与自由基对人体的氧化破坏作用有关，包括动脉硬化、脑中风、心脏病、白内障、肺气肿、糖尿病、老年痴呆症、帕金森病和肿瘤等。自由基对人体的多种损害中，特别重要的是对腺粒体及遗传物质DNA的损伤。抵抗自由基的氧化作用是预防疾病的关键之一，也是健康长寿的重要保证。

②有益于抗氧化的食物

西兰花、菠菜、大蒜、花椰菜、深色绿叶菜、胡萝卜、西红柿、蓝莓、葡萄、橄榄油、豆浆、红酒、葡萄汁、糙米、全麦食品、地瓜、黑木耳、银耳、灵芝、香菇、绿茶等。

③微量元素矿物质与抗氧化

在微量矿物质中硒的抗氧化功能是最为人熟知的。硒及锌、铜、锰、铁等矿物质都是抗氧化酶的核心元素。这些微量矿物质如果摄取过量会产生毒性。我们可以在全谷类、海产、豆类、蔬菜水果等天然新鲜的食物中摄取到足量的微量矿物质。

④维生素抗氧化

维生素C的抗氧化作用在于其中和自由基的能力。同时，维生素C能够抑制白细胞的过氧化物酶、提高白细胞的运动性，提供了维生素C抗炎症和抗癌的基础。脂溶性的β-胡萝卜素，因具有良好的亲脂性，能够捕捉并中和那些会破坏细胞膜、脂质、脂蛋白质的自由基，防止细胞死亡。维生素E可以防止细胞膜上脂肪被氧化。细胞膜被氧化，可能会造成细胞的受损破坏，也会促成老化色素的产生。

⑤最常用的功能性营养素

葡萄种子提取物、植物类黄酮、奶蓟草提取物、花椰菜提取物、银杏叶提取物、橄榄叶提取物和复合维生素。

⑥葡萄种子提取物

OPC是一类天然化合物—花青素前体，能有效地中和自由基，达到抗氧化的效果。服用OPC可以使我们大大减少由于"自由基"对身体带来的氧化危害。OPC的抗氧化功能是维生素C的20倍、维生素E的40倍。用OPC和其他天然营养素抗氧化,是预防心脑血管疾病的明智之举。人体内"自由基"减少了,胆固醇的水平就会减低。降低胆固醇还是降低自由基,是主流医学和自然医学之间分歧的极佳例子。降低胆固醇,不仅是治标不治本,而且产生许多副作用。葡萄种子提取物OPC 还通过以下几方面维护人体健康:与人体内的谷胱甘肽作用,恢复被氧化的维生素 C 的功能;穿过大脑屏障,给大脑和神经提供抗氧化保护;清除心脏与脑部的褐脂质,抗心脏与脑部的氧化;与胶原蛋白结合,增强肌肉、韧带和肌腱的弹性与韧性;帮助血管中的平滑肌放松,逆转高血压。

(4)抗慢性炎症

①慢性炎症的主要类型

动脉血管炎症(如冠心病、脑中风);关节炎症(如骨质性关节炎);免疫变态性炎症(如类风湿性关节炎、哮喘);局部器官炎症,如慢性肝炎、慢性胆囊炎、慢性阻塞性肺炎、慢性咽喉炎等。

②抗慢性炎症的食物

甜椒、番茄、甘蓝、甘蓝、圆白菜、花椰菜、唐莴苣、大蒜、青豆、葱、菠菜、白薯、白萝卜、绿色蓬蒿、牛至、迷迭香、姜黄、绿茶等。

苹果、鳄梨、蓝莓、菠萝、番石榴、猕猴桃、金橘、柠檬、木瓜、草莓等。

鳕鱼、大比目鱼、三文鱼、沙丁鱼、金枪鱼、鲑鱼等。

巴旦杏、山核桃、胡桃、橄榄油、亚麻油、油茶油、深海鱼油等。

③功能性营养素抗慢性炎症

蚕丝蛋白消解酶、迷迭香、荨麻、姜黄素、深海鱼油、白藜芦醇。

④慢性阻塞性肺炎的自然康复

慢性阻塞性肺炎已成为美国第四大死亡因素。美国现有 1,300 万慢性阻塞性肺炎患者,女性患者人数高于男性。2004 年,约有 13 万人死于此病,全年费用近3700 万美元。目前,中国 40 岁以上人群慢性阻塞性肺炎的总患病率达 8.2% ,患者已超过 3800 万。慢性阻塞性炎在全球疾病死亡原因当中,次于心脏病、脑血管病和急性肺部感染,与艾滋病一起并列第四位。

⑤蚕丝蛋白消解酶逆转慢性阻塞性肺炎

蛋白消解酶清除肺部动脉血管硬化斑上的蛋白质沉积物、去除肺部血管中的复合性阻塞物、清除痰液。

⑥其他天然营养素抗慢性阻塞性肺炎

荨麻、姜黄素、迷迭香等植物中含有的天然营养素能够有效地抑制免疫细胞产生过量的免疫因子。免疫功能负向调节的结果,是抑制和逆转肺部的慢性炎症。

⑦动脉血管慢性炎症的自然康复

深海鱼油含有 EPA 和 DHA 两种 OMEGA－3 不饱和脂肪酸。EPA 能够防止心脏猝死。DHA 可以减少体内炎症因子的生成,包括前列腺素 E2、白细胞介素 IL－1B、抗凝血因子等,从而减轻、抑制身体的慢性炎症。蚕丝蛋白消解酶清除动脉血管硬化斑上蛋白质沉积物,能够抑制动脉血管内皮层的慢性炎症。OPC 是多种天然抗氧化物中的佼佼者。OPC 减少了人体内部的自由基,也就预防了胆固醇被氧化。

（5）保持体质微碱性

①酸性致病的原因

体内大量矿物质被消耗、细胞内酶促反应效率下降、血液黏度上升、细菌和真菌在体内过度繁殖、免疫系统功能被抑制、血液中红细胞活性被改变,影响血液循环效率、体细胞为适应体内酸性环境而产生突变。

②酸性的主要症状表现

慢性疲劳、体内易结石、抵抗能力低下、易感冒、骨质疏松、肌肉和皮肤松弛,皮肤易被感染、关节痛、痛风、肥胖、口臭。

③通过食物调节体质酸碱性碱性形成食物与酸性形成食物的比例为 4∶1。

④酸性与碱性形成食物。

强酸性:猪肉、羊肉、蛋黄、奶酪、白糖等。

中酸性:火腿、鸡肉、鳗鱼、牛肉、白面包、白米、奶油、马肉、蚝、螃蟹、虾、咖啡等。

弱酸性:花生、酒、油炸豆腐、鱼、巧克力、全麦面包、黄油、奶油、白脱油、牛奶。

弱碱性:红豆、萝卜、苹果、甘蓝菜、洋葱、豆腐、土豆、大蒜等。

中碱性:大豆、胡萝卜、西红柿、香蕉、梨、橘子、草莓、蛋白、柠檬、菠菜、柑橘、葡萄干、黄瓜、苦瓜等。

强碱性:葡萄、茶叶、海带、天然绿藻类、小萝卜、南瓜。

⑤摄取天然有机矿物质

有机钙（珊瑚钙 CAROL CALCIUM）。珊瑚钙有 24% 是钙、12% 是镁,还有其他超过 70 种的矿物质,例如锌、铁、钾、锰和硒。这些矿物质都以离子形态存在,可以立即被人体吸收,而且很奇妙地与人体内的矿物质比率的平衡状态吻合。被吸收的钙等矿物质会有效地改善体液酸碱度。

⑥液态复合矿物质

土壤中的有益菌群分解土壤中的植物遗体,形成腐殖质(FUVIC ACID)。腐殖质酸与矿物质结合形成腐殖质酸/矿物质有机分子(腐殖质酸/矿物质,FUVIC ACID/MINERALS)。植物根系吸收腐殖质酸/矿物质。人体从食物中得到腐殖质酸/矿物质有机分子,满足人体对矿物质的需求。现代农业生产使用大量农药和化肥,土壤中的有益细菌被杀死。土壤中的腐殖质酸难以形成。植物根系不能从土壤中摄取腐殖质酸/矿物质有机分子。人类食物中缺少均衡的矿物营养。从土壤腐殖质中分离、提取腐殖质酸/矿物质有机分子混合物,制成液态复合矿物质。这种天然营养素含有70多种矿物质,人体能够从中得到易于吸收的、均衡的矿物质营养。均衡的矿物质营养是最有效的矿物质营养补充物。在均衡矿物质补充的情况下,钙和其他矿物质的补充效果才会最佳。

(6)免疫功能的双向调节

免疫功能异常的表现有低下和过激两种。免疫功能低下者需强化免疫功能,免疫功能过激者需抑制免疫功能。这两种需要有时也会出现在同一人身上。

①免疫功能低下和亚健康

免疫功能低下是亚健康形成的重要原因。亚健康状况指无器质性病变的一些功能性改变,介于健康与患病之间的第三状况。亚健康状况的种种表现包括体虚力弱、耳鸣耳背、局部麻木、腰酸背痛、手脚易冷、便秘便稀、夜常盗汗、动作迟钝、睡眠不良、心悸头痛、舌燥口干、身体超重、食欲不振、口腔溃疡、胸痛胸闷、尿急尿频、肠胃不适、慢性疲劳、过敏健忘、易患感冒、咽痛多咳等。亚健康的成因与下述原因有关:错误的饮食结构、过多的动物蛋白摄取、过多的酸性形成食物摄取、营养不均衡、生活方式和习惯不当等。不良的生活习惯包括不规则的睡眠、运动不当、乱用药品、内劳外伤、低劣的生活、工作环境(高楼、空调、噪音)、空气、水质污染、放射性物质、心理失衡、思虑过度、精神忧郁、喜怒哀乐过度等。

②亚健康的深层生理原因

与免疫功能低下相关的亚健康涉及多方面问题,包括体液酸碱度 pH 偏 7.25,内分泌紊乱,自由基的长期氧化作用,体内微生物垃圾过多,慢性无菌炎症,代谢失调等。与亚健康相关的免疫功能低下有免疫(白)细胞功能低下和红细胞免疫作用低下。

③两种典型的亚健康状况

慢性疲劳综合征和微循环障碍是普遍存在的两种亚健康状况。常见的慢性疲劳综合征包括头痛、睡眠质量差、口渴、大便不正常、反复感冒(病毒侵染)、易被病菌感染、疲劳不易恢复等。微循环障碍是多种亚健康共同的病理基础。常见问题有:微循环(人体毛细血管和微淋巴管中的体液循环)异常、血红细胞干瘪灰暗、结团成串、变异粘连、脱水衰老、体内各组织、器官发生老化、各种衰老症状出现等。

④提高人体免疫能力的天然化合物

对人体免疫能力的提高有帮助的功能性营养素包括:橄榄叶提取物、葡萄柚种子提取物、大蒜提取物、牛至种子(油)和食用菌胞壁提取物(β - 葡聚糖)等。特别值得重视的是橄榄叶提取物和 β - 葡聚糖。

⑤橄榄叶提取物对健康的作用

橄榄叶中含有 90 多种多酚天然化合物,包括橄榄苦素。橄榄苦素因其对多种病原物(137 种病毒、细菌、真菌和寄生虫)的抗性,被誉为天然抗生素(Natural Anti Microorganism, 简称 NAM)。

橄榄苦素不仅能直接杀抑病原物,而且能够激活免疫系统,抵抗病原物。超级细菌的产生及导致死亡的报道已屡见不鲜。一个抗生素无法保障人类健康的"后抗生素时代"即将来到。橄榄叶提取物具有超强抗病菌能力,为保障人类健康提供了新的希望。

⑥食用菌胞壁提取物(1、3 - β 葡聚糖)

从食用菌、大麦、燕麦和酵母的细胞壁中分离出的多糖分子 β 葡聚糖,具有对人体健康特别有效的作用。在人体内有病原物存在时,β 葡聚糖能够激活血液中的免疫细胞(特别是巨噬细胞),从而增强人体免疫功能。β 葡聚糖还能有效调控血液中低密度胆固醇和高密度胆固醇含量,从而预防心脑血管疾病。对于因为免疫功能低下而受到病原物侵染、长期处于亚健康或疾病状况的人群,橄榄苦素和 β 葡聚糖的组合使用,是用于恢复、增强人体免疫能力的最佳自然康复选择。

⑦免疫功能过激与自身免疫疾病

过敏、哮喘、各种自身免疫疾病的基本原因是免疫功能过激,某些炎症的急性发生也与免疫功能过激有关。免疫功能过激的致病机理是:某些免疫细胞受到外来因素的持续性刺激,产生过量的免疫因子。这些过量的免疫因子形成免疫风暴,使得某些组织和器官受到损伤。

⑧功能性营养素调节免疫功能过激

抑制免疫功能过激的功能性营养素包括荨麻、防己、迷迭香、姜黄素、白藜芦醇等植物提取物。他们既能有效地抑制免疫功能过激,且无西药的副作用。

⑨功能性营养素抵抗急性传染病

令人闻之变色的 SARS、MERS、BIRD FLU 和新冠病毒等急性传染病造成的死亡,与人体内的"免疫风暴"有关。大量的免疫因子对肺部细胞的攻击导致肺部细胞死亡。荨麻、防己、迷迭香、姜黄素等植物提取物能有效地抑制"免疫风暴"(免疫功能的负向调节)。

(7)抗蛋白质糖化

①蛋白质糖化与老化

蛋白质糖化是年龄老化的必然结果,是血液中过多的葡萄糖和人体内的蛋白质发生反应,形成高度糖化的最终产物(AGEs)。糖尿病患者体内更易产生高度糖化的最终产物。

AGEs 可以直接影响细胞和组织功能,参与疾病的产生;也可以通过与特异受体结合,发生反应来改变蛋白质和细胞功能,导致机体的病理变化。抑制血液中蛋白质的糖化有助于延缓老化和减轻糖尿病的并发症。

②蛋白质糖化的危害

高度糖化的最终产物逐渐堆积在关节腔、水晶体、血管壁及心脏瓣膜上,会造成关节炎、白内障、动脉硬化及瓣膜狭窄等慢性病。体内脂蛋白(胆固醇)的糖化会导致糖化的蛋白质沉积在血管壁上,使血管动脉硬化和炎症加剧。对糖尿病患者来说,高度糖化的最终产物造成血管阻塞,引起各种疾病。糖尿病患者的寿命平均比非糖尿病的民众减少 1/3。高度糖化的最终产物会与巨噬细胞黏结,促使多种细胞激素产生。其结果是免疫功能异常,多种自身免疫疾病的发生于此。细胞核内染色体上蛋白质的糖化作用会影响基因表达。

③功能性营养素抗蛋白质糖化

绿茶中的有效成分能够有效地抑制血液中蛋白质的糖化。这些有效成分包括茶叶复合多糖、茶多酚、茶色素等。S－烯基半胱氨丙酸(S－Allylcysteine)是陈年大蒜的重要成分,是一种强有力的抗氧化剂,并能抑制蛋白糖化水平增高和高度糖化终产物的形成。肌肽(Carnosine)能够有效地阻止人体内蛋白质之间的分子交联和蛋白质与糖分子的结合。对于预防老年痴呆症而言,肌肽因具有抑制脑内淀粉状蛋白的交联作用,被视为预防老年痴呆症的有效途径。维生素 B_1 及其衍生物脂溶性维生素 B_1 能够有效地抑制血液中蛋白质的糖化,降低体内氧化压力。

(8)抗线粒体衰败

①线粒体衰败的原因

在人体老化过程中,人体自身内源性抗氧化物的产生不断减少,自由基的氧化破坏作用逐渐增加。自由基的长期氧化破坏作用,导致线粒体结构性膜被破坏,ATP 产量大大减少。非正常性老化的情况下,如糖尿病人血液中葡萄糖含量特别高,线粒体中产生的自由基的量急剧增高。大量自由基的氧化破坏作用,加快线粒体结构性膜被损伤。自由基的氧化破坏作用还表现为:线粒体的遗传物质 DNA 出现突变,最终线粒体数量减少或制造 ATP 的效率降低。能量衰败的结果是整体代谢低下。

②线粒体衰败与糖尿病

最新的科学研究发现,糖尿病患者体内出现严重的线粒体衰败。血液中的高糖分不仅导致胰腺制造胰岛素的 β－细胞中出现线粒体衰败,而且肌肉等其他细胞中也出现线粒体衰败。一方面导致胰腺制造胰岛素的 β－细胞减少或停止产生胰岛素;线粒体内 ATP 的制造量显著减少。线粒体衰败不仅是人体老化的重要原因,也是糖尿病的极终根源。

③线粒体衰败与老年痴呆症

人的衰老和细胞内线粒体的突变比率有关。当这一比率超过 60% 时,细胞功能出现异常、衰败甚至死亡。老年痴呆症患者脑细胞中存在严重的线粒体功能异常和衰败。

④线粒体衰败与帕金森病

帕金森症患者脑部细胞内的线粒体出现功能障碍,其中 CO－Q10 的水平非常低。

⑤线粒体衰败与老年性耳聋

老年性耳聋是比较常见的。在65岁以上的人群中,约30%的人有听力障碍。线粒体功能的缺失和人体内自由基的增加是致病的重要原因之一。所以,即使患者没有使用过敏药物,随着年龄增大,听力也会逐渐减低。多吃绿茶、维生素等抗自由基食物,来减缓听力损伤,并做好提前干预,来提高老年人的生活质量。

⑥天然营养素抗线粒体衰败

维生素BT(L-Carnitine,L-肉碱)被认为是"类维生素"的营养素,是脂肪氧化过程中必需载体,为机体提供能量来源,从而被认为是人体必需物质。补充L-肉碱能够增强线粒体内部脂肪氧化、提供能量。肉碱的生理作用是作为长链脂肪酸的载体,将长链脂肪酸从线粒体膜外运到膜内,完成脂肪氧化,从而为机体提供能量。同时,作为短链脂肪酸的载体,将短链脂肪酸从线粒体膜内运到膜外、调节线粒体内脂肪酸酰基比例,维持细胞内脂肪酸代谢平衡。

CO-Q10是线粒体中的基本物质。它的主要生化功能是作为电子传递链的协同因子和能量载体。电子传递链是用于合成ATP的一系列氧化还原反应。它是细胞呼吸和细胞代谢的激活剂,它缺少时,ATP的产量急剧减少。它作为一种脂溶性的抗氧化剂,能够保护细胞膜免受自由基的破坏。它是维生素E发挥抗氧化作用不可缺少的关键物质。它把被氧化了的维生素E还原,维生素E可以反复发挥抗自由基的作用。

结　语

自然医学遵循人体规律,探究造化之奥秘。大量的证据表明,基于代谢失调而出现的体内氧化压上升、慢性炎症、体内偏酸性、免疫功能异常、蛋白质糖化、线粒体衰败和遗传物质的变异等功能性与器质性变化,是能够通过功能性天然营养物质的调节来预防和逆转的。敞开心胸、拥抱自然、尊重人体生命活动的规律和大自然的规律,健康长寿的人生属于我们。

★想知道健康产业要点?
★想知道医学发展趋势?

微信扫码,立即获取

自然医学的历史使命

一、健康危机和自然医学

当前,慢性疾病在全球范围内造成的死亡和对人类健康的危害日益加剧。慢性疾病已经成为全世界成人的最主要死因。愈演愈烈的多种慢性疾病,正演变成为人类社会的健康危机。这是一场没有硝烟的战争。它正在和即将给中国与全人类带来的危害,远远超过人们现在的估计。

2009 年 10 月,世界卫生组织报告,全球每年有 6000 万人死亡,其中近 65% 以上的死于慢性疾病。慢性疾病对世界经济正在产生重大影响。在这方面,从 2005 年至 2015 年,中国累积损失约 5580 亿美元,印度损失约 2360 亿美元,俄罗斯损失约 3030 亿美元。美国每年死于慢性疾病的人数为 1700 万,占死亡人数的 70%。七种主要慢性疾病使美国每年经济损失 1.3 万亿美元。美国目前每年花费在医疗上的费用占国民经济总产值的 16%,每年医疗方面花费 2 万亿美元,75% 用于慢性疾病的治疗。医疗费用恶性膨胀引发了全球性的医疗危机,迫使人们对医学的目的和医学的核心价值进行深刻检讨。

1996 年 11 月,世界卫生组织提出的总结报告中明确指出:"目前医疗的发展是在全世界制造供不起和不公正的医学""现在许多国家(医疗费用)已经到了可供性的边缘。"美国第十七任首席医师理查德 Richard H. Carmona,(M. D.,M. P. H.,FACS)于 2007 年指出:美国的疾病医学已经破产。我们必须用健康医学来预防慢性疾病、改善健康。

早在 1988 年,于法国巴黎召开过一次以"21 世纪的挑战和希望"为主题的会议。该会议有 75 位诺贝尔奖得主参加。在讨论医学问题时,会议指出:"好的医生应该是使人不生病,而不是能把病治好的医生。""医学不仅仅是关于疾病的科学,更应该是关于健康的科学。"这些国际科学与医学专家们的呼吁,为新世纪的医学新思潮吹响了进军号。

半个多世纪以来,伴随着健康危机的发生和演化,全球生物医学的研究也取得丰硕的成果。这些成果构建了一个巨大的信息宝库,在分子水平和细胞水平上揭示了多种慢性疾病的发生原因与演变过程以及各种天然化合物逆转慢性疾病的机制。这些包罗万象的信息为医学的临床革新提供了前所未有的契机,也为孕育新的医学理论胎儿准备了充分的养料和必要的温床。近 30 年来,新的医学流派已经出现了百花争鸣的局面。最具代表性且比较成熟的医学新流派包括以下几方面:一、营养医学和功能医学;二、自然疗法医学;三、抗衰老医学;四、能量医学(包括量子医学);五、心理生理医学(信息医学)。这些医学流派被统称为自然医学。

自然医学的产生与发展,不仅在医学临床方面取得创新性的实践成果,而且在医学理论方面为传统医学和西医学的整合搭建了新的平台。来自不同领域的医学流派的进展,对于化解当今迫切需要解决的慢性疾病公共卫生危机,起着引领潮流的作用。同时,自然医学的巨大进步,也奠定了 21 世纪医学深入发展的基石。

人类对于生命活动规律的认识经历了曲折的过程。如果说,传统医学(包括中医)是认识的第一个阶段,近代西方医学则是一个新阶段,而自然医学表现为认识的又一次飞跃。第一次是肯定,第二次是对第一次的否定,第三次则是否定之否定。从哲学意义上和认识论的角度讲,否定是扬弃,有扬有弃;从肯定到否定之否定,医学的发展勾画出一条不封闭的螺旋形上升曲线(圆圈)。一轮不封闭圆圈之终点,也是下一轮圆圈的起点。肯定即是否定。在下一轮圆圈里,自然医学在 21 世纪和未来的世纪中,将大行其道。但是,自然医学也不会成为永恒的主角。中医,作为人类社会能量信息医学的主要载体,在经历反省和回归《黄帝内经》为代表的中华古中医学后,将汲取现代生物医学和其他学科成果之精华,在全球性的医学百花园中,成为天之骄子。世间的一切事物,无不在一定的条件下向其对立面转化。医学的发展规律也同样如此。

二、20 世纪医学新流派

20 世纪 80 年代以来,面对慢性疾病之猖獗和日益加剧的健康危机与医疗危机,自然医学的新流派应运而生。本节简单介绍这些新的医学流派。

(一)功能医学

功能医学和抗衰老医学、自然疗法医学是类似的医学流派,只是侧重点有异。功能医学的特点是从功能性营养素入手,研究其对预防和逆转慢性疾病的作用与机理。抗衰老医学的重点聚焦于激素和内分泌领域。自然疗法医学的特点是从对慢性疾病发生、演变和逆转的机理入手,研究功能性营养素和广义的天然化合物对预防和逆转慢性疾病的作用与机理。它们的内涵相似,外延有别。

功能医学(Functional Medicine)的理论核心是现代分子营养学(Nutritional Medicine)与分子医学(Molecular Medicine)。这一流派的基本观点是:在分子水平上,人体获得的营养和人体内部的基因及其产物的作用构成了人体内部的营养环境。这一内部环境影响基因的复制、表达和修饰,影响着人体内部不同类型分子间的相互作用,由此进一步决定着细胞、组织、器官和系统内部与相互之间的代谢平衡与否。这一流派强调内因与外因的结合、整体与局部的结合。美国的整体疗法协会和美国的整体医学协会是这一流派的支持者。20 世纪 50 年代以来,有三位科学家对这一流派产生重大影响,奠造了现代“功能医学”的基础。他们是:分子医学奠基人鲍林博士(Linus Pauling,PhD)、“个人生化体质学说”的倡导者威廉博士(Roger Williams MD/PhD)和“分子生物心理学”创始人胡佛博士(Abram Hoffer, MD/PhD)。

最值得推崇的是美国分子医学奠基人鲍林博士。这位两次诺贝尔奖得主在美国领导的鲍林研究所(Linus Pauling Institute),几十年来从事分子医学研究,为揭示营养素与功能性营养素逆转慢性疾病的分子机制做出卓越贡献。该研究所从分子营养学的角度,深入研究各种维生素、矿物质和多种天然植物化合物对人体新陈代谢的作用,进而用于逆转多种慢性疾病。其研究成果可谓引领医学发展潮流。在分子营养学和分子医学的理论指导下,“临床营养学”成为这一流派的临床革新前沿阵地。美国一些大学医学院设立“营养医学”专业,使得“功能医学”较快为主流医学所接受。

越来越多的医生和患者重视通过营养医学和功能医学来预防与逆转慢性疾病。美国医生雷·D·斯全德博士所著的《别让不懂营养学的医生害了你》，代表了在医学临床第一线的西医医生对营养医学和功能医学的重视。在此领域中，全球范围内已有众多的医学专家在不同的专业方面，对营养医学和功能医学的理论和临床实践做出了贡献。例如，英国的首席营养专家帕特里克·霍尔福德所著的《营养圣经》《人体营养手册》等书，对营养医学和功能医学的普及宣传起着不可忽视的作用。

举例来说，预防和逆转动脉血管粥样硬化是防治冠心病和脑卒中的关键。功能医学主张使用天然抗氧化物阻止和减轻低密度胆固醇的氧化，因为维生素 C、维生素 E 和硒等矿物质，以及西红柿红素、葡萄种子提取物等天然化合物能够有效地抗氧化、中和体内自由基。降低了胆固醇的氧化机会，动脉血管粥样硬化的机会也就随之减少。这和西医目前的心脑血管疾病主要治疗方案相比，迥然有异。

（二）自然疗法医学

基于生物医学研究的长足进展，慢性疾病发生的机理和天然化合物逆转慢性疾病的机制，在分子和细胞水平上逐渐被认识。医药界得以从一个新的角度审视人体健康的内部基础和外部因素对健康的影响，欧美国家的一部分西医医生和传统医学的医生，共同推动了自然疗法医学在西方国家的发展。自然疗法医学是西医学与现代生物医学研究相结合过程中产生的一个辉煌成果。

自然疗法医学与功能医学的相似之处，在于对维生素、矿物质和各种天然化合物的研究与运用。自然疗法医学有别于功能医学之处，是对慢性疾病发生、演变和逆转的机理之深入研究与全面的临床实践。功能医学由功能性营养素推及对慢性疾病的预防和逆转，而自然疗法医学由逆转慢性疾病推及功能性营养素的运用。就概念的外延而言，自然疗法医学涵盖功能医学。

再来看上述预防和逆转动脉血管粥样硬化的例子。自然疗法医学认为：产生动脉血管粥样硬化的主要诱发因子有"氧化型胆固醇""同型半胱氨酸"和"C - 反应蛋白"。这三种诱发因子均能够诱导动脉血管内壁的慢性炎症。慢性炎症的发生、演变和恶化，导致血管内壁增厚和血管狭窄、血栓形成、最终出现血管阻塞和心梗脑梗的发生。因此,自然疗法医学对心梗脑梗的防治有一个综合性干预方案,包括但不局限于功能性营养素的某些应用。

自然疗法医学在分子和细胞水平上对疾病机理的深入研究与对天然化合物治病机制的深刻了解,促进了临床革新。一些按常规医学方法难以治疗的慢性疾病,在自然疗法医学宝库中找到了解决之道。例如,橄榄叶提取物是一类多酚化合物,能够直接或间接杀死病毒、细菌和真菌。对于肠道因念珠菌感染而产生的严重肠道疾病效果极佳。又如,从食用菌和某些植物分离得到的 β - 葡聚糖能够非常有效地激活人体免疫细胞,提高免疫能力。再如,水飞蓟种子提取物能够增强肝脏细胞代谢功能,明显减轻甚至消除脂肪肝等健康问题;此外,水飞蓟种子提取物还能显著改善乙肝患者的肝脏功能、抑制肝脏的炎症。慢性炎症是 21 世纪的瘟疫,多种慢性疾病与此有关。自然疗法医学研究和临床实践发现:维生素 D_3 和姜黄素的组合能够有效抑制慢性炎症。这些成功的例证,不仅促进了临床革新,而且也唤起了医学界对以疾病为导向所产生的弊端之思考。

世界范围内自然医学的发展可谓百花争艳。在欧美国家,自然医学已经被正式接受为一种医学种类。目前北美有正规独立的自然医学医学院(College of Natural Medicine)7 所,3/4 的美国大学医学院有类似专业或开设自然医学选修课程。还有一些函授性质的自然医学医学院。美国已有许多州和特区颁发自然医学医生行医执照。在一大批从事自然医学教育和推广的研究单位和个人中,影响较大的有 LifeExtension Foundation(LEF,长寿基金会)和 Dr Mercola(莫可拉医生)。前者是一家非营利机构,从事抗衰老医学和分子医学研究、宣传和开拓健康产业 30 多年。后者是一名西医医生,在自然医学临床和网络宣传方面独树一帜。长寿基金会于 1980 年成立,最初的动机是推动抗衰老医学,后来的发展远远超出抗衰老医学范围,而成为自然医学"产学研"相结合的典范。该基金会出版的《疾病的预防和治疗》一书,不仅是自然医学临床的指导,而且是自然医学理论的基石。该基金会出版的月刊(LIFEEXTENSION)介绍了大量自然医学的研究成果,其前沿性和实用性令许多专业医学杂志汗颜。该基金会的专家委员会中,有几十位国际医学界一流的医生和专家。莫可拉医生从常规西医转向自然医学,在临床实践中有效地用自然医学给病人治疗疾病的同时,主持、领导了一个自然医学网站。这个网站的读者流量位居全球同类网站之首。每周该网站向全球 50 多万会员读者发送几次健康信息,影响巨大。

自然医学对民众的影响和对防治慢性疾病的作用,表现在民众看病时对医生的选择。以美国为例,在以自然医学为主的看病消费方面,2007 年美国民众花费了 339 亿美元。与 1997 年的 270 亿美元相比,上升了 69 亿美元(25.5%)。其中,花费在门诊和诊所的直接费用占 35.1%,而在购买功能性营养素方面的花费占43.7%。这些开支大都是个人的费用。也就是说,越来越多的民众宁愿自己花钱通过自然医学治病,而不愿通过医疗保险去看常规西医。1999 年的调查表明:28.9%的美国成年人每年至少有一次就诊于自然医学医生。2007 年,这个数字上升到 38.3%。自然医学的进展反映了民众的健康需求。

自然医学的社会效果不仅表现在民众就医的选择倾向方面,也表现在民众对功能性营养素的信任上。2007 年,美国民众自己花钱用在购买功能性营养素方面高达 119 亿美元。这些功能性营养素不包括维生素和矿物质,而是如深海鱼油、蚕丝蛋白消解酶、氨基葡萄糖、葡萄籽提取物、姜黄素、橄榄叶提取物等具有特别功能性的天然化合物。民众自己花钱购买功能性营养素与购买西药药品相比,前者已经占后者的 1/3。美国民众对功能性营养素的购买,已经由 10 年前的一般性健康要求,变化为对逆转某种慢性疾病的特异性要求。正常服用功能性营养素维护健康的美国成年人,2006 年占 46%,1 年后就上升到 52%。美国国家卫生研究院(NIH)在 2008 年年底公布的最新民调指出,尽管医保不补助,仍有近 25%的美国人去年接受过非常规西医的治疗,其中女性更高达 42.8%。由此可以看出自然医学在美国的发展趋势。从全球范围来看,2010 年功能性营养素的全球市场达到每年 1800 亿美元。美国、欧洲和日本市场占全球市场的 86%。近十年来,广义的天然营养素和健康食物的全球市场需求迅速扩张。从 1998 年的 260 亿美元,到 2003年的 2000 亿美元,再发展到 2010 年的 1 万亿美元。

区别于以疾病为导向的当代常规西医学,功能医学、抗衰老医学和自然疗法医学以健康为导向,通过使用天然化合物(功能性营养素)调节患者体内的代谢不平衡以实现代谢新平衡,包括清除产生疾病的根源、恢复和增强人体的自愈能力与免疫抵抗能力、逆转慢性疾病等。

从事中西医结合的医生,对自然医学情有独钟。20 多年前成立的南京市自然医学会,以中国自然医学同行为核心,联合世界各国的自然医学专家,于 2007 年 10

月成立了世界自然医学联合会总会。这标志着自然医学的国际大舞台已经搭建起来。

(三)抗衰老医学

在功能医学于西方国家艰难发展的同时,西医中的另一些革新者创建了抗衰老医学。抗衰老医学的专家们援引生物医学的大量研究成果,以天然化合物组成的生物等同性激素(Bio - identical Hormone)为突破口,在西医临床的前沿领域——激素调节和逆转慢性疾病的实践中取得成功。他们呼吁:医生应该遵循医者誓约,即希波克拉提斯宣言。他们强调应该摈弃对人体危害明显的人工合成药物。他们指出,治疗疾病的核心是根治产生慢性疾病的源头。他们批评那些唯利是图、缺乏医德的世俗医风。抗衰老医学取得的成功,使之成为当前西医创新发展的一杆旗帜。

长寿基金会除了在功能医学方面有重要贡献外,也是抗衰老医学在北美的翘楚。全球范围内影响最大的抗衰老医学领军者,是于1993年在美国芝加哥成立的"美国抗衰老医学科学院"(American Academy Of Anti - Aging Medicine,简称A4M)。仅仅20余年时间,A4M已经得到全球100多个国家的认可,在国际范围内推广抗衰老医学。美国政府也给予了A4M对抗衰老医学行业的医生资格考试认证权。

抗衰老医学与抗衰老科学有交叉,也有区别。抗衰老科学着重研究人体程序性衰老的机理和延长人类寿命的机制,抗衰老医学着重研究非程序性衰老的机理及其原因以及解决由此而来的各种慢性疾病。

抗衰老医学的起点和擅长是激素治疗。一大批持有西医行医执照的医生,在各自的专长领域将生物等同性激素治疗和功能性营养素的应用相结合,有效地推动了临床革新。从更年期女性的生物等同性激素治疗到人体激素失衡的全面调节;从人类长寿的理论研究到干细胞修复人体组织与器官的再生医学;从天然抗氧化物的抗衰老效应到逆转慢性疾病的全面研究;抗衰老医学从抗衰老的起点开始,已经发展成为与功能医学和自然疗法医学交叉互补的势态。人类的遗传背景和结构决定了人类的年龄限度,但在此年龄限度以内出现的慢性疾病是一种未老先衰、一种不正常的非程序性衰老。抗衰老医学致力解决的问题就是逆转慢性疾病、抵抗未老先衰。这是当前抗衰老医学成为最具影响力医学新流派之一的关键原因。

(四) 能量医学

东西方的古代能量医学由来已久,其共同特点是研究人体能量代谢的规律,并运用这些规律为人类健康服务。现代科学的发展,如生物物理学、量子生物学、生物能量学等学科,将古代的能量医学与现代科学发现结合起来。这些新的进展不仅揭示了古代能量医学的科学基础,而且凸显出能量代谢与物质代谢之间的关系。

欧美能量医学的一个重要组成部分是欧洲的和疗医学,以前被翻译为同类疗法或顺势疗法。此医学流派在欧洲已有200多年历史,其理论基础是振荡稀释论。物质被振荡稀释到1%,再稀释60次或更多次,已经无法检测出其中的溶质分子了,但是能量和信息却依然存在。含量极低的有毒物质相似物,能够起到以毒攻毒的效果。早期欧洲使用的疫苗,应受同类疗法的启发影响。和疗医学曾是欧洲的主要医学流派,当代西医兴起后式微。近20年来,和疗医学在欧美再次复兴。和疗医学不用治病的化学分子,只有某种植物在振荡稀释过程中留下的能量和信息。和疗医学不是要治疗疾病,而是要调整病因带来的健康紊乱。和疗医学认为,疾病是人体内部能量场出现紊乱。调节患者体内能量,就能改变体内的能量场,改变细胞的活性和恢复能量代谢的平衡。

1999年,世界卫生组织向全球呼吁:必须研究和疗医学这一医学类别,并将其作为主流医学的合理补充形式。随着生物科技的进步,基因重组技术和量子物理学的重大突破,和疗医学的神奇效果得到了强大理论支持。英国剑桥大学、牛津大学、美国哈佛大学等世界著名大学的医学院相继设立和疗医学的博士学位。德国、法国98%的药店销售和疗医学的产品。英国皇室日常医疗保健以和疗医学为首选。英国75%的社区有和疗医学的诊所,80%病人对和疗医学的治疗效果表示满意。欧美各国卫生部有和疗医学专门管理机构。世界上有70多个国家立法维护和疗医学。1997年,中国卫生部部长崔月犁为国内出版的《顺势疗法》题词:"顺势疗法——21世纪人类征服疾病的武器。"2003年,中国国家药监局主办的《中国药品集》正式编入顺势疗法内容。顺势疗法所包含的"能量治疗疾病"的理念与医疗实践,在欧洲开启了能量医学之先河。美国人克里斯(Christopher Keser)从事同类疗法的研究和临床工作40年,发明了全自动能量检测修复仪器"生命系统"(Lifesystem）。该设备是目前世界上唯一可以检测 14000 项生命信息，同时可以当场智能化修复细胞能量异常的人体能量检测修复仪器。这对于亚健康问题的超早期预警和细胞能量修复，具有极大意义。

备受医学界注目的，是中医的经络理论与能量医学的关系。中国台湾的何逸仟教授在专著《生物能量信息医学》中指出：生物能量信息医学是借由人体经络系统，研究人体小宇宙能量场与自然界大宇宙能量场之间相互关系的一门学问。人体的皮肤和大脑收集宇宙有形和无形的生物能量信息，并通过大脑将信息转换或放大，而带动生物有机体的新陈代谢产生能量，其中最为大家所熟悉的"能量货币"ATP。这种稍纵即逝和变化多端的"生物能量"，其相对应的物质是比纳米还细微的物质。它无法借由现今的科技来量度。它是以一种波或频率的形式呈现。这种生物体的波可通过电子物理仪器将其微弱的信号放大和数据化。医学专家和研究人员则利用这些数据的变化，对人体的健康作一整体的评估。苏联太空科学家将太空探测技术与中医经络理论结合，发明了早期人体经络能量诊断仪（ARDK）。ARDK 经络仪健康检测系统用于检测人体内部的能量状态和异常。在能量医学发展历程中，中国科学院生物物理研究所祝总骧教授、甘肃的沈存正教授、德国博尔医师、中国台湾的钟杰博士、美国夏威夷大学崔玖博士、俄国的范伦铁那（Valentina）和克瑞安（Semjon Kirlian）、中国台湾的谢汝光教授等，对能量医学的发展均做出了重要贡献。

甘肃的沈存正教授，提出"等微子"理论。根据他的理论，"等微子"是宇宙大爆炸产物（暗能量），亦即西方有人提出的"宇宙之砖"或"上帝粒子"。"等微子"弥散于宇宙，也存在于各种物质中。"等微子"是最基本的原始物质或原始能量。不同的植物（包括中药）中含有不同的"等微子团"。中医药学所讲的"药物归经"，并非指药草里含有的化学成分，而是指的药草中含有的能量之存在形式。沈存正教授发明的"人体经络诊断治疗仪"能够确诊人体内 12 道经络的生物电电压。健康人体的每条经络之电压值在 1000～1620 毫伏，同时左右两边同名经络的经络电压压差不应超过 70 毫伏。人体的各种器官都存在着一定量的电压。经络电压对脏器的电压起着维护作用。每条经络的绝对电压量和左右经络电压压差值，反映了人体内部脏器能量状况。沈存正教授发明的"人体经络升压导平仪"能够将人体经络的电压调节和恢复至正常值，同时实现左右经络电压平衡。经络电压是支撑和调节器官电压的保证,器官的电压则决定器官的功能。经络能量的左右平衡、经络电压与器官电压的平衡,能量代谢与物质层面的营养、激素等代谢之间的平衡,是人体健康的保障。沈存正教授在临床研究中发现:在能量代谢严重失衡的患者中,如果不及时调节恢复体内经络电压,多数患者会因器官能量不足而导致器官衰竭死亡。用数字化经络能量诊断与治疗疾病是医学的一大突破。

能量代谢的失衡与慢性疾病的关系,是能量医学的研究对象。借助各种仪器和手段,调节和逆转人体内部的能量代谢失衡,正在成为21世纪新医学的重要组成部分。中华古中医学又一次做出巨大贡献。

20世纪后半叶,能量医学的发展主要聚焦在以下几个领域:一、对西方传统能量医学的代表——顺势疗法医学之推广、总结和提高。二、对包括量子医学在内的现代能量医学的研究和诊断性仪器的开发。三、对以中医药为代表的东方传统能量医学的梳理和中医药现代化之研究与开发。进入21世纪,干预治疗性的能量医学仪器等技术手段不断涌现,能量医学的理论系统也逐步完善。现代量子医学不仅在诊断和治疗两大领域内都取得了令人瞩目的成就,而且也为揭示中医药的能量医学本质,完成了大量的准备工作。对于中华古中医学的研究,我们发现,现代量子医学与中华古中医学殊途同归。

特别值得推荐的能量医学技术体系有:美国克里斯先生创建的Lifesystem人体细胞能量检测和智能修复仪器;中国沈存正教授的经络能量检测康复系统;台湾谢汝光教授的蓝道码自然谐和平衡系统。鉴于篇幅有限,在以后的能量医学论述部分,再详细介绍这三个能量医学系统。

(五)心理生理医学

这是一门由多种新兴学科交叉形成的综合性学科,由神经心理学和神经生理学等学科为基础,成为当前心理医学的核心理论。心理生理医学研究产生心理现象和行为的神经生理过程。它以脑内的生理事件来解释心理现象,也就是心理现象的生理机制。心理生理医学的主要内容包括神经系统的结构和功能、神经与内分泌系统的作用,本能、动机、情绪、睡眠、学习和记忆等心理与行为活动的生理机制。

神经心理学从神经科学的角度来研究心理学的问题,了解人脑是如何反映外界环境中的事物,如何产生心理活动以及心理活动与大脑的生理活动之间的关系。神经心理学把脑当作心理活动的物质本体来研究脑和心理和行为的关系。它把人的感知、记忆、言语、思维、智力、行为和脑的机能结构之间建立了量的关系,用标志脑机能结构的解剖、生理、生化的术语来解释心理现象或行为。它综合神经解剖学、神经生理学、神经药理学、神经化学和实验心理学及临床心理学的研究成果,采用独特的研究方法,成为心理学与神经科学交叉的一门学科。神经心理学一词是美国哈佛大学著名心理学教授波林(E. G. Boring)早在 1929 提出的,但作为一门学科系统地加以论述,应从苏联学者鲁利亚(1912—1977 年) 1973 年出版的《神经心理学原理》这本书开始。认知神经心理学则是近年来兴起的一门交叉学科,属于心理学、认知科学、神经科学的交叉领域。20 世纪 80 年代中期以前,神经心理学主要沿着临床医学和心理学的道路迈进。20 世纪 80 年代以来,神经心理学在吸收了认知心理学的精细实验方法和理论概念之后,开始逐渐沿着认知神经心理学的方向发展。近年来,认知神经心理学取得了诸多重大成果,受到越来越多的研究者的重视,成为当代神经心理科学研究的前沿。

神经生理学在分子、细胞、网络、系统等几个不同层次上,研究由微观到宏观、由基本到综合不同水平的神经系统产生的生理活动与过程。神经生理学的进展,特别是对中枢神经系统在人体功能活动整合调控中的主导作用的了解,以及对内分泌调节和免疫调节的相互关系之揭示,不仅为现代心理学的发展提供了分子和细胞水平基础,而且也为理解营养代谢异常、激素代谢异常、免疫系统功能异常等不同层次的代谢失衡,找到了更深层次的原因。

神经心理学和神经生理学的交叉,将脑的生理活动过程与人的心理现象和行为之间联系起来,也将神经系统与人体其他系统功能变化、代谢异常之间的关系联系起来。心理生理医学的进展,为预防和逆转心理疾病、精神疾病、神经疾病和其他慢性疾病,开拓了一条新路。

人脑可以被看成一个复杂的电化学体,大脑神经键传递信息时,可测到百万分之一伏的电位差。人脑的左右半脑就像两个生物电源,而人体的神经系统和经络系统则是脑电流和信息能量传输的网路系统。同时,人脑又通过感受外界刺激和分泌神经递质调节内分泌器官来指挥各种系统的工作。人脑的正常工作,有相应的认知和反应外界信息的脑皮层工作区。脑皮层工作区又通过个别的脑组织传递信息至相关的内分泌器官。内分泌器官通过激素调节人体各项生理功能。神经系统借此控制人的思维、语言、行为和各项生理活动。

现代流行的精神疾病(如自闭症和抑郁症等)的关键原因,在于脑皮层区和相关的脑组织出现功能异常。研究结果表明:自闭症状者的左脑接收和反应外界的脑皮层区的脑神经细胞处于受抑制状态,而右脑开启自我内在想象的脑皮层却正常工作。这样,他们对外界事物不感兴趣又拒绝与他人的交流沟通,只是个人沉迷于自己的想象幻觉中。这种状况的持续将导致他们的"智能"状况对外界环境不适应、不协调,进而丧失社会竞争能力。

现代研究发现:抑郁症患者的神经—内分泌功能异常,包括下丘脑—垂体—肾上腺轴、下丘脑—垂体—甲状腺轴、下丘脑—垂体—生长素轴的功能异常。重症抑郁症患者脑脊液中促皮质激素释放激素(CRH)含量增加。因此,抑郁症患者下丘脑—垂体—肾上腺轴(HPA)异常的基础是 CRH 分泌过多和肾上腺皮质激素释放过多。双向抑郁症患者体内去甲肾上腺素(NE)含量降低。中枢神经系统主要的抑制性神经递质 γ - 氨基丁酸(GABA)水平下降与抑郁症密切相关。抑郁症患者体内的 5 - 羟色胺(5 - HTP)和多巴胺(DA)水平降低。抑郁症患者体内去甲肾上腺素(NE)含量降低又和交感神经功能低下有关。这些都是抑郁症患者的神经—内分泌功能异常之证据。

2008 年,四川省汶川"5.12 特大地震"后,中国研究人员利用新型功能型核磁共振技术,对挑选出的 44 个志愿者进行大脑扫描,并将获得的大脑影像与 32 个没经历过地震的正常人的大脑影像进行对比。结果发现,这些志愿者的大脑中,额叶边缘系统及纹状体区域的活动增强,同时这些区域的连接性减弱。幸存者脑内负责情绪、记忆的功能系统在 25 天内就出现了客观的功能改变。这 44 个幸存者大脑的异常反应,预示着他们将来可能发展成创伤后应急障碍症(PTSD)患者。他们中有人会出现恐慌、情绪低落、失眠、频繁做噩梦等精神状况,也有的人会烦躁易怒,心神恍惚,难以集中注意力,还有人会对原来感兴趣的事物丧失兴趣,甚至可能把自己孤立起来,避免和他人交往。长期的抑郁状态将导致脑组织受损。美国"9·11"恐怖袭击事件发生 2 年后,美国科学家发表的研究论文指出:幸存者脑结构发生了变化。

处于受抑制和休眠态的神经组织是可以被调节与激活的。心理生理医学着眼于了解和掌握:脑神经细胞和组织的受抑制和休眠状态是怎样产生的？心理异常与脑生理变化有何关系？如何激活脑皮层认知反应区？心理疏导和药物如何逆转神经生理异常？这些研究和临床试验积累了大量证据,为预防和逆转心理疾病和精神疾病,开辟了一条新路。例如:调整自主神经功能常用谷维素为基本用药。根据患者的具体情况,可以选择 r－氨基丁酸抑制双向性抑郁症。5－羟色胺或多巴胺,则常被用来调节患者的神经功能、解除精神抑制、平衡自主神经系统。脱氢表雄酮的使用能够改善血液中肾上腺素的含量,也可以对抗糖皮质激素,改善抑郁症。

心理生理医学的意义还不仅在于此。神经生理活动过程对人体免疫功能的影响、对激素代谢失衡的作用,是多种慢性疾病的深层生理原因。功能性医学、自然疗法医学和抗衰老医学面对的一些困惑,必须向生理心理医学求助。心理社会因素导致的应激性事件与心理障碍和抑郁症有密切关系。

负性生活事件,如丧偶、离婚、婚姻不和谐、失业、严重躯体疾病、家庭成员患重病或突然病故,均可导抑郁症的发生。丧偶是与抑郁症关系最密切的应激源。经济状况差、社会阶层低下者也易患抑郁症。女性应付应激能力低于男性,更易患抑郁症。突发性精神创伤和长期的精神压力,与免疫功能低下有关。临床统计数字显示:90%以上的肿瘤患者均与精神、情绪有直接或间接的关系。精神创伤、不良情绪,可能成为患癌症的先兆。精神抑郁等消极情绪作用于中枢神经系统,引起自主神经功能和内分泌功能失调,使机体的免疫功能受到抑制。

人体的神经系统和经络系统是脑电流和信息能量传输的网路系统。心理生理医学又与能量医学交叉、融合。功能医学、自然疗法医学、抗衰老医学、能量医学和心理生理医学,共同组成21世纪新医学的基础。

三、21世纪医学新思维

(一)新陈代谢的动态平衡决定健康

半个多世纪以来,全球性的生物医学研究和临床革新催生了自然医学。自然医学认为:人体的新陈代谢是一个动态平衡过程,人类生命体的本质在于新陈代谢的动态平衡。人体内不同水平(分子、细胞、组织、器官、系统和整体)的新陈代谢平衡与否,影响、决定着人体的健康状况。代谢的平衡是相对的,不平衡是绝对的。代谢平衡的偏离使人体处于亚健康状态。当代谢平衡的偏离发展到组织和器官的实质性变化时,人体就进入疾病状态。

促进和实现人体新陈代谢动态平衡,是逆转慢性疾病的起点与归宿。功能医学强调营养平衡,抗衰老医学倡导激素平衡,自然疗法医学揭秘人体内部的氧化与抗氧化平衡、炎性反应与抗炎性反应之平衡、酸碱平衡、免疫功能亢进与低下之平衡、血液中血栓形成与消解之间的平衡等等,以及各种平衡之间的相互作用。能量医学着眼于能量代谢平衡。生理心理医学凸显的是心理平衡。简言之,新陈代谢的动态平衡决定健康。

人体本身固有的内源性自身调节能力(自愈力),会自动调节新陈代谢的平衡。人体自愈力调节人体内不同水平上新陈代谢的动态平衡,但人体自愈力有一定的限度。当代谢不平衡超越了限度,或自愈力被破坏,就需要通过营养、激素、精神和能量诸方面的外源性调节,以恢复自愈力、达到代谢的动态新平衡。在人体的组织和器官出现实质性病变以前,逆转代谢障碍所需代价较小、康复效果较快。这是对"大医治未病"的现代认识。

中国现有高血压患者近 2 亿人。其中,多数是由于长期饮食错误造成的。动脉血管粥样硬化、小血管堵塞、微循环障碍,是产生这种血管类型高血压的直接、主要原因之一。常规西医使用降低高血压的药物可以强制性降压,但停药即反弹,患者需终身服药。

对于动脉血管粥样硬化和相关疾病而言,被损伤的自愈力与新陈代谢失衡包括以下诸方面:

1. 内源性抗氧化能力受损,相应的自由基氧化作用与抗氧化作用之平衡被打破。人体内氧化型胆固醇因此而增多。

2. 内源性转换同型半胱氨酸能力受损,相应的同型半胱氨酸与蛋氨酸等相互转换之代谢平衡被打破。体内同型半胱氨酸因此而增多。

3. 内源性免疫功能调节能力受损,相应的免疫激活与免疫抑制之平衡被打破。体内 C - 反应蛋白和免疫因子 TNF - α 因此而增多。

4. 内源性纤维蛋白代谢调控能力受损,相应的凝血与抗凝血平衡被打破。体内血液中纤维蛋白因此而增多。

5.内源性钙吸收和运输调节能力受损,相应的钙代谢平衡被打破,血液中和血管内壁钙沉积因此而增高。

6.内源性自洁能力受损,相应的硬化斑块形成和消除之间的平衡被打破,血管内壁硬化斑块因此而增多、增大。

7.内源性一氧化氮(NO)合成能力受损,相应的血管内壁收缩和扩张之平衡被打破,血管内一氧化氮(NO)含量减少,等等。

忽视新陈代谢动态平衡异常及其根本原因,是无法解决动脉血管病变和由此引起的高血压、心脑血管疾病等慢性疾病的。无论何种药物和技术,如果不能恢复人体自愈力,就只能是权宜之计。

(二)养生康复的核心:恢复人体内源性自主调控能力(自愈力)

人体的自愈力包括生命活动的自平衡机制和自修复机制。这一自主调控能力决定了人体是一个自稳定调控系统。保持和恢复人体自身的自愈力,是实现"新陈代谢动态平衡"和人体健康的关键。

自然医学通过营养、激素、精神和能量诸方面的外源性调节,恢复人体自愈力,维系新陈代谢的动态平衡。功能性营养素的使用,便是为了激活人体自平衡和自修复能力、预防与逆转慢性疾病。欧美等国家自然医学界对此已有几十年的研究和临床应用历史。这些功能性营养素主要包括维生素、矿物质和生物(以植物为主)体内的天然提取物。由于在机理和临床两方面的长足发展,它们正在被运用于逆转多种慢性疾病,并成为一个新的自然医学用药系统。

对功能性营养素的生物化学、药理性质与治病机制的熟悉和了解,是自然医学医务工作者的基本功。在生物医学研究成果的信息宝库中,关于功能性营养素的文献浩如烟海。在颇有建树的自然医学医师中,对于功能性营养素的应用也各有千秋。笔者根据多种信息来源,结合个人学习心得和实践经验,总结了主要功能性营养素的慢性疾病适应证。"功能性营养素适应证一览表",是对自然医学界常用功能性营养素的一个小结(见附录)。囿于学识和经验的局限,难免挂一漏万,望读者不吝赐教。

以营养调节为例,自然医学提出了至关重要的营养调节八大要点:均衡膳食、排除体内有害物质、控制自由基的氧化破坏作用、控制慢性炎症、免疫功能的双向调节、保持体内微碱性、防控蛋白质糖化、控制线粒体衰败。

这些营养调节的有效措施,已被自然医学界广泛应用和有效地预防与逆转多种慢性疾病。功能性营养素对于恢复人体自愈力,维系新陈代谢的动态平衡和逆转慢性疾病的重要性,可以通过功能性营养素逆转动脉血管粥样硬化及相关疾病来说明。

动脉血管粥样硬化发生发展的过程,伴随着血管内壁的慢性炎症。动脉血管内皮层的正常功能因此而丧失。动脉血管内皮层重要的正常功能包括:产生微量的一氧化氮,用以调控血管内壁的弹性;制造内源性的人体自身溶栓酶。正常情况下,动脉血管内壁保持着正常的弹性,维系着血管的舒展与收缩这对矛盾;血压也保持在 $130 \sim 80$ mmHg 的动态平衡。这里,内源性的自我调节能力,确保动脉血管内皮层细胞能够产生微量的一氧化氮和制造内源性的链激酶。当内皮层的正常功能丧失时,自调节能力严重受损。破坏内源性自身调节能力的因素是血管内壁硬化斑块的堆积和慢性炎症。因此,通过功能性营养素的调节,清除硬化斑块、抑制慢性炎症,就能够恢复血管的自身调节能力。

动脉血管内壁产生的慢性炎症和由此而带来的粥样硬化、血管内皮层功能异常,是心脑血管疾病造成死亡的根本原因,也是许多高血压患者致病的关键因素。动脉血管粥样硬化的主要诱发因子包括氧化型胆固醇、同型半胱氨酸、C – 反应蛋白等。在动脉血管粥样硬化斑块发生和恶化过程中,血管内伴随着免疫细胞功能异常和慢性炎症、血液中纤维蛋白增多、血小板异常激活和血液的高凝血状态、血管内壁的钙沉积增多与内壁增厚等代谢失衡与形态变化。

通过功能性营养素的干预,恢复动脉血管自身调节能力,逆转动脉血管粥样硬化,涉及下述几方面:

1. 消解动脉血管内壁硬化斑块和溶栓

蚕丝蛋白消解酶是一种能够消解动脉血管内壁粥样硬化斑块的生物活性酶。这种酶为蚕蛾羽化破茧时所用,由蚕肠道中的共生菌产生。历经全球性30多年的研究和临床应用,蚕丝蛋白消解酶的生物医学功效已经得到证实。它能够消解和清除人体内无生命活性的蛋白质、血液凝块、组织囊肿和血管内壁的硬化斑块,能够止痛与消炎,对人体正常功能无副作用。清除动脉血管内壁的硬化斑块,是恢复血管内壁正常功能的前提和防止血栓阻塞血管的必要条件,也是逆转由动脉血管粥样硬化引起的高血压和心脑血管疾病的根本性措施。同时,蚕丝蛋白消解酶也能够清除血栓形成因子——血液中的蛋白纤维、纤维蛋白原和血小板被异常激活后形成血栓凝块,有助于血液流通和减少血管阻塞的机会。改善血液循环与防止血栓形成,对于降低心、脑血管疾病急性发作的机会至关重要。美国医生 Dr. Martin Milner 的研究发现:纳豆激酶有类似人体体内自身的纤维溶酶(Plasmin)的作用。除了直接溶解血栓的作用外,它还能够诱导人体其他纤维溶酶的释放和产生。纳豆激酶和人体自源性的纤维溶酶共同作用,在人体内发挥有效的溶栓作用,并促进了血液中凝血与抗凝血、促栓与抗栓之间的动态平衡。

我们在对蚕丝蛋白消解酶的研究中发现:(1)欧美国家功能医学用于逆转慢性疾病的蚕丝蛋白消解酶来源于家蚕。这种蚕丝蛋白消解酶的活性用于化解痰液有明显效果,但用于消除动脉血管内壁的硬化斑块效果较慢。(2)从南美洲亚马逊热带雨林中的一种野生蚕得到的蚕丝蛋白消解酶的效果,远远高于从家蚕得到的蚕丝蛋白消解酶的效果。(3)在分离提取过程中,蚕丝蛋白消解酶的三维结构受到程度不等的破坏,其活性会降低。(4)通过"去三维和恢复三维结构"生物技术的处理,蚕丝蛋白消解酶的活性就能够恢复。(5)野生蚕的蚕丝蛋白消解酶与纳豆激酶之组合使用,对逆转动脉血管粥样硬化的康复效果更加显著。

自然医学界用生物技术处理过的野生蚕蚕丝蛋白消解酶,与纳豆激酶组合,用于清除颈动脉血管粥样硬化斑块效果显著。动脉血管粥样硬化及相关疾病包括:70%左右与血管粥样硬化病变有关的高血压、冠状动脉慢性梗死(冠心病)、脑梗(缺血性脑卒中)、颈动脉狭窄(脑部供血不足、长期头晕)、糖尿病血管病变并发症(糖尿病足、视网膜病变、心梗、脑梗、肾脏病变)等。中国国内志愿者体验服用后,得到的反馈十分令人鼓舞。有的冠心病患者已有 10 多年的冠心病,服用 18 个月的奇迹酶后,T 波倒置和 ST 段异常消失、血液检测指标恢复正常,心脏供血不足问题得到解决或缓解。有名民航驾驶员在体检中发现有颈部动脉血管硬化斑块,无法再从事飞行职业。服用半年后硬化斑块消除,重新上天驾机飞行。一位脑卒中患者后遗症严重,一只手颤抖、无法从事体力劳动。该酶逆转了颈部动脉血管硬化斑块,CT 检查结果显示:颅内多发性梗死消失,该患者能够继续从事体力劳动。为数众多的颈动脉狭窄患者在该酶的帮助下,颈部动脉血管内壁硬化斑部分或全部消失,摆脱了以前经常发生的因供血不足而出现的头脑晕眩。许多 10 多年的高血压患者(非遗传型),服用数月的酶后停止服用降压药且不反弹。

2.逆转动脉血管内壁的钙沉积

在逆转动脉血管内壁粥样硬化斑块的过程中,恢复钙的代谢动态平衡也是不可忽视的重要环节。组织钙、血液钙和骨钙之间的动态平衡,是清除动脉血管内壁的钙沉积和逆转骨质疏松的重要保证。动脉血管内壁粥样硬化患者一般同时都有骨质疏松。一方面是骨骼上缺少钙,另一方面,血管内壁等组织有大量钙沉积。骨钙流失和补充是一个动态过程。这一过程依赖于成骨细胞和破骨细胞之间的消长。这一平衡被打破导致血管内壁的钙沉积。形成这种状况的主要原因是缺少维生素 K_2。维生素 K_2 能够激活骨基质蛋白(osteocalcin)。骨基质蛋白携带钙离子,并激活成骨细胞活性,由此促进骨钙的补充。维生素 K_2 通常可以从微生物发酵的食物中摄取,如从豆豉、纳豆、豆腐乳等。微生物发酵食物中摄取的维生素 K_2 仅是人体所需量的 1/4。因此,每日补充一定量的维生素 K_2 是必要的。

3.抑制动脉血管内壁的慢性炎症

慢性炎症贯穿于动脉血管粥样硬化发生与发展全过程。免疫细胞异常介入是慢性炎症发生的关键。更重要的是,炎性反应使得大量免疫细胞(如巨噬细胞)聚集在硬化斑块上。这些细胞分泌金属蛋白酶,溶解硬化斑块的纤维成分,使不稳定硬化斑块上的硬化帽破裂脱落,导致心脑血管的急性堵塞。这是脑梗和心梗急性死亡的重要原因。

同型半胱氨酸和 C-反应蛋白在动脉血管内壁中,能够激发大量氧化活性自由基的产生,进而使血管内壁细胞内处于静息态的核转录因子 NF-kb 被激活。活化的 NF-kb 导致多种基因表达,包括产生 TNF-α 等免疫因子。过量产生的 TNF-α 等免疫因子攻击动脉血管内壁细胞,导致血管内壁出现慢性炎症。与此同时,同型半胱氨酸和 C-反应蛋白在动脉血管内皮细胞中激活氧化型胆固醇的受体基因表达,为氧化型胆固醇进入血管内皮细胞创造了条件。氧化型胆固醇在同型半胱氨酸和 C-反应蛋白的协同下,诱导内皮细胞内发生一系列分子与细胞水平上的变化;包括制造、分泌黏附分子和趋化因子等化学物质,吸引单核细胞等免疫细胞进入动脉血管内壁,促成并恶化动脉血管粥样硬化。

同样,在同型半胱氨酸、C-反应蛋白和氧化型胆固醇等诱发因子的激活作用下,巨噬细胞等免疫细胞内部处于静息态的核转录因子 NF-kb 被激活,活化的 NF

-kb 导致多种基因表达;特别是肿瘤坏死因子 TNF-α 基因被活化后过度表达。大量产生的 TNF-α 等免疫因子攻击动脉血管内壁细胞,导致粥样硬化加剧和硬化帽破裂加速脱落。因此,治疗心脑血管疾病的核心,是控制动脉血管内壁的慢性炎症。而控制慢性炎症的关键则是:调节 NF-kb 和 TNF-α 之间的平衡。

NF-kb 和 TNF-α 两者互为因果,过度抑制会削弱人体免疫功能,过度活化会产生过度炎性反应。调控 NF-kb 的活化和 TNF-α 基因的表达,正在成为抑制动脉血管慢性炎症的策略。大量生物医学研究结果证明:某些植物中的天然化合物能够抑制核转录因子 NF-kb 的异常活化或控制免疫因子 TNF-α 基因的过度表达。下述天然化合物能够抑制 TNF-α 诱导的核转录因子 NF-κb 之激活,从而控制 TNF-α 基因的过多表达。它们包括:桑树叶提取物、芹菜素、大豆提取物(类黄酮)、水龙骨提取物、杨梅黄酮等。下述天然化合物能够直接抑制 NF-κb 的异常激活,包括:白藜芦醇、姜黄素、绿茶提取物中的多酚类化合物、陈年大蒜提取物 S-烯基半胱氨丙酸、粉防己碱、迷迭香提取物鼠尾草酚、荨麻提取物、西兰花提取物、木樨草素、银杏黄酮等。筛选此两类型功能性营养素的最佳组合,并根据患者的具体病情,定性定量地给患者提供个性化服务,将能够取得较理想的干预效果。

维生素 D_3、白藜芦醇、姜黄素、绿茶提取物中的多酚类化合物和迷迭香提取物等天然化合物,正在成为控制慢性炎症的明星。它们已经成为生物医学研究的热点,每年有数以千计的研究报告和论文问世。根据大量来自全球的研究报道和临床结果,这几种天然化合物将来应该成为控制慢性炎症的主要天然药物。

4.恢复动脉血管内皮层的正常功能

正常的动脉血管内皮层会持续释放微量一氧化氮,平滑肌细胞借以调节血管张力。同时,一氧化氮还有以下作用:抑制血小板的凝集,改善内皮细胞与血液中白细胞之间的相互作用,抑制血液中的单核免疫细胞在趋化因子的作用下向发炎部位迁移,抑制平滑肌细胞、内皮细胞和单核细胞增生。

如果内皮层功能异常,一氧化氮的产生减少,这些作用就会丧失。动脉血管内壁慢性炎症产生的内皮层功能异常,一方面由于一氧化氮的释放量减少导致血管内壁扩张能力减退或丧失,提供了血栓形成的空间环境;另一方面,体内内源性组织型纤溶酶原激活物(血浆 t-PA)的产生也被显著抑制,破坏了血液中凝血与抗凝、纤溶与抗纤溶、促栓与抗栓之间的动态平衡。纤维蛋白和血小板活性增强促进了凝血和血栓形成。

在消解硬化斑块和抑制慢性炎症的基础上,恢复动脉血管内皮层的正常功能,是逆转动脉血管粥样硬化的保证。动脉血管内皮细胞产生的一氧化氮合成酶是内皮细胞内生成微量一氧化氮的关键。大量研究结果和临床数据表明:补充维生素 B_3 和卵磷脂有助于乙酰胆碱的合成,也是诱导内皮层细胞一氧化氮合成酶基因表达的必要条件。在内源性的谷胱甘肽和外源性抗氧化物的促进下,一氧化氮合成酶会催化 L - 精氨酸转变成一氧化氮。

谷胱甘肽是人体细胞中被发现的最强的抗氧化物。血管内壁细胞中的谷胱甘肽对于诱导内皮细胞一氧化氮合成酶基因表达起着关键作用。谷胱甘肽由三种氨基酸组成:谷氨酸、甘氨酸和半胱氨酸。它在体内能够保护许多蛋白质和酶等分子中的巯基不被自由基等有害物质氧化,从而让蛋白质和酶分子发挥其生理功能。全世界发表的关于谷胱甘肽的研究论文超过 6 万篇。直接补充谷胱甘肽在血液中被消耗,因此必须补充谷胱甘肽的组成成分,由其在细胞中合成。谷氨酸、甘氨酸和半胱氨酸这三种组成成分中,半胱氨酸因为不稳定,需要特别补充。用于逆转动脉血管内皮层的功能异常的外源性天然化合物,包括银杏黄酮、绿茶中的儿茶素、咖啡豆的可可多酚、葡萄种子/松树皮提取物中的花青素前体 OPC、山楂黄酮和褐藻昆布多酚等。

同型半胱氨酸通过抑制一氧化氮合成酶的表达,损伤内皮细胞功能。银杏叶提取物 EGb 可预防这一负面影响,从而对内皮细胞产生保护作用。咖啡豆含有的可可多酚(咖啡类黄酮)也能够有效地激活内皮层细胞一氧化氮合成酶的表达,恢复动脉血管内皮层的扩展能力。绿茶多酚中的儿茶素是清除自由基、抗自由基在体内产生氧化作用的高效抗氧化物。EGCG 是儿茶素中的主要成分。大量研究表明:EGCG 能够逆转动脉血管内皮层的功能异常,增强一氧化氮的生产,提升血管内皮层的扩展能力。深海褐藻含很强的抗氧化物质褐藻多酚。绿茶或葡萄的提取物多酚属水溶性,但海藻多酚则兼具水溶性及脂溶性的优点,后者不单在血液中停留较久,还可附在细胞上,发挥作用。褐藻多酚也能够有效地恢复动脉血管内皮层的功能,增强一氧化氮的生产,提高血管内皮层的扩展能力。山楂黄酮的抗氧化作用和对内皮细胞的直接作用,可以有效地保护动脉血管内皮细胞免受氧化型胆固醇的损伤。山楂中的总黄酮有扩张血管和持久降压的作用。葡萄种子/松树皮提取物中的抗氧化物花青素前体能提高血管内皮层细胞一氧化氮 NO 的产量,从而增加血流量和肌肉的供氧。

1998 年,诺贝尔生理学医学奖由三位科学家获得:佛契哥特博士(Robert F. Furchgott)、慕拉德博士(Ferid Murad)和伊格纳罗博士(Louis J. Ignarro)。获奖原因是他们发现一氧化氮(NO)是心血管系统的信号分子。根据上述信息,给心脑血管疾病患者补充维生素 B_3(泛酸)、卵磷脂和 L - 精氨酸,辅以半胱氨酸和外源的抗氧化物,就能促进血管内皮层细胞产生微量一氧化氮,从而逐步恢复血管内皮层的正常功能。

上述功能性营养素逆转动脉血管粥样硬化,恢复动脉血管内皮层功能和自身调节能力,促进体内新陈代谢的动态平衡,是自然医学一个成功的典型例证。

四、人体自稳定调控系统

(一)自然医学与生物控制论

自平衡机制和自修复机制同时存在于人体内部生命活动的不同代谢水平。在人体不同代谢水平上,这两种机制相互影响,构成了人体内部代谢自调控机制——自愈力。人体是一个复杂的自稳定调控系统。深入研究这一巨系统,是自然医学的重大理论和实践课题。这一课题包括但不限于以下内容:

1. 人体生命活动的自调控机制:整体论与还原论。

2. 两种整体观:神经系统主导与经络能量主导的两种整体调控。

3. 生命活动的两个互补系统:能量代谢与物质代谢。

4. 生命活动自稳定调控需要的条件:基础营养与功能性营养物质、能量与信息。

5. 个体体质差异对自稳定调控系统的影响。

6. 新陈代谢动态平衡观:新陈代谢动态平衡在开放系统和封闭系统中的差异。

7. 人体小宇宙和天人合一:适应的相对稳定性和有限度的调节性。

8. 生物系统的调控稳定性。

9. 系统生物学和生物控制原理。

10. 生物控制的多层次反馈调节机制。

11. 物质代谢的多层次调控。

12. 神经控制论：自适应与自组织性，整体与局部。

13. 能量代谢的非平衡性：能量耗散、有序结构和熵。

14. 生物钟：适应性与生理节律的能量信息内涵。

15. 人体自稳定调控系统在三个层面上的内容。

16. 能量信息调控在现有生物控制论中的缺位。

17. 生命活动与能量波同频共振。

18. 扰场与量子纠缠的机制。

19. 信息科学与信息医学。

20. 信息医学与远程诊疗。

自然医学的发展促使西方形体/化学医学与时俱进。将人体作为一个自稳定调控巨系统，用生物控制论研究、揭示这一巨系统的规律，将使得西方形体医学演变成为一门真正的科学，而不仅是碎片化的技术。西医长期作为人工合成化学药物的附从状况将得以改变。

生物控制论是控制论的第二个发展阶段。就像控制论的第一个发展阶段——工程控制论曾经引发了工业自动化和信息化一样，生物控制论引领的健康产业发展，已经成为全球性的第五波产业革命。

对代谢综合征的产生、发展和恶化过程的分析研究以及逆转代谢综合征的临床创新，是理解生物控制论与人体健康关系的范例。代谢综合征是肥胖征、糖尿病、动脉血管粥样硬化、高血压、高血脂、脑卒中、心肌梗死和老年痴呆症等慢性疾病的早期阶段。代谢综合征涉及人体内的糖代谢、脂肪代谢和蛋白质代谢异常。

碳水化合物是最易被消化吸收的能源物质。其分解产物葡萄糖，是人体用来制造能量 ATP 的主要和基本物质。葡萄糖是糖在体内的运输形式。全身各组织都从血液中摄取葡萄糖以氧化供能，特别是脑、肾、红细胞、视网膜等组织合成糖原能力极低，几乎没有糖原贮存，必须不断由血液供应葡萄糖。当血糖下降到一定程度时，就会严重妨碍脑等组织的能量代谢，从而影响它们的功能。所以维持血糖浓度的相对恒定有着重要的临床意义。正常人的血糖浓度虽有波动，但可保持相对恒定在 4.4~6.7mmol/L。人体神经组织和激素对血糖的调节作用，使血糖的来源和去路达到动态平衡。神经系统对血糖浓度的调节作用,主要通过下丘脑和自主神经系统对所控制激素的分泌,以及激素影响血糖来源与去路关键酶的活性来实现。神经系统的调节最终通过细胞水平的调节来达到目的。

下丘脑一方面通过内脏神经作用于肾上腺髓质,刺激肾上腺素的分泌,一方面也作用于胰岛 α 细胞,使其分泌胰高血糖素,同时还直接作用于肝。三方面共同作用的结果是使肝细胞的磷酸化酶活化,使糖原分解加速;糖异生关键酶的活性增加,糖异生作用增加,从而使血糖浓度升高。另一方面,下丘脑通过迷走神经兴奋,使胰腺 β 细胞分泌胰岛素,同时也直接作用于肝,使肝细胞内糖原合成酶活化,促进肝糖原的合成;此外还抑制糖异生途径,促进糖的氧化和转化,总体上使血糖的去路增加,来源减少,最终达到使血糖浓度降低的目的。

人的下丘脑感应来自血液中的正负两种信息。例如,葡萄糖和瘦素分子水平的高低。当葡萄糖和瘦素分子水平低于一定阈值时,由于下丘脑分泌的神经递质的作用,储存在肝脏和肌肉组织中糖原分解、人的食欲增强,碳水化合物的摄取和分解增加,最终血糖浓度提高。血糖浓度的提高导致脂肪作为过剩能量而被储存。腹部的脂肪细胞能够制造、分泌一种激素——瘦素(Leptin)。瘦素分子经由血液通过血脑屏障,进入脑部。当机体脂肪储量增加、脂肪细胞体积增大时,脂肪细胞就会分泌更多的瘦素。瘦素通过血液到达脑部,作用于下丘脑,使得食欲下降,能量消耗增加,从而防止脂肪的进一步积聚。

这就是通过神经系统和激素调控人体糖代谢与脂肪代谢的简单的“生物控制”模型。这里有糖代谢的动态平衡,有脂肪代谢的动态平衡,也有人体内源性的自主平衡机制。由神经系统控制的反馈系统,构成了人体能量 ATP 代谢动态平衡的基础。

饮食与营养失衡和错误的生活方式,促成人体由超重演化成肥胖。肥胖症一旦形成,脂肪细胞(特别是腹部的脂肪细胞)、肝脏细胞等,大量分泌 C - 反应蛋白等炎性因子。血液中的 C - 反应蛋白与瘦素分子相结合,形成的复合物无法通过血脑屏障。下丘脑失去负反馈信息来源,无法调控食欲、葡萄糖的吸收和能量储存。血液中大量的炎性因子 C - 反应蛋白等进一步导致各种细胞表面的胰岛素受体敏感性钝化,胰岛素抵抗随之产生。血液中升高的葡萄糖和胰岛素水平,引发产生大量的自由基。其后果不仅是各种组织受损,而且引发更严重的肝脏问题。肝脏是进行脂肪代谢、游离脂肪酸氧化和利用的重要器官。一方面,肥胖人的机体对游离脂肪酸的利用减少,血脂中的游离脂肪酸积累,血脂容量升高。另一方面,胰岛素抵抗使得肝脏细胞内出现葡萄糖匮乏和内质网应激、肝脏细胞代谢功能受损。肝脏细胞的脂肪代谢异常,促使血液中游离脂肪酸浓度进一步升高。血液中高浓度的游离脂肪酸,通过内质网应激等机制导致制造胰岛素的胰腺 β 细胞大量死亡,糖尿病最终无可避免地发生。令人担心的是,大多数糖尿病患者会出现脑卒中和心肌梗死,或其他并发症。

由代谢综合征演变成糖尿病和各种并发症,源于能量 ATP 代谢动态平衡被打破。代谢综合征的产生、发展和恶化,其根本原因就是负向反馈通道受阻,调控能量代谢动态平衡的内源性自平衡能力被损伤。自然医学的研究与临床实践揭示了能量代谢动态平衡的调控机制,生物控制论则从理论的高度指导自然医学临床的深化。

研究发现,非洲野杧果的种子提取物对于调节糖代谢与脂肪代谢有下述作用:(1)能够抑制淀粉酶、葡萄糖苷酶和甘油三磷酸脱氢酶的活性,降低碳水化合物的分解、葡萄糖吸收和脂肪储存。(2)增强细胞内的能量消耗。(3)提高联脂素的水平,增强胰岛素受体的敏感性,降低胰岛素抵抗。(4)抑制慢性炎症,减少炎性因子 CRP 的产生,增强瘦素对下丘脑的作用。其中,抑制慢性炎症,减少炎性因子 CRP 的产生,增强瘦素对下丘脑的作用,尤为关键。临床结果表明,非洲野杧果的种子提取物对于减肥和逆转代谢综合征效果显著。其机理是:CRP 生成减少,游离的瘦素通过血脑屏障;下丘脑细胞上的瘦素受体与瘦素结合后,打通了能量代谢反馈调节的通道。

非洲野杧果的种子提取物重新开启能量代谢反馈调节的通道,是生物控制论指导自然医学逆转慢性疾病的成功典范。

(二)古中医学与经络能量控制论

中国的古中医学,是中华民族祖先创立的一种能量信息医学。古中医学的基础之一是中国古代天文学。古中医学的基础理论之一则是运气学说。运气学说立论于"天道—气化—物候"之规律。日月星辰、宇宙天体通过阴阳气化作用于人体,对人体经络能量产生作用,进而影响到人体脏腑和整体功能。

以赤道天球坐标系(浑天系)为参照体系的中国古天文学,发现了五运六气、阴阳五行、二十四节气的空间依据,用天干、地支等纪年法标记自然界对人体经络能量的影响,并揭示了五运六气和阴阳五行的物质基础,由此催生了古代中医学——经络藏象能量信息医学。

人类生命体可以看成由能量和物质两个相辅相成的系统构成。能量与物质同为人体信息的载体。西方医学以形体为研究对象,在解剖刀下、显微镜里、生物化学与分子生物学的仪器中,均可见到或测定到有形物质。古中医学研究的是无形之物——能量,重点是经络能量。现代科学对于经络能量的来源及在人体代谢中所起作用的了解,依然是以"黑箱"而概括之。

中国少数民族黎族的一些地区曾长期沿用古代的 10 月历法。黎族 10 月历是 4000 年前中华民族先民用过的中国最古老的历法。按黎族 10 月历,每年分成 5 个时节:春、夏、长夏、秋和冬,每个时节 2 个月,每个月 36 天。天干 10 支用于 10 月历的 10 个月之命名:甲乙木(2 个月)、丙丁火(2 个月)、戊己土(2 个月)、庚辛金(2 个月)和壬葵水(2 个月),共 10 个月。

阴阳表现的是气(能量)的运动方式。五大行星对人体和各种生物的作用,赋予阳气以五种属性:木、火、土、金、水。五行学说中的木火土金水,乃取其意(能量状态)而非取其材。五行之意是动物的生、长、壮、老、已和植物的生、长、化、收、藏。来自天体阳气的谓之"五运",由地气产生的则是"六气":风、寒、暑、湿、燥、火。"六气"对应于 12 月地支历法。12 月地支历法将全年分为六个季节:风寒暑湿燥火。12 个月与 24 个节气对应,每个月含 2 个节气。五运六气直接影响人体经络能量,而且在(手、足)三阴三阳经络能量变化上起着决定作用。太阳、阳明、少阳、太阴、少阴、厥阴六经旺于 1 年的脉象时序,与五运六气密切相关。简言之,五运六气对人体健康和经络能量的影响,可以从 24 个节气所表现的热能在地球上的升降浮沉来理解。

人体经络在五运六气的作用下,形成了内源性的经络能量自我调节能力,也就是在气血循环中,经络按一定的时序修复自身功能。因应于气机的升降出入,人体的经气持续表现出子午阴阳消长转化。这一规律谓之子午流注。每日 12 个时辰(一个时辰包括 2 小时),12 道经络按时序出现旺相(气血循环高峰)。经络上的气血循环,就像圆环一样没有始终,日复一日。以 23 ~ 1 时为子时算,胆经的气血循环被启动,以后按顺序被启动的是:1~3时,肝经;3~5时,肺经;5~7时,大肠经;7~9时,胃经;9~11时,脾经;11~13时(午时),心经;13~15时,小肠经;15~17时,膀胱经;17~19时,肾经;19~21时,心包经;21~23时,三焦经。胆经是子午流注的起点。胆经不仅负责最初的启动,而且在以后每道经络启动时,胆经都要参与。启动胆经的原动力是什么?来源于日月星辰、宇宙天体的影响。有内证高手云:28星宿中的"娄宿"的能量作用是胆经启动的关键。

子午流注,这个人体经络能量运行的生物钟,是人体适应自然环境的结果。它既是人体经络能量自我调节的控制机制,也是通过体内气机的升降出入实现经络能量代谢动态平衡的保证,更是通过人体经络能量来调节人体物质代谢的关键。用中医大家郭生白先生的话来概括:升降出入、内外调节是人体本能(《伤寒六经求真》)。

子午流注的正反馈和负反馈因素是什么?健康人体的12道经络,每道经络的电压为1000~1620毫伏,人体左右两边经络的电压差不应超过70毫伏。人体各器官都带有一定值的电压。器官电压保证器官电生理的正常,从而调控细胞水平上的电生理反应与过程。器官犹如用电器,而经络好似输电网。为保证各器官用电器的电压衡定,经络输电网必须持续供电、输电。这一正反馈因素,导致子午流注持续不断地进行。

在特定的条件下来自自然界的"不经之气"(指起有害作用的六气),或人体内部由于营养、激素、精神、能量等原因而产生的对经络的损害作用,均能够使得经络能量通道受阻。这一负反馈因素影响、阻碍经络的气血运行,子午流注产生的经络能量调控效果受损。

《黄帝内经》本质上是一部开创、描述、记载、指导"经络能量控制"的不朽著作。《黄帝内经》中的大量篇幅,是关于针灸的论述。《黄帝内经》与后代中医著作,如《子午流注针经》(金代何若愚撰、闫明广注)、《针灸大全》(明代徐风)等,精辟地论述了针灸对于开启经络能量通道的作用,深刻地揭示了针灸对于排除经络能量通道之障碍和恢复经络能量控制的重要意义。特别是子午流注针法,以干支推算经气盛衰开阖规律指导取穴,是针灸的高级境界,也是调控经络能量的有效手段。

中医历经磨难,但针灸却巍然屹立。连反对中医最强烈的欧美诸国,现在也给予针灸以合法地位。其实,西方国家目前认识到的仅仅是针灸魔力的浅层次效应。针灸背后的"经络能量控制"机制及其对物质代谢和西方形体医学的影响与作用,才是中医的真正瑰宝。

《黄帝内经》的运气学说对中医学发展的影响,充分体现在《伤寒论》《金匮要略》《温病条辨》等中医著作中。医圣张仲景的"六经辨证"原则,精要地运用了《黄帝内经》包含的经络能量控制原理。《黄帝内经·素问·六微旨大论篇》《黄帝内经·素问·至真要大论篇》阐述了六气传化规律,其原理是人体经络三阴三阳与风寒暑湿燥火六气的从化关系。从六气对人体病机之传变规律,到六经辨证论治,处处昭示着:在经络能量控制过程中,清除经络能量通道的障碍,目的在于恢复人体经络能量子午流注的正常运行,即气机升降、阴平阳秘。

中药方剂与针灸一样,同样是恢复人体经络能量自身调节机制的有效手段。从《伤寒论》的"六经辨证"、疾病分经,到历代中医药大家对药物归经的发展,都围绕着一个"经"字,离不开一个"经"字。离开经络三阴三阳论治,百病难医。张仲景《伤寒论》的"六经辨证"学说与分经用药,为药物归经理论的形成奠定了基础。唐代《本草拾遗》、宋代《本草衍义》、金代《珍珠囊》和元代《汤液本草》等都对药物定向定位的归经作用有所论述。明代《本草品汇精要》《药品化义》和清代《要药分剂》《得配本草》等总结了十二经脉及奇经八脉的归经药;并采用五脏六腑之名加以论述;对归经理论的完善产生了重要影响。张元素等金元四大家,对于药物归经的认识和发展,建树亦颇丰。

生活于东汉时代的医圣张仲景,身临其境地经历了"时疫"大流行。建安十年(公元205年)前,其族人200多人在不足10年内,死亡2/3。死亡者中伤寒病就占了7成。张仲景"感往昔之沦丧,伤横夭之莫救,乃勤求古训,博采众方",终于著成代表中国医学最高成就的经典巨著《伤寒杂病论》。当时发生的"时疫",必须有一定的气候条件相配合。"六气"的突发性变化导致人体经络能量代谢失衡,许多人因而对病原物的抵抗能力下降。有此背景,医圣张仲景将关注的重点放在"伤寒热性病"的病理、诊断、治疗及用药上。在非热性病方面,医圣将其归于"杂病"。《伤寒杂病论》问世后,经晋代名医王叔和整理;至宋代,才渐分为《伤寒论》和《金匮要略》二书。《金匮要略》是该书的杂病(非热病)部分。

张仲景提出的"六经辨证"和分经用药,充分体现了医圣对《黄帝内经》的深刻理解。《黄帝内经·素问·六微旨大论篇》云:"升降出入、无器不有。"凡抗病力强、病势亢奋的,是三阳病;抗病力弱,病势虚衰的,是三阴病。治疗三阳病,以驱邪为主,以期迅速消除病灶。张仲景对三阳病用药主升发、排异。太阳病用发汗法、解肌法;阳明病用吐法、清法、下法;少阳病用和解法。治疗三阴病,以扶正为主,以增加病人的抗病能力,调动人体积极因素。三阴病用助阳温表法、助阳温里法、通阳化水法、回阳温里法、回阳救逆法、回阳通脉法等等。在具体医疗时,还以阴、阳、表、里、寒、热、虚、实为辨证的提纲,先要分析病情是阳证或阴证。

伤寒"六经辨证"涉及的是六气中的"寒",创造性地把外感热病(与病原物有关的热病)错综复杂的临床表现及发展演变过程,加以归纳总结,提出了较为完整的六经辩证体系,并作为辨证的纲领,为中医临床各科辨证论治提供了理论基础和具体方法。虽然六经辨证分析的,是热病发生的不同阶段和用药方剂之精义,但"六经辩证"的原理却是放之四海而皆准的真理。这就是升降出入、内外调节、阴平阳秘,最终恢复经络能量代谢正常。

《金匮要略》以脏腑经络学说为基础,阐明各类证候的发生变化及其与脏腑经络的关系。在病因方面,《金匮要略》明确地划分为三类,认为:"千般灾难,不越三条:一者,经络受邪入脏腑为内所因也;二者,四肢九窍,血脉相传,壅塞不通,为外皮肤所中也;三者,房室、金刃、虫兽所伤。以此详之,病由都尽。"这些论述对后世病因学说有直接启示。各类证候发生变化必然累及经络与脏腑。脏腑经络学说包括经络辨证和脏腑辨证;二者相互联系与补充。

经络是人体通行气血、沟通表里上下、联络脏腑组织器官的通道。人体的五脏六腑、四肢百骸、五官九窍、皮肉筋骨等具有不同的生理功能,共同进行着有机的整体活动,以维护机体内外上下的协调统一,其中经络起了十分重要的作用。《金匮要略》以脏腑经络辨证医治内伤杂病。经络受病可影响脏腑,脏腑病变可反映于经络,而常表现为脏腑病候与经脉所属部位的症状相兼。如手太阴肺经病证,可见咳喘气逆、胸满等,并常在肺腧、中府等穴出现压痛感。脏腑辨证根据疾病的症状、体征及有关的病情资料进行分析归纳,确定病变的脏腑部位、性质等,并据此做出正确的治疗方案。

确定了病因、病机、病位和病势以后,脏腑经络学说最终要解决的还是气机升降出入、内外调节、阴平阳秘。中医界常以六经辩证法则论治外感热病,以脏腑辩证法则论治内伤杂病。清代医家徐大椿说："医者之学问,全在明伤寒之理,则万病皆通。"

清代中医叶天士创卫气营血辨证论治,著有《温热论》,堪称温病大家。淮阴(楚州)吴鞠通发展了叶天士的温病理论,著《温病条辨》一书。以叶天士、吴鞠通为代表的温病学派,发扬了对内伤杂病的诊治理论与临床实践,在中医学发展史上有重要贡献。温病学派以三焦辨证为纲,也将外感温病与外感热病区分开来。"温邪上受,首先犯肺",温病学派发现:温邪的传入是从口鼻而来,首先出现肺经症状,如不及时外解,则可顺传阳明或逆传心包,与伤寒之邪按六经传变完全不同。温病学派将风、寒、暑、湿、燥、火六淫中的"寒",归于《伤寒论》,其他五气(五淫)引发的疾病,归于温病。

不管是卫气营血辨证、三焦辨证,还是六经辨证,最终都要在脏腑经络上见分晓。脏腑经络的问题,终究需通过升降出入、内外调节实现阴平阳秘,恢复经络能量代谢正常(子午流注)。无论是针灸,还是中药方剂,其目的都是为了实现经络的气机通畅、恢复子午流注持续进行。在子午流注的正常过程中,经络能量的自身调节作用维系人体固有的本能。

通过气机升降出入、内外调节,以至阴平阳秘,恢复子午流注正常进行。恢复子午流注正常的目的,又在于维系升降出入、内外调节、阴平阳秘。这就是《黄帝内经》《伤寒论》《金匮要略》和《温病条辨》一脉相承的古中医奥秘:经络能量控制机制。

近20年来,中医界有一学派异军突起,称为"火神派",亦被视为振兴中医的先锋。代表人物有著名老中医李可、成都中医药大学教授卢崇汉、昆明中医院中医吴荣祖、广西中医药大学教授刘力红等中医师。此学派以清末名医郑钦安为开山宗师,理论上推崇阳气、擅于大剂量用中药附子、肉桂、生姜等扶阳中药,以大剂量附子抢救急危重症病人著称。郑钦安的著作《伤寒恒论》《医理真传》和《医法圆通》为"火神派"医家必读。此学派百余年来代有传人,如吴佩衡、祝味菊、范中林、卢铸之、唐步祺等。当前,中医学界已有一批医师推崇"火神派"理论和临床实践。从学术角度讲,中医火神派又被称为"扶阳学派",其理论称为"扶阳"学术。

中医"扶阳学派"的理论与临床特点包括以下几方面:一、扶阳学术的核心是培阳以固根本。其理论渊源于《伤寒论》,顾护阳气、扶正祛邪。扶阳学术认为:在人体内部的阴阳平衡中,阳为主,阴从之。一切阴虚皆源于阳虚。大多数表现为阴虚的患者,均由于阳虚而致病。因此,治病应该以扶阳为主。阳气旺则人体健康,阳气衰则人体百病丛生。扶阳学派诸医家的方药重用附子、干姜、肉桂等,附子常用至100g以上甚至300g,尊附子为"百药之长",用方则多为四逆汤、白通汤、麻黄附子细辛汤等。扶阳学派在临床上大剂量应用附子而屡起沉疴大疾,使其名声大噪。二、扶阳学派开启了现代中医回归《黄帝内经》的艰难历程。汉代以降,中医渐渐偏离了《黄帝内经》所昭示的经络能量医学,以至处境困难、险境丛生。扶阳学术打破了"阳有余而阴不足"等静态的阴阳平衡观,恢复了阴阳平衡的动态本质。阳化气、阴成形。孤阴与独阳都是虚幻的,阴阳本为一体。在影响、决定人体健康的"阴阳"这对矛盾中,矛盾的主要方面常常在"阳"一方。只顾补"阴"而忽视"阳虚",常使得疗效不明。在阴虚已经导致严重的功能性障碍、甚至器质性病变时,阴阳同补则是必要的。

古中医学与以人类形体为研究对象的西方医学完全不同。张仲景承前启后,以"六经辨证"为纲而统领百病。人体经络以阴阳之分相反相成、相辅相成。人体通过经络与人类生存的自然空间实现能量与信息的交流。用现代科学来理解,经络为能量通道,亦为人体内部脏器能量和生物电压、生物电流之重要来源。用现代语言描述,古中医学涉及的重点包括:人类生存的外部环境(地球和日月星辰,称为"七政")及宇宙天体,是如何通过能量影响人体健康的? 人体的经络系统是怎样受到外部环境(五运六气等)的作用的? 人体的经络系统与人体脏腑之间的能量关系是什么? 如何通过针灸和草药等手段,调节人体能量代谢和治疗疾病?

这些内容反映、包含在中医的阴阳学说、五行学说、运气学说、藏象学说、经络学说等理论中。中医理论认为,阴阳辨证是总纲,阴阳动态平衡理论视阴阳为一体。阴阳互根,阳中有阴,阴中有阳,未有阴虚而阳余者。但后世医家中常有人将阴阳关系当成静态的阴阳平衡,得出阳有余而阴不足的结论。扶阳学派以"阳主阴从"立论,可谓发聋振聩、拨乱反正。扶阳学派的"阳主阴从"理论和临床,究其实质,仍然是为了达到经络的气机通畅、恢复子午流注持续进行。

扶阳学派成功的临床实践,在自然医学和中医经络能量医学之间搭建了一座桥梁。现代生物医学研究发现:通过附子、肉桂、干姜等扶阳中药,可以激活人体肾上腺功能和修复人体内内分泌系统的平衡。人体内部基本代谢得以提升,内源性自身调节能力得以恢复。由此实现了人体内新陈代谢的动态新平衡。附子回阳救逆和补阳助火的功效,与其强心、抗心律失常、抗休克、扩张血管、增加血流量、增强肾上腺皮质系统的功能、抗寒冷等作用相关。逐风寒湿邪又与抗炎,镇痛、抗寒冷、提高对缺氧的耐受能力等作用相关。"阳主阴从"理论,揭示了基础代谢与能量低下所带来的多种疾病之原因。这些也正是自然医学研究和临床实践的重点。附子、肉桂、干姜等回阳中药是如何通过能量的改变,调控人体内部激素水平的变化和修复人体内分泌系统的平衡的? 这些则是中医经络能量医学需要深入了解的人体秘密。

扶阳学派在实践过程中需要注意的是扶阳的"度"。"阳主阴从"是一个动态过程,人体需要的是"阴阳动态平衡"。过度"扶阳",必然损阴。在"扶阳"的过程中,如果不能同时补阴,就会阳抗而损阴,最终反过来损阳。中医古籍中提醒医家使用附子需谨慎,不无道理。连接西方医学和东方医学的彩虹已隐约可见。对西方形体/化学医学和东方经络能量医学之间互补关系的研究与应用,将成为21世纪人类医学的新领域。

(3)两论互补、创建未来新医学

生物控制论与经络能量控制论,是人类用以维护健康的两柄宝剑。无论是在慢性疾病猖獗的当代,还是在铺满荆棘的未来,双剑合一将所向披靡。

维系人体健康需要物质代谢与经络能量代谢相辅相成、相反相成。热病和温病与"六淫"密切相关。今天人类社会面临的健康问题,除了一部分与热病和温病有关外,更多的是由于饮食营养错误和精神压力造成的。现代社会的"文明病"之生理和病理变化,同时涉及物质代谢和经络能量代谢异常。欲战胜慢性疾病带来的健康危机,必须双剑合一。经络能量医学与自然医学的生物控制论各有长短,无须也不应厚此薄彼。

人体的物质代谢与经络能量代谢构成一对矛盾。矛盾的主要方面决定事物的性质。医家需分析形成人体疾病的主要原因,是物质代谢异常还是经络能量代谢异常,或二者兼有。由此决定逆转疾病的主要手段是通过自然医学还是经络能量医学的干预。同时,在逆转慢性疾病的不同阶段,主要手段与辅助手段也会有所变化。可以说,这是真正意义上的中西医学"整合"。

双剑合一,必须取二者之长。功能性营养素的研究和使用日趋成熟,是自然医学之长。对于经络能量运行规律的了解和调节,是中华古医学的关键,也是古中医学之长。前述论及神经系统和激素调控人体糖代谢与脂肪代谢的"生物控制"模型,以及通过功能性营养素恢复糖代谢与脂肪代谢的内源性自身调控机制。这种以神经系统为核心的'生物控制机制',表现出现代生物医学研究的深厚功底。

将古中医学评价为"经络能量医学",赋予子午流注以"经络能量控制机制",是否为标新立异的一家之言?让我们了解一下以子午流注为原理治疗癌症的效果,便能够以管窥豹。

XX省XX医院肿瘤诊疗中心报道:多年来大量临床统计显示:"子午流注抗癌疗法",临床治疗消化系统肿瘤总有效率89.7%;临床治疗呼吸系统肿瘤总有效率83.6%;临床治疗口腔癌有效率可达38.9%;临床治疗泌尿系统肿瘤总有效率78.3%;临床治疗神经系统肿瘤总有效率86.9%。治疗晚期肿瘤复发转移效果可提高10~20倍,彻底控制肿瘤细胞的复发转移已得到突破。晚期肿瘤患者经该疗法治疗2~3日临床症状明显改善,连续治疗3~4个疗程,恢复正常机体免疫力,大大提高了患者的生存质量。并经影像学、免疫学检查结果得到改变,特别对术后放化疗复发转移的中晚期患者效果最佳。

中医子午流注抗癌疗法理论是按照人体12个时辰气血运行的时间规律,对应12地支及五腧穴的开合,在一天12时辰之中人体气血首尾相衔的循环流注、盛衰开合的时间点,因病、因人、因时地使用优化中药处方,有效调整患者气血,调理脏腑气血阴阳,结合五行理论,在特定的时间点进行服药,抑制、杀灭癌细胞,恢复患者气血运行的正常时间规律,减轻患者临床症状,提高人体免疫系统正常功能,达到无瘤、无癌或带瘤生存的目的。子午流注抗癌疗法归经给药时间表均以北京时间为参考。

子午流注抗癌疗法取得的成功,充分说明了经络能量调节对于逆转、治疗癌症的重要性和有效性,也说明了经络与脏器能量代谢的密切联系。子午流注所揭示的经络能量运行规律是古中医学的核心内容之一。中医用以指导临床实践的运气学说、阴阳学说、五行学说、藏象学说、经络学说、卫气营血学说等,最终就是为了达到一个目的:恢复经络能量正常运行。诚如《黄帝内经·素问·六微旨大论篇》云:"升降出入、无器不有。""经络能量控制论",是古中医学的本质特性。

自然医学用于治疗癌症的功能性营养素,效果也非常明显。以维生素 B_{17} 为例来说明。维生素 B_{17} 的分子由氰化氢(Hydrogen cyanide)结合一个分子具止痛作用的苯甲醛(Benzadehyde),和两个分子葡萄糖所形成。虽然氰化氢和苯甲醛单独毒性很强,但是它们结合在维生素 B_{17} 的分子里却十分稳定且无毒性。有一种葡萄糖甙酶($β$ - glucosidase),能够分解此分子。这种酶在肿瘤组织含量特别高。所以,癌细胞所分泌的葡萄糖甙酶一旦打破了维生素 B_{17} 中的结合键,释放出氰化氢及苯乙醛,两者的毒性就导致癌细胞死于它们自己选择的维生素 B_{17}。另一种正常细胞所分泌的酶叫硫化物转移酶(Rhodanese),分布在人体全身的正常细胞,却不在肿瘤细胞。维生素 B_{17} 遇到正常的细胞,不会被分解。而且,正常细胞所分泌的硫化物转移酶可以化解氰化氢和苯甲醛的毒性,此两者的产物分别是 Thiocyanate (硫氢酸)和 Benzoic acid (苯甲酸),它们可以被正常细胞吸收,多余的则排泄出去。维生素 B_{17} 是天然的、靶向性准确的杀死癌细胞的化合物,不会破坏正常的细胞与组织。维生素 B_{17} 杀死癌细胞的作用是广谱性的,适用于多种癌症的治疗。自然医学使用此天然化合物治疗癌症效果斐然。

如果子午流注疗法结合维生素 B_{17} 法治疗癌症,可以预测,对于多种癌症的治疗效果会得到进一步提高。广而推之,子午流注疗法结合自然医学的不同疗法,将出现逆转、治疗多种慢性疾病的奇迹。在此,笔者提出一些原则性考虑:(1)根据中医诊断,明确患者的经络能量问题所在。除中医"四诊"方法外,值得推荐和信赖的方法,是使用中国甘肃天水沈存正教授发明的"经络能量诊断仪",确定患者12道经络每道经络电压的量和左右经络电压的压差。(2)根据患者经络电压测定值,确定能量代谢异常的主要经络(如胆经),并可初步判断与胆经相联系的脏器处于亚健康状态(如胆囊功能异常)。同时,对其他经络电压异常也做出相应判断。(3)根据西医检测结果,进一步确定有关主要脏器的亚健康状态(如胆囊炎或胆结石)和其他脏器代谢异常状况。(4)使用"经络能量升压导平仪",调节各经络电压,使之恢复到正常电压(1000~1620毫伏),左右两边压差低于70毫伏。根据亚健康状况的程度,每日1~2次,每次1小时。经络电压恢复所需时日的长短,因人而异。经络电压恢复后即可停止。(5)根据自然医学对各种疾病的诊治方案,针对主要脏器的亚健康状态,选定功能性营养素(口服或外敷)。确定适合患者的功能性营养素以后,口服或外敷时间的确定,遵循子午流注时序。逆转慢性疾病之程序,三个月为一疗程。(6)"经络能量诊断仪"在确定患者经络能量异常的同时,根据疾病分经和药物归经的原理,也能够为患者裁定中药药方。医师应根据患者情况,决定使用中药药方还是功能性营养素。如果用功能性营养素,见第五条。如果用中药,应根据亚健康逆转情况,考虑多少时日为一个疗程对患者最宜。

(7)如果患者的亚健康包括多道经络和多个脏器,解决了主要问题后,再逐一解决其他问题。

如前所述,生物控制论与经络能量控制论,是人类用以维护健康的两把宝剑。唯有双剑合一,才能逆转慢性疾病,战胜健康危机。

五、自然医学的历史使命

自然医学在欧美诸国已有 30 多年的发展历史,正在为欧美西医界主流接受。相比较而言,中医虽是中国的国粹,但长期以来,贯穿于《黄帝内经》《伤寒论》《金匮要略》和《温病条辨》中的核心理论,未能够整体上得到真正传承。世俗传言将现代中医丑化了,市场主义将现代中医异化了。现代中医要经历一段时日的反省和对《黄帝内经》的回归,才能够重新大放异彩。双剑合一大好形势的实现,还有待时日。

让我们再次回顾 1996 年 11 月世界卫生组织发出的呼吁:"目前医疗的发展是在全世界制造供不起和不公正的医学""现在许多国家已经到了可供性的边缘。"让我们再次回顾美国第十七任首席医师理查德 Richard H. Carmona,(M. D. ,M. P. H. ,FACS)于 2007 年坦诚表白:美国的疾病医学已经破产。我们必须用健康医学来预防慢性疾病、改善健康。面对愈演愈烈的慢性疾病所导致的健康危机,自然医学必须责无旁贷地率先承担起逆转慢性疾病之重担,肩负起战胜健康危机的历史使命。经过半个多世纪的努力,自然医学的理论大厦已经建立,临床经验也已足够丰富。自然医学有责任、有能力为中华民族的健康,为全人类的健康做出贡献。

附录　功能性营养素适应证一览表

(一)脑中风和冠心病

1. 主要功能性营养素

奇迹酶(MiracleZyme)

葡萄种子提取物（Grape Seed Extract，简称 OPC）

姜黄素（Curcumin）

复合 B 族维生素（Complex B Vitamins）

镁（Magnesium）

深海鱼油（Omega – 3，EPA and DHA）

辅酶 Q10（CO – Q10）

槲黄素（Quercetin）

大豆类（异）黄酮（Soy Isoflavones）

L – 精氨酸（L – arginine）

白藜芦醇（Resveratrol）

硫辛酸（Alpha Lipoic Acid）

绿茶提取物（Green tea extract）

N – 乙酰半胱氨酸（N – acetylcysteine）

黄芪提取物（Astragalus）

2. 其他选择

盐酸甜菜碱（Betaine hydrochloride）

长春西丁（Vinpocetin）

大蒜提取物（Garlic Extract）

银杏叶提取物（Ginkgo biloba）

维生素 C（Vitamin C）

维生素 E（Vitamin E）

维生素 K_2（Vitamin K_2）

陈年大蒜提取物（S – 烯基半胱氨丙酸）

(二)老年脑部疾病

1. 老年痴呆症

(1)主要功能性营养素

奇迹酶（MiracleZyme）

葡萄种子提取物（Grape Seed Extract，简称 OPC）

姜黄素（Curcumin）

复合 B 族维生素（Complex B Vitamins）

磷脂酰丝氨酸（Phosphatidylserine）

磷脂酰胆碱（Phosphatidylcholine）

乙酰左旋肉碱（Acetyl－L－carnitine）

肌肽（L－carnosine）

石蒜碱（加兰他敏 Galantamine）

（2）其他选择

辅酶 Q10（CO－Q10）

γ－氨基丁酸（GABA）

绿茶提取物（Green tea extract）

硫辛酸（Alpha Lipoic Acid）

深海鱼油（Omega－3,EPA and DHA）

褪黑色素（Melatonin）

长春西丁（Vinpocetin）

醉茄（印度人参）（Ashwagandha）

缬草提取物（Valerian Extract）

千层塔提取物（Huperzine A）

盐酸甜菜碱（Betaine hydrochloride）

银杏叶提取物（Ginkgo biloba）

牛磺酸（Taurine）

二甲氨基乙醇（简称 DMAE）

L－茶氨酸（L－theanine）

卵磷脂（Lecithin）

2. 帕金森病

（1）主要功能性营养素

辅酶 Q10（CO－Q10）

乙酰左旋肉碱（Acetyl－L－carnitine）

葡萄种子提取物（Grape Seed Extract，简称 OPC）

绿茶提取物（EGCG）

γ-氨基丁酸（GABA）

酪氨酸（Tyrosine）

维生素 B_6（Vitamin B_6, pyridoxine）

辅酶 NADH（Nicotinamide adenine dinucleotide）

（2）其他选择

深海鱼油（OMEGA-3，EPA and DHA）

磷脂酰丝氨酸（Phosphatidylserine）

乙酰左旋肉碱（Acetyl-L-carnitine）

褪黑色素（Melatonin）

维生素 C（Vitamin C）

维生素 E（Vitamin E）

长春西丁（Vinpocetin）

银杏叶提取物（Ginkgo biloba）

（三）肿瘤和癌症

1. 主要功能性营养素

肌醇-6-磷酸（IP6）

花椰菜提取物（DIM）

Beta-葡聚糖（Beta-1,3-D Glucan）

姜黄素（Curcumin）

γ-氨基丁酸（GABA）

前列康（Healthy Prostate）

抗癌灵（Graviola Extract）

乳安（Breast Health Formula）

叶下珠（Phyllanthus）

丁酸钠（Sodium Butyrate）

黄体酮软膏（女性用,Progesterone Cream）

硒（Selenium）

鲛鲨鱼油（Squalene）

白藜芦醇（Resveratrol）

鞣花酸（Ellagic acid）

褐藻素（Fucoidan）

丙酮醛（Methylglyoxal）

免疫机能传输因子（Transfer fctor）

兰信(氧化苦参碱, Oxymatrine)

甲基硒半胱氨酸（Se - methylselenocysteine）

茄红素(Lycopene)

维甲酸（Retinoic acids）

槲寄生（Viscum）

2. 其他选择

深海鱼油（OMEGA - 3，EPA/DHA）

绿茶提取物（EGCG）

水飞蓟提取物（Silibinin Plus）

葡萄种子提取物（OPC）

辅酶 Q10（CO - Q10）

褪黑色素(Melatonin)

槲黄素(Quercetin)

几丁聚糖(Chitosan)

L - 茶氨酸(L - theanine)

亚麻油酸（Conjugated Linoleic Acid,CLA）

维生素 A(Vitamins A)

维生素 D_3(Vitamin D_3)

维生素 C(Vitamin C)

维生素 E(Vitamin E)

石榴提取物(Pomegranate)

碱化水（Alkaline water）

沸石(Zeolite)

盐酸甜菜碱(Betaine hydrochloride)

加拿大护士茶(Essiac)

猴头菇（Hericium erinaceus）

木樨草素(Luteolin)

苦杏仁甙(Amygdalin)

山奈酚(Kaempferol)

（四）关节和骨骼

1. 主要功能性营养素

关节灵（Glucosamine/MSM）

荨麻提取物（Nettle Extract）

姜黄素（Curcumin）

深海鱼油（OMEGA - 3，EPA/DHA）

大豆类(异)黄酮（Soy Isoflavones）

维生素 D_3（Vitamin D_3）

珊瑚钙（Carol Calcium）

镁（Magnesium）

氨基胍(Aminoguanidine)

维生素 K_2（Vitamin K_2）

乳香提取物(Boswellic acid,5 - loxin)

S - 腺苷基蛋氨酸（S - adenosylmethionine，SAMe）

2. 其他选择

透明质酸(Haluronic acid、HA)

生姜提取物(Ginger extract)

骨胶原蛋白（Collagen）

（五）肥胖症和糖尿病

1. 主要功能性营养素

奇迹酶（MiracleZyme）

苦瓜皂苷（Bitter melon extract）

甲酸吡啶铬（Chromium Picolinate）

肉桂皮提取物（Cinnamon Bark Extract）

硫辛酸（Alpha Lipoic Acid）

绿茶提取物（EGCG）

几丁聚糖（Chitosan）

深海鱼油（OMEGA－3，EPA/DHA）

乙酰左旋肉碱（Acetyl－L－carnitine）

肌肽（L－carnosine）

N－乙酰半胱氨酸（N－acetylcysteine）

镁（Magnesium）

辅酶 Q10（CO－Q10）

非洲野杧果提取物（Irvingia ）

黄芪提取物（Astragalus membranaceus（Fisch.）Bge.）

花旗参提取物（Panax quinquefolium L.）

山药提取物（Wild Yam，Dioscorea opposite Thunb.）

枸杞子提取物（Wolfberry，Lycium barbarum ）

非洲野生杧果提取物（Irvingia gabonensis）

氨基胍（Aminoguanidine）

葡萄糖耐受因子（Glucose tolerance factor）

亚麻油酸（Conjugated Linoleic Acid,CLA）

2.其他选择

脱氢异雄固酮（DHEA）

水飞蓟提取物（Silibinin Plus）

槲黄素（Quercetin）

维生素 C（Vitamin C）

维生素 E（Vitamin E）

维生素 B_3（Vitamin B_3，烟酸 Niacin）

咖啡豆提取物（Coffee berry extract）

越橘（Bilberry extract）

纤维素（Fiber）

（六）肝脏健康

1. 主要功能性营养素

叶下珠（Phyllanthus）

水飞蓟提取物（Silibinin Plus）

橄榄叶提取物（Olive Leaf Extract）

花椰菜提取物（DIM）

葡萄种子提取物（Grape Seed Extract，简称 OPC）

姜黄素（Curcumin）

奇迹酶（MiracleZyme）

Beta – 葡聚糖（Beta – 1,3 – D Glucan）

磷脂酰胆碱（phosphatidylcholine）

兰信（氧化苦参碱，Oxymatrine）

卵磷脂（Lecithin）

蒲公英提取物（Dandelion）

S – 腺苷基蛋氨酸（S – adenosylmethionine ,SAMe）

2. 其他选择

白藜芦醇（Resveratrol）

绿茶提取物（EGCG）

N – 乙酰半胱氨酸（N – acetylcysteine，NAC）

槲黄素（Quercetin）

硫辛酸（Alpha Lipoic Acid）

咖啡豆提取物（Coffee berry extract）

（七）呼吸系统疾病

1. 主要功能性营养素

橄榄叶提取物（Olive Leaf Extract）

姜黄素（Curcumin）

奇迹酶（MiracleZyme）

葡萄种子提取物(Grape Seed Extract，简称 OPC)

辅酶 Q10（CO－Q10）

乙酰左旋肉碱（Acetyl－L－carnitine）

N－乙酰半胱氨酸(N－acetylcysteine，NAC)

2. 其他选择

深海鱼油（OMEGA－3 EPA/DHA）

菠萝蛋白酶（Bromelain）

维生素 A(Vitamin A)

维生素 C(Vitamin C)

维生素 E(Vitamin E)

(八)胆囊疾病

1. 主要功能性营养素

荨麻提取物（Nettle Extract）

白藜芦醇(Resveratrol)

奇迹酶（MiracleZyme）

维生素 K_2(Vitamin K_2)

橄榄叶提取物（Olive Leaf Extract）

Beta－葡聚糖(Beta－1,3－D Glucan)

叶下珠(Phyllanthus)

胆石消（Gallbladder support ）

菜蓟提取物（Artichoke leaf Extract）

胡椒碱(Piperine)

牛磺酸(Taurine)

2. 其他选择

绿茶提取物（EGCG）

槲黄素(Quercetin)

硫辛酸（Alpha Lipoic Acid）

深海鱼油（OMEGA－3，EPA/DHA）

（九）肠胃疾病

1. 主要功能性营养素

有益菌群（Probiotic）

几丁聚糖（Chitosan）

橄榄叶提取物（Olive Leaf Extract）

Beta – 葡聚糖（Beta – 1,3 – D Glucan）

丁酸钠（Sodium Butyrate）

鼠李糖（6 – Dexoxy – D – mannose）

姜黄素（Curcumin）

藜芦醇（Resveratrol）

鲛鲨鱼油（Squalene）

锌/肌肽（PepZinGI/L – carnosine）

车前草种壳纤维（Psyllium）

肠胃安（Digest RC）

2. 其他选择

L – 精氨酸（L – Arginine）

深海鱼油（OMEGA – 3，EPA/DHA）

复合 B 族维生素（Complex B Vitamins）

消化酶（Digestive enzymes）

低聚果糖（Fructooligsacchride，FOS）

蔓越橘（Cranberry）

谷氨酰胺（L – glutamine）

菜蓟提取物（Artichoke leaf Extract）

菠萝蛋白酶（Bromelain）

甘草提取物（Licorice Extract）

（十）慢性疼痛

1. 主要功能性营养素

疼痛消（Natural Pain Relief）

迷迭香提取物（Rosemary Extract）

荨麻提取物（Nettle Extract）

镁（Magnesium）

姜黄素（Curcumin）

奇迹酶（MiracleZyme）

辅酶 Q10（CO – Q10）

深海鱼油（OMEGA – 3，EPA/DHA）

γ – 次亚麻油酸（Gamma – linolenic acid，GLA）

辣椒素（Capsaicin）

dl 苯丙氨酸（DL – phenylalanine）

2. 其他选择

褪黑色素（Melatonin）

葡萄种子提取物（Grape Seed Extract，简称 OPC）

维生素 B_1（Thiamin）

维生素 B_2（Vitamin B_2，核黄素 Riboflavin）

维生素 B_3（Vitamin B_3，烟酸 Niacin）

维生素 B_6（Vitamin B_6，吡哆醇 pyridoxine）

维生素 B_{12}（Vitamin B_{12}，钴胺素 Cobalamin）

维生素 E（Vitamin E）

款冬提取物（Butterbur extract）

(十一) 女性健康

1. 主要功能性营养素

花椰菜提取物（DIM）

大豆类(异)黄酮（Soy Isoflavones）

黄体酮软膏（女性用）（Progesterone cream）

5 – 羟基色氨酸（5 – HTP）

乳安（Breast Health Formula）

水飞蓟提取物（肝肾宝）（Silibinin Plus）

葡萄种子提取物（Grape Seed Extract，简称 OPC）

橄榄叶提取物（Olive Leaf Extract）

珊瑚钙（Carol Calcium）

深海鱼油（OMEGA－3，EPA/DHA）

维生素 D_3（Vitamin D_3）

姜黄素（Curcumin）

镁（Magnesium）

甘草提取物（Licorice Extract）

S－腺苷基蛋氨酸（S－adenosylmethionine，SAMe）

2. 其他选择

褪黑色素（Melatonin）

辅酶 Q10（CO－Q10）

硒（Selenium）

复合 B 族维生素（Complex B Vitamins）

脱氢异雄固酮（DHEA）

奇迹酶（MiracleZyme）

维生素 A（Vitamin A）

维生素 C（Vitamin C）

γ－次亚麻油酸（Gamma－linolenic acid，GLA）

维生素 E（Vitamin E）

锌（Zinc）

(十二) 男性健康

1. 主要功能性营养素

橄榄叶提取物（Olive Leaf Extract）

葡萄种子提取物（Grape Seed Extract，简称 OPC）

前列康（Healthy Prostate）

花椰菜提取物（DIM）

乙酰左旋肉碱（Acetyl－L－carnitine）

奇迹酶（MiracleZyme）

白藜芦醇（Resveratrol）

脱氢异雄固酮软膏（DHEA Cream，男性用）

荨麻提取物（Nettle Extract）

乳香提取物（Boswellic acid，5 - loxin）

非洲刺李（Pygeum ark extract）

麦胚脂醇（Beta - sitosterol）

锯棕榈（美洲蒲葵）（Saw Palmetto Extract）

茄红素（Lycopene）

2. 其他选择

L - 精氨酸（L - arginine）

硒（Selenium）

槲黄素（Quercetin）

辅酶 Q10（CO - Q10）

甘草提取物（Licorice Extract）

葫芦巴提取物（Testofen）

银杏叶提取物（Ginkgo biloba）

维生素 A（Vitamin A）

维生素 C（Vitamin C）

维生素 E（Vitamin E）

白杨素（Chrysin）

锌（Zinc）

(十三) 五官、皮肤和头发健康

1. 主要功能性营养素

叶黄素/玉米黄素（Zeaxanthin and lutein）

辅酶 Q10（CO - Q10）

奇迹酶（MiracleZyme）

橄榄叶提取物（Olive Leaf Extract）

鲛鲨鱼油（Squalene）

氨基胍（Aminoguanidine）

口腔溃疡灵（Muconict）

抗牙周炎牙膏（Toothpaste）

款冬提取物（Butterbur extract，抗鼻过敏）

鼻过敏喷剂（Sinus Buster）

青春痘灵（Acnexus）

秃顶生发液（FolliCare，男性）

二甲氨基乙醇（简称 DMAE）

耳鸣耳聪消（Vinpocetine）

肌肽眼液（L－carnosine）

牛磺酸（Taurine）

2. 其他选择

维生素 D_3（Vitamin D_3）

复合 B 族维生素（Complex B Vitamins）

N－乙酰半胱氨酸（N－acetylcysteine）

乙酰左旋肉碱（Acetyl－L－carnitine）

褪黑色素（Melatonin）

维生素 A（Vitamin A）

维生素 C（Vitamin C）

维生素 E（Vitamin E）

(十四) 甲状腺疾病

1. 主要功能性营养素

甲抗消（ThyroSoothe）

甲减调（Thyroid Assist）

液态矿物质（Fulvic Acid/Minerals）

2. 其他选择

复合 B 族维生素（Complex B Vitamins）

褪黑色素（Melatonin）

维生素 D_3（Vitamin D_3）

维生素 A（Vitamin A）

维生素 C（Vitamin C）

维生素 E（Vitamin E）

（十五）免疫异常（过敏/哮喘/慢性炎症/肌痛综合征/慢性疲劳症/自身免疫疾病等）

主要功能性营养素

1. 姜黄素（Curcumin）

白藜芦醇（Resveratrol）

迷迭香提取物（Rosemary Extract）

荨麻提取物（Nettle Extract）

槲黄素（Quercetin）

花椰菜提取物（DIM）

绿茶提取物（EGCG）

N－乙酰半胱氨酸（N－acetylcysteine）

深海鱼油（OMEGA－3 EPA/DHA）

5－羟基色氨酸（5－HTP）

肌肽（L－carnosine）

脱氢异雄固酮（DHEA）

鲛鲨鱼油（Squalene）

乙酰左旋肉碱（Acetyl－L－carnitine）

有益菌群（Probiotic）

款冬提取物（Butterbur extract）

陈年大蒜提取物（S－烯基半胱氨丙酸，SAC）

γ－次亚麻油酸（Gamma－linolenic acid，GLA）

维甲酸（Retinoic acids）

L－茶氨酸（L－theanine）

积雪草总苷（Centella asiatica）

2. 其他选择

维生素 D₃（Vitamin D$_3$）

褪黑色素（Melatonin）

镁（Magnesium amino acid chelate）

硒（Selenium）

硫辛酸（Alpha Lipoic Acid）

辅酶 Q10（CO – Q10）

维生素 A（Vitamin A）

维生素 C（Vitamin C）

维生素 E（Vitamin E）

维生素 B$_{12}$（Vitamin B$_{12}$，钴胺素 Cobalamin）

锌（Zinc）

S – 腺苷基蛋氨酸（S – adenosylmethionine，SAMe）

低聚果糖（Fructooligsacchride，FOS）

（十六）伤风感冒

1. 主要功能性营养素

维生素 D$_3$（Vitamin D$_3$）

橄榄叶提取物（Olive Leaf Extract）

Beta – 葡聚糖（Beta – 1,3 – D Glucan）

姜黄素（Curcumin）

白藜芦醇（Resveratrol）

绿茶提取物（EGCG）

脱氢异雄固酮（DHEA）

黄芪提取物（Astragalus membranaceus）

大蒜素（Allicin）

2. 其他选择

迷迭香提取物（Rosemary Extract）

荨麻提取物（Nettle Extract）

硒(Selenium)

N－乙酰半胱氨酸(N－acetylcysteine，NAC)

锌(Zinc)

维生素 C(Vitamin C)

接骨木(Sambucus nigra)

乳铁蛋白(Lactoferrin)

蜂胶(Propolis)

(十七)泌尿系统疾病

1. 主要功能性营养素

有益菌群（Probiotic）

叶下珠(Phyllanthus)

复合 B 族维生素（Complex B Vitamins）

乙酰左旋肉碱（Acetyl－L－carnitine）

姜黄素（Curcumin）

葡萄种子提取物（OPC）

绿茶提取物（EGCG）

鼠李糖(D－Mannose)

蔓越橘（Cranberry）

2. 其他选择

镁(Magnesium)

荨麻提取物（Nettle Extract）

迷迭香提取物（Rosemary Extract）

牛磺酸(Taurine)

维生素 C(Vitamin C)

维生素 E(Vitamin E)

盐酸甜菜碱(Betaine hydrochloride)

(十八)忧郁焦虑失眠

1. 主要功能性营养素

γ - 氨基丁酸（GABA）

脱氢异雄固酮（DHEA）

复合 B 族维生素（Complex B Vitamins）

N - 乙酰半胱氨酸（N - acetylcysteine）

兰鱼多肽（Adapton）

缬草提取物（Valerian Extract）

dl 苯丙氨酸（DL - phenylalanine）

L - 茶氨酸（L - theanine）

醉茄(印度人参)（Ashwagandha）

S - 腺苷基蛋氨酸（S - adenosylmethionine，SAMe）

2. 其他选择

褪黑色素（Melatonin）

深海鱼油（OMEGA - 3 EPA/DHA）

肌酸（Creatine）

维生素 C（Vitamin C）

维生素 E（Vitamin E）

新世纪科学革命和中国养生文化的发展

一、新世纪的科学革命

（一）物理学的第三次革命

物理学是自然科学的基础学科,物理学的重要发现和进展,是自然科学发展的引擎。以牛顿力学为代表的经典物理学,完成了人类科学史上物理学的第一次革命。以爱因斯坦的相对论和普朗克、玻尔、薛定谔、海森堡、费米等一大批物理学家共同创立的量子力学,共同构成了物理学的第二次革命。近现代的应用科学和技术,其基本原理与机制都在量子物理学的框架中。

量子力学的基本原理包括量子态的概念、运动方程、理论概念和观测物理量之间的对应规则和物理原理等。在经典物理学理论中,对一个体系的测量不会改变它的状态,它只有一种变化,并按运动方程演进。因此,运动方程对决定体系状态的力学量可以做出确定的预言。但量子力学的预言和经典物理学运动方程(质点运动方程和波动方程)的预言在性质上是不同的。在量子力学中,体系的状态有两种变化,一种是体系的状态按运动方程演进,这是可逆的变化。另一种是测量改变体系状态的不可逆变化。因此,量子力学对决定状态的物理量不能给出确定的预言,只能给出物理量取值的概率。在这个意义上,经典物理学因果律在微观领域失效了。一般而言,量子力学并不对一次观测确定地预言一个单独的结果。它预言一组可能发生的不同结果,并告诉我们每个结果出现的概率。量子力学表明,微观物理实在既不是波也不是粒子,真正的实在是量子态。真实状态分解为隐态和显态,是由于测量所造成的。在这里只有显态才符合经典物理学实在的含义。微观体系的实在性还表现在它的不可分离性上。量子力学把研究对象及其所处的环境看作一个整体,它不允许把世界看成由彼此分离的、独立的部分组成的。

20 世纪 70 年代以来,关于量子纠缠的实验表明,远距离感应事件存在着量子态的隐形传输。这与狭义相对论关于光速不可超越的观点相矛盾。有些物理学家和哲学家为了解释这种现象,提出在量子世界存在一种全局因果性或整体因果性。这一量子力学的世纪难题,只有在更微观的层面上才能够解决。

中国物理学家、发明家沈存正先生在 20 年前就提出了超越相对论和量子力学的"等微子理论"。他将宇宙大爆炸产生的原始物质(或原始能量)命名为"等微子"。西方科学界提出的"上帝粒子",与"等微子"有异曲同工之妙。在 2002 年出版的著作《三联数字与宇宙大统一》中,他从伏羲八卦暗藏的信息和《周易》出发,创立了一种新的计算方法——"三联数字法"。"三联数位"所构成的数学模型,在物理学、化学、生物学、信息学等领域,均具有巨大的应用价值。通过对光速、引力子、玻色子、胶子的传递力速度的计算,他推导出普朗克力是万有引力、电磁力、强力、弱力的统一力,由等微子传递,并计算出等微子之质量和传递力的速度(超光速)。

爱因斯坦于 1905 年在狭义相对论中,提出了 $E = mc^2$ 这一质能公式。这是静态宇宙的物理量和质能关系。沈存正先生于 20 世纪 90 年代提出了一个动态宇宙下的质能关系公式:$E = mc^2 = mc^2 f_3 tk$,mc^2 为静态宇宙中物体 M 的能量;动态宇宙中,在空间常数 f_3 和时间常数 t 的条件下,在等微子传递的第一推动力 K(普朗克常数倒数 $\frac{1}{h}$)的作用下,物体 M 的能量变成了 $c^2 mf_3 tk$。两个常数的推算值:

f_3,空间不规则常数:8.4036×10^{-129} 米;

t,时间虚实常数:2.52108×10^{-73} 米/秒;

式中 m 为宇宙总质量,推算:2.0425×10^{148} kg;

$K = \frac{1}{h} = 1.5 \times 10^{33}$ 米/秒,是宇宙大爆炸时由等微子传递的第一推动力。将上述数值带入动态宇宙表达式,得到:$m_0 f_4 = 5.698463481452 \times 10^{-73}$ 米。这就是宇宙大爆炸之前的奇点空间尺度。在奇点 $m_0 f_4$ 处,时间、空间、质量实际上为 0。这一奇点所积聚的能量,却在酝酿着一次新的宇宙大爆炸。宇宙从大爆炸到最大尺度的时间,推算为 4.53×10^{66} 年,随后开始收缩。再经过同样的时间尺度,而收缩到爆炸前的奇点。

2013 年 3 月,欧洲核子研究组织宣布的希格斯玻色子,并不是真正意义上的"上帝粒子"。等微子才是我们期待的"宇宙之砖"。等微子就是宇宙大爆炸产生的暗能量;等微子演化出了动态的宇宙,宇宙沉浸在等微子的海洋中。

沈存正先生于 1997 年第 4 期《世界科学技术》发表了题为《等微子的发现及其应用》,文中命名单个(正负)等微子为:dn; - dn。通过对等微子现象的观察分析,沈存正提出等微子有如下的物理特征:

1. 等微子分正等微子和负等微子,即为 dn, - dn。

2. 等微子如果含有质量的话,那么等微子的质量比中微子的质量还要轻。

3. 凡是有能量运动的任何物体,都会有等微子辐射。

4. 等微子的速度很快,可能是超光速的。

5. 由于等微子可能以超光速运动,因而任何物体都无法屏蔽,都不会对其产生反射。

6. 等微子在不论任何密度的物体中运动会被减速,减速至接近光速 c 时,等微子由于减速效应衰变为电子和反电子。

7. 在有强大的等微子流辐射场内,dn 和 - dn 在临界区。由于空气对其产生减速,会出现 dn 和 - dn 的衰变湮灭而转化为一个准光子。因为它们可能有某种原因不同于电子 e 和反电子 - e 湮灭所转化的光子 v,所以称为准光子 v 以表示区别。这种 dn 和 - dn 的衰变湮灭,可能就是大地震前的地光现象之原因。

8. 等微子可能形成多种等微子团,以对应于地球人类生命体的经络系统和其他动植物生命体,这是地球生物适应环境的结果。人体等微子辐射的变化,几乎与宇宙空间完全同步。宇宙空间量上升,人体量也上升;宇宙空间量下降,人体量也下降,始终保持同步水平。因此,地震之前有许多动物出现异常反应,可能是地震能量源辐射的等微子与其他同步所造成的一种生理生态失衡现象。

9. 等微子的微观物理特征以及其产生的物理机制,还有待于物理学的发展,找到方法深入等微子微观世界加以探测。

10. 等微子可能以其特殊的物理特性,作为信息载体传递生命和非生命物体以及宇宙演化的全息信息。

沈存正先生的实验结果(利用等微子感应器产生电流),证实了等微子的存在及其粒子性质。他还计算出等微子的速度是普朗克常数的倒数:1.5×10^{33} 米/秒。根据实验结果,沈存正先生对等微子的粒子性作了上述权威性论述。等微子为量子力学的前沿课题——量子纠缠找到了答案。

除了理论上的建树,他还运用这一理论,成功地将等微子收集起来,并转化成可以储存的电能。沈存正先生的理论和发明,实现了物理学的第三次革命,完成了迄今为止人类社会最伟大的新能源研究。取之不尽、用之不竭的宇宙新能源——暗能量,将拯救人类和人类赖以生存的地球环境。沈存正先生和他的发明创造,是中华民族的骄傲。

(二)人类学和生命科学革命

宇宙天文学和考古学的进展,发现了地球上曾经有过多次人类文明。现今的人类文明,仅仅是发生在 12000 年前、肆虐地球 4000 年的大洪水以后重新发展起来的文明。在此以前,地球上有过多次辉煌的人类文明。

星际人类学提出,地球人类是太阳系人类发展演化的一个阶段。在人类起源的问题上,这一理论突破了长期以来神创论和进化论之间的对立。地外文明的介入和地球生物的进化,是地球人类起源的更合理解释。长期对立的神创论和进化论,携手孕育出他们的硕果——人类起源的自然主义理论。对地外文明的探索,让人类大开眼界:太阳系人类文明、地球的人类文明,决非宇宙中唯一的智慧文明。

量子生物学的进展,极大地开拓了生命科学的视野:人类生命体是物质、能量和信息的三位一体。从物质、能量、信息三方面研究、探索生命活动的规律,不仅为人类健康与医学的发展开拓了道路,而且突破了认识生命本质的科学与学术禁区。人类生命活动的规律在物质层面上表现为"以神经系统为主导的生物化学调控机制";在能量层面上表现为"以人体能量场为背景的能量波标靶同频共振机制",在信息层面上表现为"以意识调控为核心的信息调控机制"。三方面的综合,为建立"人体自稳定调控系统的生物控制论"奠定了基础。

对潜意识及其量子生物学背景的研究,正在打开生命科学禁区的大门。隐藏在人体内部的能量信息结构和特殊的精神活动,与俗称的人体"灵魂"有无关系?古中医学所传承的"藏象学说"及其所论及的魂、魄、神、志、意藏于五个脏器,与

"灵魂学"有无联系？21世纪生命科学的突破性进展,不仅会对人类健康做出重大贡献,而且引领着地球人类的新纪元——走向宇宙。

(三) 医学变革

1. 西医创新

世界范围内,人类社会的疾病谱已经发生了改变。半个多世纪以来,非传染性慢性疾病正在酿成全球性的健康危机和医疗危机。世界卫生组织于2009年10月报告,目前全球每年有6000万人死亡,其中近65%以上的死于慢性疾病。早在1996年11月,世界卫生组织就明确指出:"目前医疗的发展是在全世界制造供不起和不公正的医学","现在许多国家已经到了可供性边缘。"慢性疾病对世界经济正在产生重大负面影响。它正在和即将给中国与全人类社会带来的危害,会远远超过人们现在的估计。

生命科学与生物医学的研究和临床实践,开辟着健康医疗领域的新战场。在分子、细胞水平上,不同慢性疾病得以产生的机理被生物医学研究渐次揭示。各种天然化合物逆转慢性疾病的机制,被生命科学探险勇士们逐一发现。西医的临床实践缓慢地挣脱着治标不治本的桎梏。长期以来,西医无理论的尴尬处境,被充满活力的自然医学理论逐步改变。大量的西医医师,从常规西医走向西医学的前沿领域——自然医学,包括抗衰老医学、自然疗法医学、功能医学、能量医学、心理生理医学等流派。各种自然医学术语,通过媒体不断冲击、震撼着我们的感官和思维。葡萄籽提取物、深海鱼油、辅酶Q10、水飞蓟种子提取物、橄榄叶提取物、蚕丝蛋白消解酶等天然化合物能够抗氧化、杀抑病原物、控制慢性炎症、逆转慢性疾病。此类话题在民间不胫而走。

创新,是人类社会发展的原动力,也是一个国家、一个民族的生命力之所在。医学创新,则是21世纪人类社会战胜非传染性慢性疾病的希望。面对愈演愈烈的慢性疾病所带来的健康危机,自然医学运用五大康复系统逆转多种慢性疾病。在西医的发源地——欧美诸国,自然医学的理论以其科学性和前沿性,自然康复临床实践以其有效性,打破了一个个"需要终生服药"的神话。对应于自然医学的五大流派,自然医学建立起五大康复系统,包括营养调节、激素调节、能量调节、运动调节和精神—神经系统调节。就像西医和中医有一套用药系统一样,自然医学也建立了逆转各种慢性疾病的独特的功能性营养素系统。

坚冰正在融化，航道即将廓清。自然医学之舟备足了马力，开始了她的破冰之旅。在自然医学的促进下，全球性医疗模式的改变，不仅为逆转各种慢性疾病做出贡献，也推动着人类生活方式的转变。

2. 中医振兴

在东方古老而又神秘的中国，另有一条走出健康危机之路：中华古中医学。以《黄帝内经》为代表的中华古中医学经典著作，向后代子孙们传递的，是中华民族祖先创立的经络—藏象医学。经络—藏象医学揭示、记载、描述的是人体内部的经络能量和藏象能量的本质与能量代谢的规律性。这些规律包括经络—藏象的结构和其中运行的能量之性质、人体内部能量结构与宇宙天体和日月星辰之间的能量关系、经络能量和藏象能量的类型及相互关系、经络能量和藏象能量与人类解剖形体之间的关系，等等。经络和经络能量问题，就已经让西方医学界困惑不已。藏象和藏象能量，对于现代西方科学与医学更是一个难解之谜。

古中医学的理论包括运气学说、阴阳学说、五行学说、经络学说、藏象学说、卫气营血学说等。人体内的经络—藏象系统，是独立于人类解剖形体的一个能量系统。这个能量系统负阴抱阳，上接五运、下通六气，外置营卫、内含五行。这个能量系统接受宇宙能量，也吸收转化饮食营养中的能量，并以特定的方式储存能量。这个能量系统由两个子系统构成：经络系统和藏象系统。人体的解剖生理系统与这个能量系统互为表里、相辅相成，共同构成人类的生命体。人体内的经络—藏象系统，包藏了古中医学的秘密，不啻是茫茫宇宙中的一朵奇葩。

中医学自古代起就包含着二重性：能量医学特征和化学医学特征。《黄帝内经》中大量篇幅讲的是针灸及其理论基础，仅记载了十余个中药方剂。《黄帝内经》中提到的更早期的医学著作如《九针》《针经》等，均与针灸、经络相关。汉代马王堆出土的医书也是以针灸为主、方剂为辅。托名炎帝的《神农本草》传承了先人用草药治病的道统。至东汉时代，张仲景著成代表中国古代医学最高成就的经典《伤寒杂病论》，体现了用方剂治病为主的古中医学的普及发展趋势。但是，古代即便重用方剂治病，其原理仍然是"疾病分经和药物归经"。虽然有"疾病分经和药物归经"的原理原则，方剂治病依然包含了能量治病和化学治病两方面的结合。每一种草药都含有上万种天然化合物成分。以君臣佐使配伍的方剂，如果能量配伍正确、化学配伍也正确,可以谓之上药;如果能量配伍正确、化学配伍不正确但无害,可以谓之中药;如果能量配伍不正确、化学配伍正确,可以谓之下药。如果能量和化学配伍都不正确,可以谓之毒药。中医方剂里的草药治病二重性已经为现代中医学偏离古中医学的核心——能量医学埋藏了伏笔。

现代中医学界有一部分人以"中医现代化、科学化"为己任,利用生物化学、分子生物学等现代生物科技手段研究中药的有效成分及其治疗疾病的机制。这些研究成果已经融合在世界分子医学的信息宝库中,成为自然医学的一个组成部分。强调以草药中的化学成分治病的现代中药学,治疗的对象是人类的形体——细胞、组织、器官等,其归属必然是化学医学。虽然以植物中的化学成分治病由来已久,但在深受西方合成化学药品影响的近现代,"中医现代化科学化"的浪潮,已将现代中医学推到了偏离古中医学的极致高峰。古中医药方剂治病的'疾病分经和药物归经'原理与临床实践,不可能用现代的化学治病来替代。以调节经络—藏象能量来治病,是古中医学的核心与精华。中医药化学化的结果,必然是废医存药,使中医走向灭亡。

中医治病的总原则是:调节经络气机升降,实现人体内部的阴平阳秘(阴阳平衡)。如果人体经络的电压小于1000毫伏、左右两侧同名经络的电压压差大于70毫伏,生物电流运行则不畅,表现为气机升降受阻。因此,恢复和提升人体自愈能力之关键,在于维系经络能量运行畅通。不管是针灸和方剂,还是使用人体经络升压导平仪器,其目的都是恢复和提升经络能量运行畅通。为了恢复和提升经络能量运行之畅通,针灸之法是局部驱散某些穴位处的密集电子群。人体经络升压导平仪之法是在经络整体水平上提高经络电压、平衡左右电压压差,驱散经络上沿线穴位处的密集电子群。

方剂之法是草药中的化学成分起作用,还是草药中的能量起作用。两者之中,谁在起着主导作用? 现代量子医学的兴起,为我们理解、探讨古中医学的能量医学本质,打开了新思路。量子医学发现:(1)人体任何一个组织和器官都发放一定频谱的电磁波。(2)外源的食物、仪器、药物发放的电磁波频谱,如果与人体某个组织、器官的电磁波频谱一致,就能够通过电磁波标靶共振机制,修复人体组织、器官的功能。

甘肃天水沈存正教授发现:(1) 健康人体的每条经络之电压值在 1000~1620

毫伏。经络能量(以电压为功能电位)低于1000毫伏,相关脏器的电压和功能就出现问题。成年人左右两边的同名经络电压压差大于70毫伏,就出现不对称偏差。(2)人体经络上运行的是生物电流。等微子通过经络上分布的穴位进入人体并形成电子,是经络电流的主要来源。

根据现代量子医学和甘肃天水沈存正教授的发现,我们做出如下推论:(1)人体经络释放特定的电磁波频谱。(2)外源的食物、草药发放的电磁波频谱,如果与人体经络发放的电磁波频谱一致,就能够通过电磁波标靶共振机制,修复人体经络的功能——驱散经络上的障碍(多个穴位处的密集电子群),恢复和提升经络能量运行之畅通。(3)中药方剂的君臣佐使配伍,配的是草药中的能量——电磁波频谱。与之产生共振的对象包括人体组织和经络。(4)中医的食疗食补原理,应用的也是食物中的能量——电磁波频谱。中国饮食文化常用"菜肴"二字,意指食物中含有生物能量,亦即电磁波频谱。(5)中药方剂治病,起主导作用的是草药中的能量。

对经络实质的现代理解,有助于深化认识古中医学的能量特征:(1)对经络实质的理解源于中医的气血理论。人体内血管中运行的血液带有微电流,由此产生了血管外的微电磁场。动脉血管、静脉血管、神经丛和淋巴管道,均有类似的微电磁场伴随,且沿管状分布。各种微电磁场效应的综合便形成了经络;大者为经脉,小者为络脉。穴位则是经脉与络脉的交接点。因此,伴随血管等微电流通道的管状微电磁场就是人体经络的本质。(2)经络一旦形成,就具有其相对独立性。经络是在量子水平上的能量载体(电磁场),又是能量(生物电流)本身。经络的功能电位是电压(毫伏)。经络中运行的生物电流就是中医的"气"。气由血生,但气并不在血管中运行。气调节血的生成,但血并不在气运行的通道(经络)上运行。与血管中的微电流相比,经络中的生物电流被放大了。血和气二者相对独立,又相互依存、相互作用。现代解剖术无法找到管状微电磁场的经络,道医的内证高手在气功状态下却能够辨认出经络通道,而且经络运行的通道与血管常有重叠。这就是中医古籍中始终将气血作为同时存在的一个实体来记述的原因。(3)作为能量载体的经络,发放特定频谱的电磁波是其本质特性之一。由于形成十二条经络的微电磁场效应的差异,人体十二条经络发放的特定电磁波频谱,也因此而有异。

能量医学是古中医学的本质特性。充分认识、理解和运用中医学的这一本质特征,才能做到科学养生,为中华民族和全人类的健康服务。西医创新、中医振兴,是 21 世纪医学变革的两方面。面对慢性疾病带来的健康危机和医疗危机,唯有创新医学,才能够走出危机。

（四）哲学革命

近代欧洲的哲学大师和思想巨匠们,如莱布尼茨、康得、费尔巴哈、黑格尔等对中国近代哲学的走向有过重要影响。马克思、恩格斯、列宁、普列汉诺夫等思想家们,更是对中国近现代哲学界、思想界和社会变革起过关键性的作用。毛泽东将中国古代的哲学传承和欧洲哲学的精华糅合在一起。毛泽东用辩证唯物主义和历史唯物主义的哲学思想体系,影响了近现代几十年中国社会的政治思潮、管理体制、军事理论、经济体系、文化走向和民族意识。

从莱布尼茨到黑格尔,哲学缓慢地挣脱了柏拉图时代为哲学编织的象牙宝塔。莱布尼茨从古老的中国《易经》中获得灵感,创建了“零,一”二进制数字学,为计算机语言的发展奠定了基础。这灵感的核心,正是哲学方法论中的“二分法”。黑格尔的《逻辑学》等著作,构建了宏大的德意志思想体系。他用神本主义向机械唯物论挑战。毋宁说黑格尔当时在向德意志帝国王朝表示效忠,倒不如说他无意中向人类警示:唯有“三分法”的认识论和方法论,才能引导我们走向未来。黑格尔的智慧,不在于他对“二分法”的精辟论述,而在于他打开了“三分法”的大门。辩证法的“否定之否定”规律就是从“二分法”进入“三分法”的大门。遗憾的是,他仅仅认识到“三分法”,但没有发现“二分法”与“三分法”的连接点,也没有真正建立“三分法”的内容体系。

从马克思到毛泽东,兼具哲学家和革命家双重身份的他们,将哲学的“二分法”发挥到了极致。马克思的《资本论》等著作、毛泽东的《矛盾论》等著作,用“二分法”的辩证思维分析、阐述、揭示人类社会的历史、政治、经济、战争等领域的规律,并用以指导实践。从莱布尼茨到黑格尔,到马克思,再到毛泽东,他们一脉相承的辩证法是“二分法”。中国传统经典《易经》《道德经》中包含的辩证法既有“二分法”,也有“三分法”。遗憾的是,自莱布尼茨以来中外的哲人们鲜有领悟到“三分法”的重要性。

伏羲画八卦,文王将八卦演绎成为六十四卦。纯阴纯阳为二,其余一切变化皆由二生。邵雍在《皇极经世》中断言:"易有真数,三而矣。"老子在《道德经》中讲: "道生一,一生二,二生三,三生万物。万物负阴抱阳,充气以为和。"

哲学领域的变革见之于本体论和方法论/认识论。本体论方面革新的动力主要来源于自然科学的发展和成果。方法论/认识论方面的变革,主要受到社会科学创新的影响。

人的意识是人脑的产物。因此,物质是第一性的,意识、思维、精神是人脑的产物,是第二性的。唯物和唯心,曾经泾渭分明。但是,现代科学的发展,尤其是量子物理学、量子化学和量子生物学的发现和发展,使得非黑即白的哲学界限变得模糊了。光的波粒二重性被发现、量子力学的量子运动测不准原理被证实、人类意识的量子本质被确立,这一切引发了关于哲学本体论的革命性辩论。在量子生物学的研究领域里,人的意识、思维、精神,是物质的一种运动方式。物质与反物质,物质与暗物质,物质与能量,实体与虚空,在量子物理学的天地里,相互依存、相互转化。不管是与神创论息息相关的客观唯心主义,还是"我思故我在"式的主观唯心主义,在现代量子物理学和量子生物学的殿堂里,都重新找到了属于他们的栖息地。

哲学的认识论和方法论领域,也发生着与本体论领域一样的变革。在被哲学家们长久遗忘的角落里,"三分法"拂去了身上千年的尘土,展示出他的睿智和辉煌。大千世界,色即是空,空即是色。肯定即是否定,否定即是肯定。一切皆变,一切皆流。"道可道,非常道。名可名,非常名。"以对立统一规律为核心的二分法在人类社会变革实践之检验下,表现出其局限性。对立统一双方互换位置,只是形态内的博弈。其冲突、碰撞必须衍生出"三"来,才能够进入"新形态"。

事物发展的"全程"由一系列完整而相对独立的"阶段"构成。每一个阶段既是上一个阶段发展的果,也是下一个阶段得以出现的因。每一个完整的阶段都由承上性矛盾和启下性矛盾组成。承上性矛盾和启下性矛盾之间的博弈,决定了该阶段整体性质的规定性。承上性矛盾双方在对抗、演变过程中,衍生出启下性矛盾。启下性矛盾内部双方的对立和同一,决定了该阶段的前景。这就是二生三、三生万物之道。三是一,一又分成二,二再次生三。在下一个新阶段中,又会有承上性矛盾和启下性矛盾之间的博弈。每个阶段都经由肯定、否定、否定之否定三个环节构成不封闭的圆圈。前一个不封闭圆圈的终点,又是下一个不封闭圆圈的起点。

"二分法"的尽头就是"三分法"。宇宙演化史、科学发展史、人类社会发展史、人类思想史,毫无例外地演绎着"三分法"的辩证过程。历史是过程,是由无数个不封闭的圆圈(阶段)首尾相继而成的螺旋形上升曲线。历史是扬弃,是扬弃中的更新,是肯定中的否定、否定中的肯定、否定中的否定。历史是批判,是发展的批判、批判的发展。唯有批判的发展才是科学的发展。

一个民族若没有传承和创新,缺少哲学的高瞻远瞩,是不会有前途的。中华民族的祖先在《易经》《道德经》等著作中留给后世的哲学宝藏,将帮助我们在险境中求生、竞争中求胜、逆势中反败为胜。包含"二分法"和"三分法"的哲学思辨,将指导中华民族用大智慧走出困境、创建未来。

二、科学养生,促进医疗模式的转变

(一)中医养生的实质

当下的中国,"养生"的呼声沸沸扬扬,"科学养生"的口号不绝于耳。但是,什么是中医养生的实质? 如果只是将中医养生理解成"化学养生";如果仅仅满足于足疗、指压、按摩、火罐等养生技能;如果众多的养生手段不能恢复和提升人体的自愈能力;如果我们不能揭开古中医学的神秘面纱,还其经络—藏象能量医学的真面目,"中医养生"就会像曾在中华大地上出现的"鸡血疗法""绿豆治百病"等闹剧一样昙花一现,成为历史的笑柄。

甘肃天水的沈存正教授发明的"人体经络能量诊断仪",能够确诊患者体内 12 道经络的生物电电压。健康人体的每条经络之电压值在 1000~1620 毫伏,同时左右两边同名经络的电压压差不应超过 70 毫伏。人体的各种器官都存在着一定量的电压。经络电压对脏器的电压起着维护作用。每道经络的绝对电压量和左右经络电压压差值,反映了人体内部能量代谢状况。沈存正教授发明的仪器"人体经络升压导平仪",能够将人体经络的电压调节和恢复至正常值,同时实现左右同名经络电压平衡。经络电压是支撑和调节器官电压的保证。经络能量的左右平衡、经络电压与器官电压的平衡,能量代谢与营养、激素等代谢之间的平衡,是人体健康的保障。沈存正教授在临床研究中发现:经络能量严重缺失或失衡的患者,如果不调节恢复其体内经络电压,多数会因器官电压(能量)不足而导致器官衰竭死亡。这一发现和发明是古中医学经络能量学说的现代应用。用经络能量(电压)诊断与治疗疾病,是中医学的一大进展。

只要抓住中医养生的本质,运用有效手段恢复和提升人体的自愈能力,就能够逆转慢性疾病。而这一切,需要中医学回归到以《黄帝内经》为代表的中华古中医学,也就是回归以经络—藏象能量医学为主体的原生态中医学。恢复和提升人体自愈能力之关键,在于维系经络能量运行畅通。不管是针灸或方剂,还是人体经络升压导平,其目的都是恢复和提升经络能量运行畅通。这就是中医养生的实质。

(二)量子生物学和能量医学

人类生活的地球,处在太阳系、银河系和宇宙之中。宇宙的基础能量是 $2.7 \sim 2.9$ K(K 是引力常数,表征黑洞视界的物质逃逸速度)。人类生命体的基础能量是一个恒定常数,约为 310 K。地球的基础能量为 300 K 左右。人类在宇宙中能够生存,端赖于地球 300 K 的基础能量场。这是人类生命体获得能量的第一个途径。人类生命体获得能量的第二个途径,是通过食物、空气、水。经过人体内部的生物化学过程,食物中的低熵转化为人体内的高熵。但是,人类生命体还有第三个获取能量的途径:从宇宙空间中获取能量。这第三个途径,其实就是中医的"天人合一、天人感应",也是中国道医的修炼途径。

人类生命体获得能量的第一个途径——地球 300 K 的基础能量场,决定着人类生命体获得能量的第二个途径。因为,没有地球的基础能量场,就没有地球的生物圈;没有生物圈,就没有人类赖以生存的食物、水和空气。同时,地球的磁极和磁场又决定着人体的生物电磁场。因此,我们可以视第一个途径是第二个途径的必要条件。人体第三个获取能量的途径,则是第二个途径的充分条件。人体十二条经脉都具有一定的电压。这种经络电压构建,形成了人体组织、器官的电压。人体组织、器官的正常电压,是其正常功能的前提。没有细胞、组织、器官的正常功能,食物中营养成分的消化、吸收和能量的转化,便没有可能。

人体的生命过程是一个能量获取和能量耗散的过程。从食物中无序的低能量,转化为人体内部的有序的高能量;又从有序的高能量自然耗散。这一过程遵循热力学第二定律的熵过程。生命个体从出生到死亡的历程,就是维系生命体 310 K 基础能量的过程。死亡意味着熵寂。人体能量获取和能量耗散的过程,构成了人体能量代谢的自平衡机制。

　　人体是大量细胞的集合体,构成细胞最基本单元的是原子。原子的原子核和核外电子在一刻不停地高速运动和变化之中。这一物质的基本特性,决定了构成人体的细胞、组织和器官不断发射、释放电磁波。人体热能变化的自然耗散过程,与人体的细胞、组织和器官释放电磁波的基本特性也是密不可分的。

　　构成人体的不同组织和器官所释放的电磁波(太赫兹波、红外线、远红外线等)具有特定的频谱。特定的电磁波频谱代表着不同组织和器官的生命状态。当原子核外电子的自旋和轨道发生变化时,原子对外发出的电磁波就会发出变化。人体在健康、亚健康和疾病不同状态下,所发射的电磁波信号是不同的。量子医学认为:人体生病的最终极原因是原子核外电子的自旋和轨道发生变化,继而引起原子的变化,再引起生物小分子和生物大分子的变化。这些变化最终引起细胞、组织和器官的变化。这些生理生化变化是以生物电磁波频谱的变化为能量特征的。作为一个整体,人体所有组织、器官的电磁波发射、释放之综合效应,便形成人体的生物电磁场—量子能量场。

　　现代能量医学研究的惊人发现是:人体体外的仪器、体表的敷料、浸泡植物(部分或全部)的液体或摄取的食物、药物中,如果存在可以与人体内的某个组织、器官发放的电磁波频谱相同的电磁波,便会出现同频共振效应。就像收音机、电视机通过调谐能够收到某个波段、频道的节目内容一样,通过同频共振效应,人体内部特定组织、器官的功能能够因此而得到调整。

　　人类从食物中获取的,不仅是构成人体所需要的构成性营养成分,也不仅是食物营养成分所包含、经生物化学过程释放、提供的能量(ATP 途径),而且还得到了食物所携带的、能够与人体某些组织、器官产生同频共振效应的能量(特定电磁波频谱)。地球上许多民族都有根深蒂固、经久不衰的食疗、食补传统,其原因之一应该归于食疗、食补所包含的电磁波频谱能量对健康的有效性。

　　大自然给予人类的各种食物,原来还有这样一种作用:食物携带的电磁波能量与人体组织、器官的电磁波能够产生同频共振效应。人体自主性地利用这一同频共振效应的能力,构成了人体电磁波能量自修复机制。欧美能量医学界在电磁波同频共振效应的原理指导下,已经研究、开发了许多食疗配方。这些食疗配方对于逆转多种慢性疾病的效果,整体上远远超过了以往的经验或实验化学配方。

　　现代西方能量医学食疗配方中不同食物成分的组合,是通过仪器检测鉴定各别成分的电磁波频谱,继而组合几种不同的食物而成。确定食疗配方中需要含有哪些电磁波频谱,则是根据人体特定组织、器官的电磁波频谱。人体特定组织、器官的电磁波频谱,已经是欧美能量医学研究的公开成果。当然,配制出精准的能量食疗配方,需要反复调制、探索和研究,也需要根据人体的健康状况建立个体化方案。

(3)古中医学——东方的能量医学

张仲景的名著《伤寒杂病论》开创方剂治病之大成。他在 2000 年前开出的方剂组方,至今仍被奉为圭臬。已故中医奇才李阳波先生生前破译医圣张仲景的方剂密码,创建了"时相医学——四图方剂学"。他指出:中医是一种时相医学,中医开方子是开"时间"。李阳波先生的弟子们称李阳波是 2000 年来唯一读懂《伤寒杂病论》的后世中医。这一评价并非过分。他的英年早逝是中医界的重大损失。

《黄帝内经》中的运气学说是中医的核心理论。自古以来众多的中医大家穷尽毕生精力研究运气学说。李阳波是其中的一位。但他的特点是鲜明的实践性和创新精神。他研究《黄帝内经》中的运气学说,发现张仲景开方剂的根据,基于"五运六气学说"的原理——阴阳术数构系。他对《伤寒论》中 112 个方剂做出药与病的图像表达,建立了命图、时图、病图和药图的"时相医学——四图方剂学"。《黄帝内经》曰:"天地阴阳者,不以数推以象之谓也。"岐伯将奇门、六壬、太乙风角、九宫诸式合治为一,成运气学说。张仲景将运气学说融入六经辩证。阴阳术数中的"数",非现代数学之"数",而是像之数。像者,象征也。李阳波在建立"时相医学——四图方剂学"过程中,还深悟了"一个守恒量与一个相位因子密切相关"的现代科学理论。李阳波为东西南北中五个方位画五个圆圈为图像,与气温、气热、气凉、气寒、气平相对应。五味中的酸、苦、辛、咸和甘,也与东西南北中五个方位图像对应。草药的性能与酸、苦、辛、咸和甘五味对应。东西南北中又与肝、肺、心、肾、脾胃相对应。阴阳之数,仅三阴三阳。人体的五脏、草药的五味均有方位属性。五个方位则具有能量属性。六经辩证遵循药症对称原理。这就是李阳波建立"时相医学——四图方剂学"的基础。

李阳波引用《黄帝内经》的论述,作为他"时相医学——四图方剂学"的依据。《黄帝内经·素问·天元记大论》曰:"夫五运阴阳者,天地之道也,万物之纲纪,变化之父母,生杀之本始,神明之府也,可不通乎! 故物生谓之化,物极谓之变,阴阳不测谓之神,神用无方谓之圣。夫变化之为用也,在天为玄,在人为道,在地为化,化生五味,道生智,玄生神。神在天为风,在地为木;在天为热,在地为火;在天为湿,在地为土;在天为燥,在地为金;在天为寒,在地为水"。《黄帝内经·素问·阴阳应象大论》曰:"神在天为风,在地为木,在体为筋,在气为柔,在藏为肝,……"以上文字揭示人体与宇宙间的沟通,人体内部气血之运行,都是通过"神"来贯穿的。人体的"神"与宇宙之"神"发生联系,才有生命之机。

对《黄帝内经》运气理论和对《伤寒论》的钻研与理解,李阳波可谓呕心沥血、大彻大悟。可是,他的创新虽然破译了《伤寒论》的方剂密码。但他依然留下了未解之谜。什么是《黄帝内经》所述之"神"?人体的"神"与宇宙之"神"发生联系是何含义?带着这些疑问,让我们进一步了解李阳波的学术思想。

日月星辰、宇宙天体对人体的健康有着人类无法躲避和摆脱的影响。这些影响来自五运六气。五运包括"木、火、土、金、水"五种能量状态和二十八宿星系团的五条能量传递通道。前者是小五运,后者是大五运。地球生物圈内空气、水分、温度在多种天体环境和气候因素的综合作用下,对人体产生影响。其特征性表述,谓之六气,包括"风、寒、暑、湿、燥、热"。这些影响集中表现在对三阴三阳经络的作用上。这种来自外界的影响,并非杂乱无章,而是有规律的。五运六气学说运用了"天干"和"地支"的纪年表述方法。天干和地支的组合,60 年一个周期。在外界能量环境的影响、控制下,人类的生命体从外界获得能量。能量载体是经络和藏象,能量吸收、运输、分布的规律是子午流注;能量的流变规律是阴平阳秘(阴阳平衡)。

由于五大行星运行周期和相对位置的变化等因素,五运和六气对人体经络的作用也不是恒定的。特别是如果五运六气不正常(太过和不及),就会影响经络——藏象能量状态的变化,并影响相关脏器功能。与前述东西南北中五个方位之图像相呼应,李阳波还构建了"五行脏腑气立神机统一图",解释外部环境(五运六气)通过人体经络影响人体脏腑的途径。"气立"指人体与外界关系的规律,"神机"是人体内部的生命活动规律,以及内部之"神"与外部之"神"的关系。"气立"与"神机"相辅相成。在外界能量作用下,经络能量的变化影响着相关脏器的功能。这一个图揭示了古中医的"病机学说"。

五运六气用干支纪年法表述。由司天、客气、中运、主气、在泉五个要素构成运气时相框架。每年的五要素之变化和特征,不仅为预防疾病提供了参考,而且成为绘制李阳波"时图"的依据。

人类胎儿在母腹中先天带有两种烙印:一是父母提供的遗传结构背景,二是从母亲怀孕到出生期间所承受的五运六气在胎儿身上留下的经络—藏象能量特征。《黄帝内经·素问》中说:"人以天地之气生,四时之法成。"作为人体经络—五藏能量系统的共性,十二条主要经脉上的能量分布状况表现为"三阴三阳":太阳、阳明、少阳、太阴、少阴、厥阴。《黄帝内经》的《五音五味》篇和《九针》篇还将十二条经络分成三大类型:多血多气、多血少气和多气少血。这是人体拥有的六种类型、十二条经络的固有性质。多血多气、多血少气和多气少血表现了气与血两者之间依存关系,反映了形成经络(管状微电磁场)的微电流的来源(动脉、静脉、神经丛、淋巴管等)之差异。就像每个人类个体都存在着遗传结构的差异,人类每个个体同时也存在着经络—五藏能量特征差异。与一个人出生的时间和空间相联系的能量特性,决定了该个体出生时的经络—藏象能量特征。也就是说,人的生辰八字带有的时间、空间信息与人体健康有关。每个人类个体先天地容易罹患某种脏器疾病、而其他脏器则不易感病。这就是李阳波给患者绘制的第一张图:命图。

第二张图是时图。当下患者所在的时间和空间,用天干、地支表述,通过司天、客气、中运、主气、在泉五个要素,可绘制时图。第三张图是病图。经络的三阳三阴,患者病在何处? 以六经辩证,可得病图。有了前三张图,便知如何用药;第四张方剂图就可以轻松地完成了。

前面提及,什么是《黄帝内经》所述之"神"? 人体的"神"与宇宙之"神"发生联系是何含义? 李阳波运用"药症对称原理"和"一个守恒量与一个相位因子密切相关"的现代科学理论,试图揭开"神"的面纱。他以极大的勇气指出:这是"天地人共振""神系共振"。他虽然没有真正揭开"神"的面纱,也就只差一步之遥了。

中医方剂治病的基本原理,和前述西方食疗中运用的"同频共振"效应有异曲同工之妙。但是,与现代能量食疗配方不同,中医方剂中不同草药组合的能量特征,可以根据干支纪年法、运气时相框架和四图方剂学来描述。而且,与方剂中含有的能量产生"同频共振"效应的"靶子",主要是人体的经络—藏象能量系统。

中医的养生实质是什么? 恢复和提升经络能量运行畅通。

恢复和提升经络能量运行畅通的目的是什么? 恢复和提升人体自愈力。

人体自愈力是什么？天地人神系共振产生的效应。

笔者在本文的《人类学和生命科学革命》这一部分中提及"人体自稳定调控系统的生物控制论"，并指出：人类生命活动的规律在物质层面上表现为"以神经系统为主导的生物化学调控机制"，在能量层面上表现为"以人体能量场为背景的生物能量波标靶同频共振机制"，在信息层面上表现为"以意识调控为核心的信息调控机制"。三方面的综合，为建立"人体自稳定调控系统的生物控制论"奠定基础。

从总体上讲，人体自愈力包括物质、能量、信息三个层面的自平衡机制和自修复机制。现代量子医学发现：人体所有组织和器官都在发放特定频谱的电磁波。这样的特定电磁波频谱与自然界的"同类物质"同气相求、产生标靶同频共振；从而实现"自修复过程"。这就是能量层面的"自愈力"。

能量层面"自愈力"的恢复和实现，需要两个条件：一是人体特定组织需要特定比例和一定量的矿物质和其他营养物质，否则缺少产生释放电磁波的物质基础。二是人体组织、器官需要一定的电压。分子医学和量子医学的研究解决了第一个问题。古中医学解决了第二个问题。在"子午流注"的时序下，人体经络穴位吸收宇宙能量，保证经络电压。保证了经络电压，也就保证了人体组织、器官的电压。在一定的电压下，人体组织特定频谱的电磁波才得以发放。

古中医学是东方的能量医学，研究、面对的是宇宙能量和人体能量的"神系共振"。现代量子医学的核心理论是"以人体电磁场为背景的生物电磁波标靶同谱共振机制"。这一理论与古中医学的运气理论殊途同归。不，应该说运气理论所包含的能量医学内涵与外延高于现代量子医学的成果。

李阳波先生已经仙逝20多年了。他在世的最后10年，曾集中精力研究统一场问题。他希望通过统一场理论的建立，找到运气理论的现代科学依据。同时也为中医走向世界铺垫一条道路。但是，他终究带着深深的遗憾离开了人间。今天，我们可以告慰李阳波先生：甘肃天水的科学家、发明家沈存正先生已经完成了他的夙愿。物理学第三次革命的旗手沈存正先生是中华民族的骄傲。在统一场理论指导下，揭开李阳波先生谓之"神系共振"理论的面纱，也指日可待了。

三、养生文化的源头：传统文化中的易、道文化

现代中医学回归原生态的古中医学，是振兴中医的必要条件。中医的养生文

化在民间得到高度认同和推广,是中国民众在危及民族生存的健康危机面前产生的自救行为。然而,现代中医学的现状不仅背离了原生态的古中医学,而且在以化学医学为核心的西方医学面前步步后退。中医养生文化的健康发展,必然依赖于中医本身的拨乱反正。中医的拨乱反正,又依赖于回归传统文化中以《周易》和《道德经》为代表的易、道文化。

医易同源。以《黄帝内经》为代表的古中医学经典,是易、道文化在医学领域的延伸。医易之道是中华大文化的自然之道、生命之道、社会之道。中华医易之道并非单纯养生,而是治人。"上医医国,中医医人,下医医病。"养生文化的源头在于易、道文化。

易、道文化博大精深,包含了宇宙观(宇宙起源、人类起源和生命起源)、哲学(二分法和三分法)、天人关系(天人合一、天人感应)、社会伦理(立身、处世、社会管理)等多方面内容。《黄帝内经》固然是中医养生文化的根本,欲得到《黄帝内经》的真谛,却非得深刻理解《周易》和《道德经》。

笔者提出"古中医学是东方能量医学"的观点,似为标新立异,其实是对李阳波"时相医学"的呼应。不明白中医的实质,养生文化和全民养生运动何去何从? 当然,回归《黄帝内经》、追溯中华养生文化的源头"易、道文化",已经超越了养生的初衷。

清初名医黄元御著有《周易悬象》《道德悬解》,析"易"解"道"。黄氏可谓深得真传、领悟精髓。《周易》和《道德经》以天人相应为宗旨,阐述天人一气、共此阴阳。黄氏以"象"解"易",尽得精义。《黄帝内经》以"象"推阴阳、建术数,藏"天地人共振"之"神系"于经络—藏象之中。《道德经》至简至要:"谷神不死,是谓玄牝,玄牝之门,是谓天地根,绵绵若存,用之不勤"。古中医学之精华,全在于此。

中国传统医学深沉博大,中华传统文化深邃广袤。在 21 世纪众多科学领域之革命蓄势待发的今天,每一个感受到这一切的人,都会产生沉重的使命感。"道生一,一生二,二生三,三生万物"。深藏在《周易》和《道德经》中的哲学"三分法",又一次在我们灵魂深处躁动、呐喊:健康在于人体自愈力的恢复。

21 世纪医学变革主旋律：西医创新与中医回归

一、全球性的公共卫生危机

当前,非传染性慢性疾病已经成为全世界成人的最主要死因。一场前所未有的公共卫生危机及其引发的医疗危机正在全球范围内蔓延。医疗费用的恶性膨胀使得许多国家的医疗保障已经到了可供性的边缘。这一切迫使人们对医学的目的、医学的核心价值和医疗模式进行深刻检讨。

美国国家疾病控制中心指出:如果慢性疾病不能够得到有效控制,美国的巨额医疗费用问题就不可能得到解决。美国的第 17 任首席医师理查德 Richard H. Carmona 于 2007 年指出:美国的疾病医学已经破产。我们必须通过健康医学的途径来预防慢性疾病、改善我们的健康。美国的情况并非特例,慢性疾病带来的公共卫生危机遍及全球。中国社会加速到来的人口老龄化问题和慢性疾病造成的公共卫生危机,迫切要求中国社会尽快完成医疗模式的转变。

维护人类的健康需要医疗模式的转变,已经成为全球性的共识。医疗模式的转变包括如下内容:第一,把医学发展的优先,从"以治愈疾病为目的的高技术追求"转向"预防疾病和损伤,维护和促进健康"。第二,医学本身必须创新,用无害、有效和经济的方法、途径、天然药物和功能性产品,预防和逆转各种慢性疾病。医学本身的创新,是实现医疗模式转变的关键。第三,将单纯化学药物治疗疾病的单一生物医疗模式,转变成"生物—心理—社会"一体化的新模式。

世界卫生组织认为:导致这场全球性公共卫生危机的根源是医学的目的出了问题。1996 年 11 月,世界卫生组织提出的总结报告中明确指出:"目前医疗的发展是在全世界制造供不起和不公正的医学。""错误的医疗目的,必然导致医学知识和技术的误用。""要解决这场全球性的健康医疗危机,必须对医学目的做根本性的调整。"

二、西方自然医学的兴起

被称为"第五波财富"的健康产业,是全球性健康与医疗危机的产物。民众对于健康的巨大需求促进了健康产业的发展。健康产业主要包括新产品、药品的研发使用和健全完善的服务体系之建立。但是,健康产业的发展必须与医学目的之根本性调整相适应,而医学目的之根本性调整则依赖于医学本身的创新。近30年来西方医学的发展和变革,反映、代表了其创新趋势。

半个多世纪以来,全球生物医学的研究和临床革新已取得丰硕的成果。这些成果构建了一个巨大的信息宝库,在分子水平和细胞水平上揭示了多种慢性疾病的发生原因、机理与演变过程,以及各种天然化合物逆转慢性疾病的机制。这些包罗万象的信息,为医学在21世纪的发展提供了前所未有的契机。自20世纪80年代以来,最具代表性且发展比较成熟的医学新流派包括以下几方面:功能医学、抗衰老医学、自然疗法医学、能量医学、心理生理(信息)医学。这些新的医学流派统称自然医学。这些新医学流派的核心内容是在物质、能量和信息三个层面上,预防和逆转慢性疾病。

以健康为导向的自然医学,通过营养调节、激素调节、运动调节、能量调节和精神—神经调节等途径,维护人体生命活动的自主调控机制(自愈力),实现新陈代谢的动态平衡。自然医学的这些康复途径,已经在欧美诸国取得明显的效果,并成为21世纪人类战胜慢性疾病的有效途径。在自然医学的促进下,医疗模式的改变正在为逆转各种慢性疾病做出贡献,也推动着人类生活方式的转变。

世界范围内,自然医学在过去30年间已有长足的发展。以美国为例,自然医学已经作为一个新的医学种类得到联邦政府的认可。美国已有40多个州和特区政府发放自然医学医师行医执照。美国和加拿大都有专门的自然医学医学院。越来越多的大学医学院设立自然医学专业或课程。20世纪90年代,美国议会专门为功能性营养素(中国俗称保健食品)制定法律,规范和保护这一产业发展的宽松环境。经过 30 多年的发展,功能医学和功能性营养素对于健康的作用,在美国民众中已经深入人心。

功能医学对民众的影响和对防治慢性疾病的作用,首先表现在民众看病时对医生的选择。以美国为例,在以自然医学为主的看病消费方面,2007 年美国民众花费了 339 亿美元。与 1997 年的 270 亿美元相比,上升了 69 亿美元(25.5%)。美国国家卫生研究院(NIH)在 2008 年年底公布的最新民调指出,尽管医保不补助,仍有近 40% 的美国人去年接受过自然医学的治疗,其中女性更高达 42.8%。

功能医学的社会效果不仅表现在民众就医的选择倾向方面,也表现在民众对功能性营养素的信任上。2007 年,美国民众自己花钱用在购买功能性营养素方面高达 119 亿美元。这些功能性营养素不包括维生素和矿物质,而是如深海鱼油、奇迹酶、氨基葡萄糖、葡萄籽提取物、姜黄素、橄榄叶提取物等具有特别功能的天然化合物。与购买西药药品的费用相比,购买功能性营养素已经占西药费用的 1/3。美国民众对功能性营养素的购买,已经由 10 年前的一般性健康要求,演变为对逆转某种慢性疾病的特异性要求。正常服用功能性营养素维护健康的美国成年人,2006 年占 46%,2007 年就上升到 52%。由此可以看出功能医学在美国的发展趋势。

从全球范围来看,2010 年功能性营养素的全球市场达到每年 1800 亿美元。美国、欧洲和日本市场占全球市场的 86%。近十年来,广义的天然营养素的全球市场需求迅速扩张。从 1998 年的 260 亿美元,到 2003 年的 2000 亿美元,再发展到 2010 年的 10000 亿美元。

自然医学在欧美诸国蓬勃发展的结果,是这些国家民众死于慢性疾病的人数在逐年减少,特别是心脑血管疾病和癌症。不仅如此,自然医学的发展,还孕育了西方医学百年期盼的丰硕之果:西方医学的系统理论。

西方医学作为一种对抗性医学,长期以来缺少理论,缺少作为一门医学科学必须有的医学系统理论。在半个多世纪的大量研究和临床实践基础上,自然医学从生命科学的本质出发,在整体、系统、器官、细胞、分子和量子水平上,发现了多种慢性疾病产生和发展的机理,揭示了在物质、能量和信息不同层面上逆转慢性疾病的机制。西方医学的系统理论已经呼之欲出。

人体自稳定调控系统的生物控制论,就是一种代表性的系统理论。其核心内容包括人类生命体在物质、能量和信息三个层面上的规律：以神经系统为主导的生物化学调控机制；以人体能量场（包括电磁场）为背景的生物能量波标靶同频共振机制；以意识调控为核心的生命信息调控机制。这些机制源于对慢性疾病产生和发展过程中人体代谢功能异常和器质性病变表象的分析和抽象。这些规律对于指导慢性疾病的逆转具有临床意义。

物质、能量和信息三个层面上的生命活动规律，决定了人体新陈代谢的动态平衡，也决定了人体代谢的自平衡机制和自修复机制。人类生命体，作为一个复杂的生物巨系统，具有与生俱来的自我反馈调控能力，也就是人体新陈代谢的自平衡机制和自修复机制——人体自愈力。医学的目的正是为了维系人体自愈力。自然医学是对常规西方医学的扬弃；人体自稳定调控系统的生物控制论是对常规西方医学对抗性理念的扬弃。医学必须也必然会回归到他的原点：医学的目的，不是所谓的"治病"，而是恢复人体自愈力。

西医创新的结果，产生了自然医学。虽然自然医学现在还不够成熟完善，但是现代生命科学的发展在为自然医学的未来护航，自然医学的百花园里已是万紫千红。

三、振兴中医药的伟大使命

近30年来，西方自然医学的发展构成了医学创新的一支生力军。毫无疑义，中国健康产业的发展需要自然医学的参与。但是，中国民众健康问题的解决和医疗模式的转变，更需要中国传统医学——中医学的振兴。

慢性疾病给中国民众健康带来的危害形势严峻。近年来，中国恶性肿瘤死亡率急剧增加。全球20%的新发癌症病人在中国，24%的癌症死亡病人在中国。中国每死亡5人，即有1人死于癌症。在1~64岁的人口中，每死亡4人，即有1人死于癌症。癌症已经成为中国城市民众死亡的头号杀手。2008年的数据表明，中国每年癌症新发病例为220万人，因癌症死亡人数为160多万人。心脑血管疾病两项死亡人数之和为慢性疾病死亡人数的40%，远远超过癌症。每年中国有大约350万人死于这两种疾病。此外，中国现有2亿人口患有高血压。糖尿病和准糖尿病人数逾2亿。糖尿病患者80%以上死于心脑血管疾病。

面对中国民众严重的健康医疗问题,健康产业任重道远。转变医疗模式,预防和逆转慢性疾病,是健康产业的主旋律。在转变医疗模式的大舞台上,引进自然医学、推动西医创新是一出重头戏。另一出重头戏是振兴中医。在东方古老而又神秘的中华文明里,另有一条走出健康迷宫的崎岖之路:中华古中医学。

以《黄帝内经》为代表的中华古中医学经典著作,向后代子孙们传递的,是中华民族先民创立的经络—藏象能量信息医学。经络—藏象能量信息医学揭示、记载、描述的是人体内部的经络能量和藏象能量的本质与能量代谢的规律性。这些规律包括经络—藏象的结构和其中运行的能量之性质、人体内部能量结构与宇宙天体和日月星辰之间的能量关系、经络能量和藏象能量的类型及相互作用、经络能量和藏象能量与人类解剖形体之间的关系,等等。经络和经络能量问题,就已经让西方医学界困惑不已。藏象和藏象能量,对于现代西方医学更是一个难解之谜。

古中医学的神秘,就在于经络—藏象系统之中。古中医学的理论包括运气学说、阴阳学说、五行学说、经络学说、藏象学说、卫气营血学说等。其中,经络—藏象学说是核心。人体内的经络—藏象系统,是独立于人类解剖形体的一个能量系统。这个能量系统接受宇宙能量,也吸收转化饮食营养中的能量,并以特定的方式储存能量。这个能量系统由两个子系统构成:经络系统和藏象系统。人体的解剖生理系统与这个能量系统互为表里、相辅相成,共同构成人类的生命体。

抓住中医养生的本质——恢复和提升人体的自愈力,就能够逆转慢性疾病,就能够振兴中医。而这一切,需要中医学回归到以《黄帝内经》为代表的古中医学,也就是回归以经络—藏像能量医学为主体的原生态中医学。

中医治病的总原则是:调节经络气机升降,实现人体内部的阴平阳秘(阴阳平衡)。甘肃的沈存正教授发现:如果人体经络的电压小于1000毫伏、左右两侧电压压差大于70毫伏,生物电流运行则不畅,表现为气机升降受阻。因此,恢复和提升人体自愈能力之关键,在于维系经络能量运行畅通。不管是针灸和方剂,还是其他手段,其目的都是恢复和提升经络能量运行畅通。

中医六艺中的砭、针、灸、导引、按跷都与化学无关。从本质上看,这五种技术都是为了恢复和提升经络能量运行之畅通;即所谓的"气机升降、阴平阳秘"。方剂之法呢?是草药中的化学成分起作用,还是草药中的能量起作用。两者之中,谁在起着主导作用?

现代西方量子医学的兴起,为我们理解、探讨古中医学的能量医学实质,打开了窗户。量子医学发现:人体任何一个组织和器官都发放一定频谱的电磁波;外源的食物、仪器、药物发放的电磁波频谱,如果与人体某个组织、器官的电磁波频谱一致,就通过电磁波标靶共振机制,修复人体组织、器官的功能。

根据现代量子医学和甘肃天水沈存正教授的发现,我们可以做出如下推理:

1. 人体经络发放一定的电磁波频谱。

2. 外源的食物、草药发放的电磁波频谱,如果与人体经络发放的电磁波频谱一致,就能够通过电磁波标靶共振机制,修复人体经络的功能——驱散经络上的障碍(多个穴位处的密集电子群),恢复和提升经络能量运行之畅通。

3. 中药方剂的君臣佐使配伍,配的是草药中的能量—电磁波频谱。与之产生共振的人体组织包括经络。

4. 中医的食疗食补原理,应用的也是食物中的能量——电磁波频谱。中国饮食文化常用"菜肴"二字,意指食物中含有生物能量,亦即电磁波频谱。

5. 中药方剂治病,起主导作用的是草药中的能量。

对经络实质的现代理解,有助于深化认识古中医学的能量特征:

1. 对经络实质的理解源于中医的气血理论。《黄帝内经》云:"血为气之母,气为血之帅。"

人体内血管中运行的血液带有微电流,由此产生了血管外的微电磁场。动脉血管、静脉血管、神经丛和淋巴管道,均有类似的微电磁场伴随,且沿管状分布。各种微电磁场效应的综合便形成了经络;大者为经脉,小者为络脉。穴位则是经脉与络脉的交接点。因此,伴随血管微电流通道的管状微电磁场就是人体经络。

2. 经络一旦形成,就具有其相对独立性。经络是在量子水平上的能量载体(电磁场),又是能量(生物电流)本身。经络的功能电位是电压(毫伏)。经络中运行的生物电流就是中医的"气"。气由血生,但气不在血管中运行。气调节血的生成与运行,但血不在气的通道(经络)上运行。与血管中的微电流相比,经络中的生物电流被放大了。血和气相对独立,又相互依存、相互作用。

3. 作为能量载体的经络,发放特定频谱的电磁波是其本质特性之一。由于形成十二条经络的微电磁场效应的差异,人体十二条经络发放的特定电磁波频谱,也因此而有异。

中医药方剂以君臣佐使原则配伍,原意在配能量。但客观上也拼配了其中的化学成分。如果能量配伍正确、化学成分也正确,可以谓之上药;如果能量配伍正确、化学成分不正确但无害,可以谓之中药;如果能量配伍不正确、化学成分正确,可以谓之下药。如果能量和化学配伍都不正确,可以谓之毒药。中医方剂里的草药治病二重性原理已经为现代中医学偏离古中医学埋藏了伏笔。

现代中医学界有一部分人以中医现代化、科学化为己任,利用生物化学、分子生物学等现代生物科技手段研究中药的有效成分及其治疗疾病的机制。这些研究成果已经融合在世界自然医学的信息宝库中,成为自然医学的一个组成部分。强调以草药中的化学成分治病的中医药学,治疗的对象是人类的形体——细胞、组织、器官等,其归属必然是化学医学。以草药中的化学成分治病,虽然由来已久,但在深受西方合成化学药品影响的近现代,中医现代化科学化的浪潮将现代中医学推到了偏离古中医学的极致高峰。

中医是不能够被化学化的。中医药方剂治病的"疾病分经和药物归经"的原理与临床实践,不可能用现代的化学治病来替代。以调节经络—藏象能量(气)来治病,是古中医学的精华。但是,草药中含有哪些能量?这些能量又是如何归经的?针灸的经络能量调节作用和草药含有能量的归经之间,有些什么关系?这些能量与人体的解剖生理系统之间又有何关系?藏象是什么?经络能量和藏象能量之间是何关系?问题的答案在以《黄帝内经》为代表的古中医学。只有弄懂经络—藏象能量医学的实质,才可能揭开古中医学的神秘面纱。

近现代的中医书籍中,介绍经络理论的很多。因而许多民众知道中医有经络和针灸。但知道藏象和藏象能量医学的人为数不多。现代中医学著述中,除了"藏象"和"脏腑","五藏"和"五脏"等含义完全不同的名称常被混用外,现代中医界甚至有人主张用"脏腑学说"取代"藏象学说"和"五行学说"。这是现代中医学偏离古代中医学的突出表现。

振兴中医,关键在于首先要给中医学定位。能量医学是古中医学的本质特性。充分认识、理解和运用中医学的这一本质特征,才能做到科学养生。为了深入理解古中医学的能量医学特征,我们需要与现代西方量子医学交流,发现古代的东方能量医学与现代的西方能量(量子)医学是如何殊途同归的。今天,中医学必须走出"化学医学"的阴影,才能为中华民族和全人类的健康服务。

西医创新、中医振兴,是 21 世纪医学变革的两个方面。面对慢性疾病带来的健康危机和医疗危机,唯有坚持医学变革,才能推动健康产业的持续发展。自然医学的兴起和古中医学的振兴,正在成为支持健康产业发展的医学基础。中华文明包含的古中医学,是中华民族先民们传承的高科技量子医学。当西方自然医学高手们攀登上现代量子医学高峰时,迎接他们的是扁鹊、华佗、张仲景、孙思邈、李时珍等古中医学大师。我们欣喜地看到:自然医学与古中医学携手,已经开拓出解决各种慢性疾病的道路,已经完成了逆转主要慢性疾病的技术准备。

结　语

经过半个多世纪的努力,自然医学的理论大厦已经建立,自然医学的临床经验已足够丰富。在中华神州的大地上,振兴中医的旗帜已经被高高举起。健康产业的洪流像群马在奔腾,让我们举起双手,迎接 21 世纪医学创新和健康产业的春天。

★想知道健康产业要点?
★想知道医学发展趋势?
微信扫码,立即获取

第二部分　中医与能量医学

能量医学及其在健康产业中的应用前景

20世纪下半叶以来,慢性疾病引发了世界范围内的健康危机和医疗危机。与此同时,生命科学的进展也酝酿着一场意义深远的医学革命。光明与黑暗并存。人类在肆虐成灾的健康危机中,又一次扬起高贵的生命之剑,披荆斩棘、驱走鬼蜮。

近30年来,随着生命科学的发展,西方常规医学在扬弃的道路上与时俱进。生命科学在物质、能量和信息领域的进步,深深地影响着医学的变革。医学变革首先表现在分子医学(Molecular Medicine)方面。以功能医学(Functional Medicine)、抗衰老医学(Ant-aging Medicine)和自然疗法医学(Natropathic Medicine)为基本流派的分子医学,在慢性疾病的逆转与康复方面,表现出其强大优势。许多常规西医技术不能够解决的健康问题,分子医学取得了突破。分子医学的成功,最明显的证据,是美国为代表的发达国家慢病死亡人数的下降。然而,分子医学仍然有其局限性。糖尿病和癌症这类慢性疾病仅靠分子医学的技术是难以治愈的。能量医学的前沿领域——量子医学,则表现出其优越性。量子医学的基本原理——以人体电磁场为背景的电磁波同频共振机制,便成为量子医学技术的指导理论。最有代表性的量子医学技术是远红外技术与太赫兹波技术。

量子医学作为西方医学发展的又一前沿领域,在能量层面上为维护人类健康做出了重要贡献,进一步解决了许多分子医学不能解决的问题。同时,能量医学还创建了一个平台,为中医药所代表的传统医学之发展,铺设了一条新的道路。我们发现:用量子物理学、量子生物学和量子医学重新认识和诠释中医药,去掉强加在传统中医学身上的化学医学外衣,中华古中医学的真实内涵——能量信息医学本质,便展现出来。

20世纪后半叶,能量医学的发展主要聚焦在以下几个领域:一、对西方传统能量医学的代表和疗医学(顺势疗法)之总结、推广和提高。二、对包括量子医学在内的现代能量医学的研究和诊断、治疗性仪器的开发。三、对以中医、中药为代表的东方传统医学的能量医学本质之梳理和中医药现代化研究与开发。

进入 21 世纪以来,干预、治疗性的能量医学仪器设备不断涌现,能量医学的理论系统也逐步完善。现代量子医学不仅在诊断和治疗两大领域取得了令人瞩目的成就,而且为揭示中医药的能量信息医学本质完成了大量的准备工作。对于中华古中医学的研究发现:现代量子医学与中华古中医学殊途同归。本文就能量医学在诊断和干预治疗两方面的一些技术成果及其应用作一介绍。

(一)量子医学和数字化中医的诊断、干预仪器设备

在众多的诊断性与干预性量子医学与中医仪器中,有几种使用方便且效果好的仪器设备值得重视和推广。

1. 人体经络能量分析诊断、治疗仪器

甘肃天水沈存正教授在 20 年前研发了一套(二台)经络能量检测与治疗仪器:人体经络能量分析仪和人体经络能量升压导平仪。人体经络能量分析仪能够检测人体内 12 道经络的生物电电压(经络压)。健康成人的每条经络电压值在 1000 ～ 1620 毫伏。同时左右两边的同名经络电压压差不应超过 70 毫伏。人体的各种器官都存在着一定量的电压。经络电压对脏器的电压起着维护作用。每道经络的绝对电压量和同名左右经络电压压差值,反映了人体能量代谢状况。经络压的概念是对中医学现代化的贡献。由经络压为基础而建立的诊断治疗理念与技术,为中医的数字化开辟了新路。

上述经络能量检测仪器不仅能够对人体 12 条主要经络的能量状态(电压值)作出鉴定,而且仪器内部的软件系统包含 500 多种中药的数字化信息。根据疾病分经、药物归经的原理,仪器的软件也能够为每位受检测者确定个性化治疗方剂。

人体经络升压导平仪能够将人体经络的电压调节和恢复至正常值,同时实现左右经络电压平衡。经络电压是支撑和调节器官电压的保证。经络能量的左右平衡、经络电压与器官电压的平衡,能量代谢与营养、激素等代谢之间的平衡,是人体健康的保障。沈存正教授在临床研究中发现:在经络能量代谢严重失衡的患者中,如果不调节恢复其体内经络电压,多数患者会因经络能量不足而导致器官衰竭死

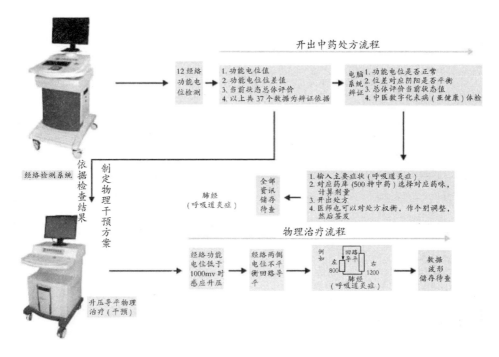

中医数字化诊疗系统诊疗流程

亡。用经络能量医学诊断与治疗疾病,是中医学的一大突破。此套仪器操作简便、科技含量高、能够在短时间内帮助人体恢复经络能量,从而改善相关脏器功能。

2. 细胞能量检测与智能修复系统(Lifesystem)

Lifesystem 是欧洲传统能量医学——顺势疗法与现代量子技术结合的现代量子医学仪器。Lifesystem 是目前世界上唯一可以检测 14000 项生命信息,同时可以当场修复细胞异常能量的三维能量检测仪器。身体里只要有 10 个癌细胞就可以被检测出来,并且当场修复。Lifesystem 以 87% 的合格率获得欧共体二级医疗器械证书。

量子医学认为,人生病的根本原因是细胞的电子运动和磁场发生异常。细胞病变分三个阶段:第一阶段是细胞发生变化的初期阶段,人体出现亚健康的状态。第二阶段是细胞膜出现变性或损坏,人体出现病理状态。常规西医检测无法在细胞发生变化的第一阶段查出问题,而 Lifesystem 能量检测能在细胞变化的初期发出病变的早期预警,有效预防各种疾病的发生。

　　Lifesystem 将正常人体脏器组织及数百种疾病的频率,分别用量化的数字代码储于电脑中。然后利用人体电磁场的变化,直接收集人体细胞发出的电信号与计算储存的数据进行对比,确定人体的健康状况。例如检测肿瘤的原理就是向人体发出细胞的标准频率。当人体内的癌细胞数量仅仅达到 10 个左右时该系统就能捕捉到其病变细胞的频率,从而提早预警。而常规西医诊断只有等到肿瘤长到 1 克(10 亿个)癌细胞才能发现。这时大部分肿瘤患者已到了晚期,错过了最佳的治疗时机。Lifesystem 不仅为肿瘤的早期预防和肿瘤手术前后的治疗提供了科学的依据,而且对其他慢性疾病也可以提早发现隐患。准确率可达 90% 以上。此外,该系统还可用于心理因素检测和情志病因的量化。更加重要的是,该系统运用传统中医的阴、阳、气、血、经络等理论,结合先进的计算机技术将其量化并表现出来。

　　在 20 分钟内,检测对象体内的电磁波信息与其软件系统储存的巨大数据库比对。该仪器能够将被检测者身体的十二个系统健康状况全部检测清楚。人体十二个系统包括:骨骼与躯干、消化系统、呼吸系统、泌尿生殖系统、心脑血管系统、血液与淋巴系统、内分泌系统、神经系统、传感系统、运动系统、染色体与细胞、牙齿。这一现代化的非侵入性诊断仪器除了能够提供全面健康信息外,还可以智能化地对人体做出细胞能量的补充、调节和修复。

　　发明人美国克里斯先生从 20 岁开始研究源于德国的能量医学——同类疗法。10 年以后,也就是 1971 年,他开始培训同类疗法,并且开设了同类疗法的理疗中心。2000 年 9 月,Lifesystem 检测仪器的雏形被确定。2003 年年底,Lifesystem 终于有了运行软件。从 2003 年到 2007 年 7 月,获得欧共体二级医疗器械认证。这是目前世界范围内在诊断和修复人体内细胞能量方面最具前沿性的量子医学仪器。

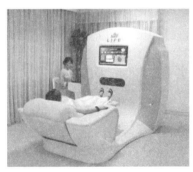

3. 心脏量子谱检测仪(CQSD 技术)与生物波共振量子芯片

Cardio Quantum Spectrum Diagnostics System，简称 CQSD 技术，是目前唯一能够早期、准确、快速、无创伤检测心脏缺血状况和早期定位的电脑软件技术，由美籍华人科学家方丹群教授研发。美国食品与药物管理局(FDA)已允许 CQSD 进入美国市场。在过去 20 多年中，CQSD 技术分别在世界各地长时间内进行了一系列的基础临床实验和研究工作。2016 年 6 月 28 日，中国人民解放军总医院(北京 301 医院)在一家国际杂志上发表论文《无创心脏量子谱技术有效检测心肌缺血》。心脏量子谱检测仪在 90 秒内超过 90% 准确度检测心肌缺血和猝死的风险。超早期评估 1 级—4 级正常，5 级—6 级亚健康，7 级—8 级冠心病前兆，9 级冠心病。

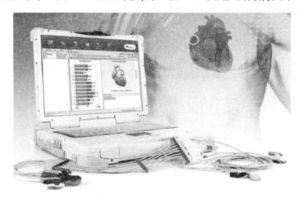

心脏量子谱检测仪

德国微电子纳米材料是德国专利技术(专利号为 202027104399)。由此纳米材料制作生物波共振量子芯片。此芯片接近人体时，芯片带有特定频率的远红外电磁波，与人体释放的相同频率电磁波发生同频共振。同频共振的结果改善了血液黏稠度和心脏等组织的血液循环和微循环，从而逆转心脏的供血不足和由此产生的健康问题，因此人体心脏的功能得到改善与恢复。此技术被用于亚健康人群的心脏健康管理，取得显著效果。

操作方法简单易行：在心脏或其他需要调理的人体部位，手持大芯片平行于人体晃动或甩动，连续 20～30 分钟。佩戴或固定小型芯片于人体重要穴位处，如腰部肾俞穴、颈部大椎穴、胸部膻中穴等。

应用生物波共振量子芯片调理，通过同频共振机制对于改善心脏血液循环和微循环的效果非常明显。研究发现:人体在调理前后心脏缺血状况发生的改善和心脏健康的恢复令人震撼。附件表格举例表明:人体在经过生物波共振量子芯片一定时间的调理后,95%以上的客户心脏缺血状况均得到改善或明显改善。

下图为一名64岁客户的资料。在他每分钟心跳只有20多次的情况下,用生物波共振芯片调理2个半小时后心跳次数恢复到70多次。以后一年多,心脏缺血状况得到有效控制。心脏不同部位缺血状况的检测结果对比说明:微循环的改善产生令人震惊的效果。有更多的资料充分证明该技术的优越性。

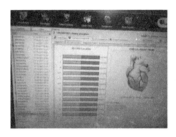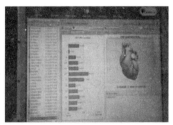

生物波共振量子芯片调理前—左与后—右,心脏微循环改善情况对比

生物波共振量子芯片中带有9.34微米波长的远红外电磁波,能够快速改善人体血液循环和微循环,从而改变心脏缺血状态。该芯片具有以下特性:纳米材料能够吸收来自空间的扰场能量,扰场能量能够转化成电磁波。在无电源的情况下,量子芯片能够持续地释放(9.34微米/10^{12}赫兹)电磁波。此9.34微米/10^{12}赫兹频率的远红外电磁波与人体释放的同样频率的生物电磁波峰值发生共振。

大量客户通过生物波共振量子芯片技术改善了心脏微循环,远离了因心脏缺血而产生猝死的死亡威胁。

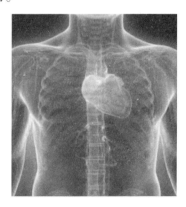

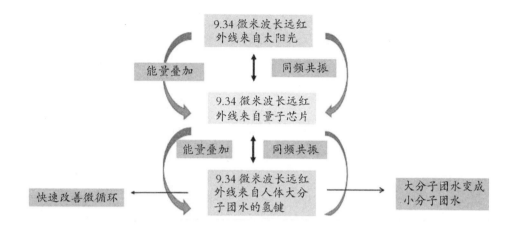

　　芯片是一种被动元件。在芯片外界五厘米距离内的空间中如果存在波长9.34微米(±0.05)的电磁波时,此波段就启动芯片中内建的"极超高频共振电晶体",以每秒接近 10^{12} 赫兹振动频率放大能量波。芯片的共振波源来自两个:人体本身具有的生物电磁波;地球空间中的远红外线。这两个能量波一起被芯片吸收到共振电晶体中进行共振;共振后所得到的能量波振幅变大、能量增强,然后再释放出进入身体。此处所讲的人体电磁波指形成水大分子团的氢键释放出的电磁波。这一电磁波的波长恰恰是9.34微米/频率 10^{12} 赫兹,并形成了人体远红外电磁波的峰值。人体细胞膜上的水分子通道只有2纳米宽,只允许5~6个水分子形成的小分子团进入细胞。水分子能否出入细胞,是微循环正常与否的关键。在同频共振过程中,人体内(心脏组织)大分子团水快速转换成小分子团水,进而快速改善心脏组织、细胞的微循环。下面是几个成功案例。

	日期	姓名	性别年龄	检测心脏不同部位血管阻塞和缺血严重程度%												心脏评估	改变所用时间
				I	II	III	AVR	AVL	AVF	V1	V2	V3	V4	V5	V6		
1	2016/11/10	Y.X. Dong	男57	87	100	51	100	59	61	46	28	59	100	91	89	8级	
	15天后			29	46	18	59	30	56	27	68	70	54	54	54	5级	15天

续表

	日期	姓名	性别年龄	检测心脏不同部位血管阻塞和缺血严重程度%												心脏评估	改变所用时间
2	2017/12/20	G. C.	男77	61	31	22	57	28	33	38	42	46	53	75	81	8级	
	16分钟后			15	2	14	11	13	10	26	32	34	41	33	28	4级	16分钟
3	2016/10/28	X. B. Wan	女57	76	100	16	100	57	55	84	25	75	77	71	51	8级	
	10天后			59	24	0	46	26	0	15	0	42	72	62	70	7级	10天
	35天后			29	57	3	36	19	26	54	0	19	57	51	53	5级	35天

4. 红外热成像诊断技术与石墨烯远红外干预技术

在量子物理学的科学框架下,生命科学对人体能量的研究取得了许多成果。特别令人感兴趣的成果包括:人体红外线能量,人体在太赫兹范围内释放的电磁波能量,人体经络电的能量,组成人体不同组织与器官在细胞水平的振动与能量等。这些电磁波能量研究的成果,已经在量子医学领域中被应用于健康服务。

中国早期生命光波治疗仪,与重庆市硅酸盐研究所等单位合作的研究成果(简称 TDP 治疗仪)有关。他们在 20 世纪 90 年代研发的 TDP 治疗仪曾多次获得国内国际科技成果奖。

阳光中的 4～14 微米的远红外线是生命体生存的必要条件。这一频段的远红外线被科学界称为"生命光波"。TDP 治疗仪的治疗板上涂有 33 种对人体有益无害的元素和化合物。在特定温度场激发下,这些化合物稳定地产生对人体最有益的 2～25 微米的电磁波频谱。这个波段包含了 4～14 微米的生命光波波段。现在,多种技术都能够提供远红外能量的来源。

人体对矿物质的需要和依赖,一方面是因为人体在组织、细胞和分子构成上和生物化学反应中需要矿物质(特别是微量元素);另一方面,在矿物质参与下人体发放和吸收特定电磁波频谱,是人体维系健康的必要条件。人体在缺少必需的矿物质条件下,无法或难以通过特定电磁波频谱与外界交换信息、经由与外界相同电磁波频谱产生共振来修复人体组织、器官的功能。维系人体这一基本特性,可以通过补充一定比例的多种矿物质途径,或吸收特定电磁波频谱来实现。

由于地球环境被污染、破坏,也由于长期的耕作,现代人类已经很难从农作物和食物中获取足够的多种矿物质(特别是微量元素)。因此,通过吸收特定电磁波频谱来维系人体健康,就成为难以取代的生物物理手段。人体在"生命光波"(特定电磁波频谱)存在的前提下,能够在细胞里将过剩元素转化成所需元素。这一功能是人体细胞水平固有的自修复机制。

人体细胞在此生命光谱的作用下,完成元素的转化,提供、满足不同组织、器官对矿物质元素的特异需求。人体不同的组织和器官又具有其各异的电磁波频谱特性。人类摄取的食物和用以治病的草药方剂,含有的电磁波频谱如果与人体组织、器官发放的电磁波频谱相同,电磁波同频共振便能够修复人体功能。远红外电磁波频谱表现出多种有益于健康的效应,包括电磁波效应、微量元素效应、酶系统效应、信息效应和热效应等。远红外干预在促进血液循环、提高免疫功能、改善酶促反应活性和镇痛等方面,具有广谱性养生康复效果。

目前,远红外生命光波的这一特性被用于开发出多种形式的检测和养生保健仪器、设备。红外热成像仪是应用较普遍的诊断设备。用于干预、康复的仪器设备包括远红外治疗房、理疗仪和各种可穿戴式的物件等。烯旺集团用石墨烯材料的研发产生了以石墨烯膜为核心技术的保健、干预、康复产品。石墨烯(Graphene)是由碳原子组成的只有一层原子厚度的二维晶体,是目前发现的最薄、强度最大、导电导热性能最强的一种新型纳米材料。石墨烯膜发热释放出来的远红外波长与人体远红外波长接近,集中在 5.6 ~ 15um。该区间的远红外波长即为人体的生命光波;由此而产生的电磁波共振效应,能够改善微循环、逆转亚健康和慢性疾病。其机理与量子芯片相同,但使用范围更广泛。

在多种石墨烯产品中,石墨烯光波能量房尤为得到使用者的欢迎。在石墨烯能量房坐 30 分钟,相当于 10 次的全身按摩、45 分钟的淋巴排毒、慢跑 10 公里消耗的脂肪、3 次全身美白补水、吸收 3 小时负氧离子、500 次有氧扩胸运动、细胞运动 3600 万次、排出 4.1 克内脏毒素、做一次全身脏腑 SPA。

5. 太赫兹电磁波技术

远红外线中,4 ~ 14 微米波长的光谱(生命光波),在人体中的穿透深度为 2 ~ 4

厘米。近 30 多年的研究发现：波长 3 ~ 1000 微米、频率在 0.1 ~ 10 太赫兹频段的太赫兹波（Terahertz wave, THz）在人体中渗透皮下可达 10 厘米以上。远红外"生命光波"、太赫兹波对生物体都具有热效应。英国科学家 H. Frohlich 通过对酵母、细菌的研究发现，生命组织存在 10^{10} ~ 10^{12} 赫兹的相干电磁振荡，振动偶极之间存在选择性吸收作用。在类似频率电磁波作用下可发生共振现象而产生明显生物效应。临床研究表明，有时能量小于 $1mW/cm^2$ 的电磁波，能产生显著治疗效果，证明非热效应即信息效应是肯定存在的。热效应与非热效应的产生和表现，都需要近距离接触。太赫兹波的频谱包含远红外波的频谱，前者对人体的作用已在前面说明。太赫兹波分为两种：一是干涉太赫兹波（人工波，单一波），由红外线激光和光电导体共振或激光自由电子与半导体的共振产生。二是非干涉太赫兹波（自然光、复合波），包括月亮、星星的光以及宇宙光（暗黑宇宙空间的光）。

就像自然界中的所有物体都具有释放太赫兹波的能力一样，人体也是太赫兹波的载体。人体以及自然界物体所释放的太赫兹波，包含了不同频率的集合体，被称为非干涉光太赫兹波。对生命体细胞照射非干涉太赫兹波与人体自身释放的非干涉太赫兹波会发生同频共振。通过"同频共振"来纠正人体电磁场能量状态的偏差，将变化了的细胞频率变为正常值，可以达到亚健康症状消失和逆转慢性疾病的目的。非干涉太赫兹波对人体的作用机制正是基于这一原理。在太赫兹波的作用下，人体的多种生物大分子、组织、器官的修复机制得以激活，由此促进毛细血管的微循环，提高体温，增强人体免疫功能。其针对的健康问题包括以下多方面。

（1）心脑血管神经系统疾病，包括卒中后遗症、帕金森氏病、冠心病心绞痛、老年痴呆症、偏头痛、脑梗死、小儿脑瘫、弱智、儿童多动综合征。

（2）骨关节软组织损伤疾病包括骨质疏松症、肩周炎、颈椎病、坐骨神经痛、关节骨质增生、腰肌劳损、风湿性关节炎。

（3）皮肤病，包括带状疱疹、急慢性荨麻疹、神经性皮炎、皮肤瘙痒症。

（4）妇科疾病，包括月经不调、痛经闭经、慢性盆腔炎、慢性宫颈炎、慢性子宫内膜炎、子宫肌瘤、更年期综合征、乳腺增生、卵巢囊肿、美白祛斑、产后精神忧郁症。

（5）呼吸系统疾病，包括慢性支气管炎、肺气肿、慢性咽喉炎、失眠症、慢性肾炎、糖尿病等。

（6）肝病,包括各型病毒性肝炎、肝纤维化等。

江西南昌的李广平教授经长期研究,发明了携有太赫兹波能量的床毯、腰带、水等系列特色保健用品。使用者的反馈良好,太赫兹波技术的优势得到肯定。李广平教授并提出"人体生命能量学"理论。他的理论和技术发明是中国中年科学家在太赫兹波量子医学领域的优秀表现。日本研发的太赫兹波照射器是太赫兹波技术用于健康产业的较成熟的高端设备,而且对于人体健康的作用也得到医学界的肯定。浙江的姚道凡先生经长期研究,已成功研发出"太赫兹仓",对于多种亚健康和慢性疾病表现出良好效果。目前太赫兹波的研究主要用于其他领域,如医学成像、搜索和安全检查、光谱分析、卫星通信等方面。在生命科学和健康产业应用方面,还刚刚开始。

6. 中药量子——扰场能量仓技术

甘肃天水的沈存正先生发明的中药等微子颐养仓(简称能量仓),是中华古中医学与现代技术相结合的产物。该技术涉及的等微子理论是关于宇宙暗能量的前沿理论。等微子是宇宙大爆炸时产生的宇宙之砖,是暗能量的最小单位。由等微子演化生成不同层次的物质。无处不在的暗能量——等微子,进入人体后在经络中形成电子,以充实经络能量。

等微子颐养仓内安装有 90 只形状如圆锥体的中空"解码器"。"解码器"内填有 105 种中药混合而成的粉末。这 105 种中药植物,以中医的药物归经原理而选配,归入人体十二条经络。

惊人的发现是:这些归经的中药混合物释放出的电磁波频谱中,有与人体释放出的多种电磁波频谱具有巨大的重叠。在等微子仓内,中草药释放出的电磁波频谱,与人体释放出的电磁波频谱之间的同频共振,促进人体自愈力的恢复。等微子仓内,中药释放出的电磁波产生的量子医学效应经技术放大,仓内的草药能量场强度是人体能量场强度的多倍。人体在仓内接受全息、全方位的调理,从而综合性地改善了人体内环境、提升了经络能量,也增强了人体免疫功能。同时,等微子颐养仓的"解码器"释放出由等微子形成的扰场能量,进入人体(包括经络)补充人体能量和经络生物电流。

在等微子颐养仓内,多种亚健康和慢性疾病均能够在调理过程中得到逆转和康复。等微子颐养仓所表现出来的中药量子医学效应和扰场效应,证实了中医中药的能量信息医学本质。

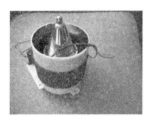 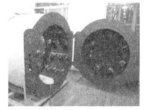 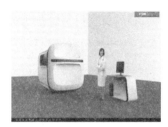

解码器　　　　　　九十只解码器固定在仓的内壁　　　　　等微子颐养仓

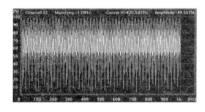 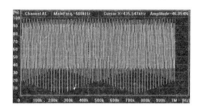

人体和中药释放出的相似电磁波波形

7. 蓝道玛音光共振谐和技术

中国台湾的谢汝光教授原为药学专业背景,后转向德国医学共振音乐。20 世纪末,他研习美国音疗大师芭芭拉·希洛的蓝道玛技术和理论体系。他创建了英国环宇微音乐大学和美国环宇微音乐大学。在《世界音乐治疗的新趋势》一文中,以谢汝光教授为代表的医学共振音乐流派强调以下观点:

(1)世界音乐治疗的新趋势,将以音乐的频率或频谱作为标准。

(2)人类出生时,即与天体运行息息相关,二十四节气的运作与健康息息相关,回归生理时钟的运行,是最主要的健康养生之道。

(3)太阳频率的失调,将引起农作物的收成、动物的繁殖、地球频率的失调,将引起天灾地变,海底轮的频率失调,也将影响免疫系统功能失调、动植物的生长发育。蓝道玛的频谱疗法,未来将扮演举足轻重的角色。

(4)脑部神经功能失调(过动、自闭、学习障碍、中风复健、老人失智)可使用脑叶功能的音乐及全脑开发的音乐,配合十二经络的音乐使用,则有事半功倍的效果。自律神经失调的音乐,对于压力引起的病变,失眠、舒压、焦虑、忧郁,可使用交感神经音乐、副交感神经音乐,配合交感、副交感平衡的音乐使用,可解决长期使用安眠药、镇静剂的副作用,效果相当显著。

(5)内分泌荷尔蒙失调,如生长激素、甲状腺、肾上腺、胸腺、胰岛素、性腺失调,可使用七轮内分泌荷尔蒙的音乐。

(6)慢性疾病,高血压、糖尿病、肝炎、心脏循环不良、癌症,可使用十二经络音乐,配合时辰使用。可提升自我自愈的能力。

(7)脊椎、腺体、矿物质及营养素的蓝道玛频谱疗法,提供身心灵整合治疗。

(8)血液细胞的蓝道玛频谱疗法,及染色体蓝道玛频谱疗法,对于抗衰老、免疫功能的提升,及慢性疾病,尤其是癌症、艾滋病的治疗,将可发挥事半功倍的效果。

经多年的潜心研究,谢汝光教授获得多项发明创造,包括蓝道玛巨量元素共振仪、蓝道玛微量元素共振仪、十二经络气血循环共振仪、蓝道玛地日月共振仪、蓝道玛五行频谱共振仪等。谢汝光教授的研究成果得益于美国音疗大师巴巴拉·希洛的"蓝道玛音疗频谱键盘"技术与理论。

美国音疗名师巴巴拉·希洛与电脑工程师和软件设计师罗伯·米勒·佛克洛等人,共同研究发明了"蓝道玛音疗频谱键盘"。该键盘包含的"蓝道玛音疗频谱",蕴含着宇宙与大地、生命谐和的音乐频率,具有身心灵整体疗愈和统合的功能,能够促进人类精神与生理活动达到和谐平衡的状态。这一技术和理论对现代人类生物科技的发展亦将有重要贡献。

蓝道玛键盘自然谐和的音乐频率被称为微宇宙音乐。其发展背景来源于公元前六世纪古希腊医学家、数学家、哲学家兼音乐家毕达格拉斯。毕达格拉斯大力倡导声音艺术应用的重要性。他指出:符合自然谐和律的宇宙音乐能够促进人类身体健康。毕达格拉斯在微宇宙音乐中找到了在人体内的自然交汇点,这是一种内在世界与外在世界的交汇点。毕达格拉斯留给了后人一份遗产:毕达格拉斯表(Pythagoras Table)。这是一个 X 状的数字排列。

毕达哥拉斯的"χ"结构"χ"(音 Chi,意"开")是希腊文的第22个字母。"χ"结构被认为是天地和谐比例的模型。"χ"上半部的"天"完全由整数构成;下半部的"地"则是由分数构成。此数字结构后来被演化为蓝道玛(Lambdama)矩阵。蓝道玛矩阵,可定义为蕴含无限宇宙矩阵结构,即大宇宙与小宇宙的矩阵结构。宇宙万物皆是一种频率及波动,万事万物的频率皆包含在蓝道玛的矩阵中。根据蓝道玛(Lambdama)矩阵,巴巴拉·希洛的团队经过 5 年的努力,成功研发出"蓝道玛智慧键盘音疗频谱"。在"蓝道玛智慧键盘"上有四个象限:第一象限情感之音(Emotional),第二象限心灵之音(Spiritual),第三象限生理之音(Physical),第四象限玄妙之音(Oracle)。16x16(256)个小格分布在菱形键盘上,被设定了特定的频率。按下任一琴键,会产生泛音与潜音的双音和谐音程。

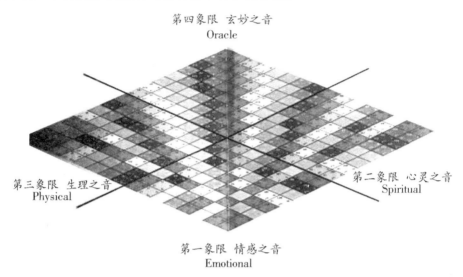

第四象限 玄妙之音
Oracle

第三象限 生理之音
Physical

第二象限 心灵之音
Spiritual

第一象限 情感之音
Emotional

当蓝道玛键盘用泛音谐和音程奏出个人专属主音时,能够让人体恢复自我和谐。人体的细胞、不同的组织、器官都有特定的声音属性。人耳可感受的声音频率范围在20~2万赫兹,大于2万赫兹的声音是超声,低于20赫兹的声音是次声,这两种声音人耳都感受不到。人耳在能感受到的频率范围内,对频率1000~4000赫兹的声音最敏感,而人类的言语频率(人们正常的说话频率)主要在500~3000赫兹。由于各种噪音的干扰,人耳对20~500赫兹频率范围内的声音感受很不明显。研究发现:人体细胞、组织、器官因振动而产生的声音频率在20~500赫兹。蓝道玛键盘设定的音频范围恰恰在16~500赫兹。用蓝道玛琴演奏时,音乐的频率与人体相关组织、器官会发生同频共振,让人体进入能量平衡状态。根据这一原理,谢汝光教授研发的仪器,挖掘了人体细胞、组织和器官的超低频声波频率这一固有特性,成为能量医学的一个特定领域。

(二)能量医学与分子医学协同维护人体健康

上述等微子能量仓所表现出来的中药量子医学效应,不仅证实了中医中药的能量医学本质,而且为中医药的现代化发展,创建了一个能量医学的平台。以《黄帝内经》为代表的中华古中医学,从6大学说到6种基本技术,从中医治病的六纲辨证到中药方剂的君臣佐使配伍,是一个完整复杂的能量医学体系。

较之源于欧洲的顺势疗法医学和基于近现代科学的量子医学,中医药作为一个能量医学体系,其产生年代之久远,包含内容的丰富,对人类健康的贡献,都在其他医学体系之上。拂去千年的历史灰尘,挣脱近代科学主义强加的桎梏,中华古中医学将以其能量医学的本来面目笑傲江湖,为人类健康做出更大的贡献。

不管是顺势疗法医学,还是现代量子医学,或是中华古中医学,都属于能量医学。能量医学的本质特征,是通过人体与外界植物或仪器释放的电磁波同频共振,从而在人体量子、分子、细胞、组织、器官和整体层面上恢复人体自愈力,也就是自平衡机制和自修复机制。

如《黄帝内经》中所述,人体的疾病有阳病与阴病之分。用现代语言来说,经络能量系统的能量协调失衡和能量水平低下而产生的健康问题,谓之阳病。人体器官功能性低下或实质性的变化,谓之阴病。上述各种能量医学仪器,从人体不同层次的能量修复和调理入手,能够解决人体的能量失衡与缺失。毫无疑问,人体能量的修复和调理,有助于人体组织、器官等功能性和器质性病变的逆转。诚如《黄帝内经》中所述,"血为气之母,气为血之帅""阳化气,阴成形"。整体气(能量)的修复会促进血液的运行和各种物质性复康问题的逆转。但是,当人体某个器官器质性病变严重到病灶部位血液循环非常差时,就必须解决该器官的局部血液运行。整体的阳气不够与局部的血液循环障碍,会同时存在于一个人身上。因此,任何一种健康问题,都应该考虑阴阳的兼治、整体与局部的兼治。

严重的经络能量问题,引发心经、心包经气机升降受阻,导致心律异常和心脏功能紊乱。心经、心包经能量不足,经络电压低于1000毫伏,或左右压差大于70毫伏。单纯升压导平解决经络能量问题,不足以治好此类心脏疾病。恢复经络能量是从"阳"入手,但脏器的病变是"阴"病。大量临床研究发现,心律异常的患者常伴随长期慢性供血不足和微循环障碍产生的后果:心脏肌肉组织受损害,肌肉组织的细胞功能异常,在细胞和分子水平上,不能够制造足够量的能量(ATP)。因此,此类疾病必须阴阳兼治。行之有效的方法是解决心脏血管,特别是小血管供血问题,也就是改善血液循环和微循环问题。在调理心经、心包经能量不足和能量失衡的同时,应用酶制剂逆转动脉血管功能的功能医学技术,和量子医学手段快速改善微循环,会产生阴阳兼治的效果。

同样,阴病也应该考虑患者身体的能量和器质性(物质)两方面的问题。例如癌症。治疗癌症的方法很多,就杀抑癌细胞而言,无非从三方面考虑和入手:一是提高人体免疫功能,通过免疫细胞杀死癌细胞;二是诱导癌细胞死亡;三是两者双管齐下。但除了杀抑癌细胞,还需要维护与提升患者的整体体质与脏器保护。癌症是至阴之病,治疗癌症必须做到阴病治阳的同时,也要阴病治阴,这就是扶正祛邪的含义。现有的治疗,大多数效果不佳,其原因与未能够阴阳兼治有极大关系。虽然癌症患者的发病情况和身体状况各异,但有共同特征:肝虚、脾虚、肾虚、免疫功能低下、血液黏稠度高、实体瘤患病脏器严重血瘀、癌细胞在缺氧条件下快速生长、分裂。任何一个脏器衰竭时,患者都会死亡。当患者病入膏肓时,扁鹊也只能拂袖而去。有些能够治疗癌症的中医高手,在患者癌症复发时只能束手无策,因为癌症复发患者的经络能量低下、紊乱。大量转移的癌细胞在全身各个组织、器官内分裂繁殖、耗尽营养,导致多个器官功能衰竭。因此,治疗中晚期癌症,必须制定切实有效的扶正祛邪方案。特别是在"扶正"方面,必须综合性地应用分子医学、量子医学、信息医学,古中医学和等微子医学的各种技术手段,帮助患者在阴阳兼治的过程中补充、修复患者的五脏六腑及其功能,调节、恢复患者的经络能量和全身能量。在运用量子医学、信息医学,古中医学和等微子医学的技术手段,治疗癌症患者严重阳虚的同时,应用分子医学技术在物质层面上提供患者必需的基本营养和功能性营养成分(如大剂量的维生素 C、硫辛酸和谷胱甘肽等各种针剂),就成为癌症治疗中不可或缺的治阴方案。

(三)健康产业的破冰之航:能量医学大发展

近几年来,中国在政府层面上,对大健康产业的发展和对中医药的支持,可以说是史无前例。然而,医学界和医疗界不可忽视的问题是,医学本身必须创新。如果不重视自然医学的发展,促进分子医学和量子医学等医学前沿领域在西医研究和临床中的应用,如果不重视在振兴中医的过程中,充分应用量子医学的成果,挖掘中医中药的能量医学本质,使得中医药的治疗效果有一个显著的提升,医界便辜负了人民和时代的期望。

我们欣喜地看到,随着营养学在医疗过程中日益被重视,营养医学也被提到了议事日程。在物质层面上,功能性医学(营养医学是其一部分)、抗衰老医学和自然疗法医学,已经在中国逐步被民众和医界认同。"营养治疗是慢性疾病治疗的关键",这一耐人寻味的语言,标志着中国的常规西医界已进入与时俱进的轨道。这也说明,分子医学对于治疗慢性疾病,是不可或缺的。

从发达国家医学发展的历程和控制慢性疾病的经验来看,虽然分子医学能够解决不少常规西医西药难以解决的健康问题,但是要战胜慢性疾病的泛滥成灾,分子医学依旧显得力不从心。能量医学的发展,正是健康产业大发展的需要。下述两方面的图表分析(整合自然医学与古中医学,逆转亚健康与慢性疾病),说明能量医学在大健康产业中的重要性。

2. 整合自然医学与古中医学,逆转亚健康与慢性疾病

	自然医学 (人体自稳定调控系统的生物控制论)	古中医学 (六大学说:运气学说、阴阳学说、五行学说、经络学说、藏象学说、卫气营血学说)
物质 (精)	1. 以神经系统为主导的生物化学调控机制 2. 营养调节、激素调节	1. 卫气营血学说 2. 方剂、食疗、食补
能量 (气)	1. 以人体能量场为背景的能量波标靶同谱共振机制 2. 能量调节、运动调节	1. 阴阳学说、经络学说 2. 藏象学说、内养术 3. 中医砭石法、针法、灸法、导引、按跷
信息 (神)	1. 以意识调控为核心的信息调控机制 2. 心理—精神调节	1. 阴阳学说 2. 天人合一、神系共振
空间 关系	1. 宇宙信息能量场 2. 空间异变能量场论	1. 运气学说、阴阳学说 2. 天人感应

以分子医学为先锋,能量医学为后盾,西医创新、中医振兴的大旗已经在中华大地上被高高举起。医学的变革必将推动健康产业的发展。真正的健康管理将取代疾病管理,医学创新的成果将在慢病康复领域大显身手。

中华古中医学与现代量子医学

一、全球性的健康与医疗危机

20 世纪下半叶以来,以代谢综合征为主轴的多种慢性疾病,正在演变成人类社会的健康危机和由此引发的医疗危机。

与健康、医疗危机同时出现的另一个社会问题,是老龄化社会的老年健康问题。2005 年,中国 65 岁以上人口达到 1 亿人,占总人口数的 7.7%。按照国际老龄化评判标准之一,2005 年中国已全面进入了老龄化社会。中国目前所面临的是严峻的老龄化现状。2011 年,60 岁及以上人口为 1.78 亿人,占总人口的 13.26%,65 岁及以上人口为 1.18 亿人,占总人口的 8.87%。到 2050 年,中国 80 岁以上的老龄人口将达到 1 亿人,占世界同龄人的 1/5。慢性非传染性疾病是老年人口面临的主要威胁,如高血压、心脏病、脑卒中、帕金森病、癌症、糖尿病、老年痴呆症等。人口老龄化造成的疾病负担加重,给中国带来了巨大的挑战。有关统计显示,中国慢性疾病负担中的 4 成,来自占总人口 1 成的老年群体。

1996 年 11 月,世界卫生组织提出的总结报告中明确指出:"目前医疗的发展是在全世界制造供不起和不公正的医学""现在许多国家已经到了可供性的边缘"。美国第十七任首席医师理查德 Richard H. Carmona,(M. D., M. P. H., FACS)于 2007 年指出:美国的疾病医学已经破产。我们必须用健康医学来预防慢性疾病、改善健康。

二、医疗改革与医学变革

为了解决上述健康问题,许多国家的政府与民众,在积极推行医疗改革的过程中,寻找正确、有效的途径和手段。来自政府层面的医疗改革,包括医疗资源的重新配置、医疗体制的改变、药品流通和销售价格的管理、药品种类的管理等等。这些举措对于民众健康的改善,都起着重要作用。

但人们往往忽略了:如果没有新的医学、技术和产品问世,继续依赖现有的药物和技术,许多慢性疾病仍然需要终身服药,而且副作用明显。旧病未除,新病又产生了。例如:终身服药的高血压患者,不仅没有治好高血压,那些"治疗"高血压的药物诱发了糖尿病的形成与恶化。终身服药的糖尿病患者,不仅没有治好糖尿病,又产生了心脑血管病。心脑血管疾病成为危害中老年群体健康的重中之重。中国现有3.1亿的高血压患者,2亿人口是糖尿病或准糖尿病患者,心脑血管疾病造成的死亡每年约有350万人。只要慢性疾病带来的健康危机和医疗危机的根源依旧存在,医疗改革就可能事倍而功半,甚至新瓶装旧酒流于形式。只有新的医学思路、方法、技术、方案和项目,才能够解决现有落后的医疗技术不能解决的慢性疾病问题。

新的医学思路、方法、技术和方案是否正确,关键在于能否有效地预防和逆转泛滥成灾的各种慢性疾病。看病贵,贵在巨额医疗费用使得社会难以承受;看病难,难在医学创新难。但是,没有医学本身的创新,慢性疾病带来的健康与医疗危机便难以解决。成功的医疗改革,必须有医学变革同步。

三、医学变革的两个主战场：西医创新与中医振兴

全球性的健康危机和由此引发的医疗危机,形成了广大民众对健康生活方式和新型医疗模式的巨大需求。健康产业正在成为第五波产业和财富革命。20世纪以来,作为第四波产业革命的 IT 产业,其崛起是计算机技术和网络技术发展与融合的必然结果。健康产业的发展,需要新型医疗模式和医疗技术的昌盛。保证健康产业发展的医疗模式是什么？新型医疗技术和理论体系是什么？

健康产业的发展必须与医学目的之根本性调整相适应,而医学目的之根本性调整则依赖于医学本身的创新。近30年来,西方医学的发展反映、代表了其创新趋势——自然医学应运而生。自然医学包括分子医学、能量医学和信息医学等新的医学流派。分子医学由营养医学、功能医学、抗衰老医学和自然疗法医学等流派

组成。能量医学包括多种分支,量子医学是其前沿领域。量子医学融合现代量子物理学和量子生物学等新兴学科,构成了医学创新的一支生力军。信息医学研究人类意识、精神和心理过程对人体健康的调控作用。这三方面的发展,分别在物质、能量和信息三个层面,揭示了人体生命活动的普遍规律。分子医学、能量医学和信息医学,统称为自然医学。

当我们用系统科学的信息论、系统论和控制论来研究人体时,我们发现:人类生命体,作为一个复杂的生物巨系统,具有与生俱来的自我反馈调控能力:人体新陈代谢的自平衡机制和自修复机制——人体自愈力。人体自愈力分别表现为物质、能量和信息三个层面的规律:一是以神经系统为主导的生物化学调控机制;二是以人体能量场(包括电磁场)为背景的能量波标靶同频共振机制;三是以意识调控为核心的人体生命信息调控机制。物质、能量和信息三个层面上的生命活动规律,决定了人体新陈代谢的动态平衡,也决定了人体代谢的自平衡机制和自修复机制。基于以上规律,我们提出人体自稳定调控系统的生物控制论,作为自然医学的一种代表性理论。这一自然医学的系统控制理论,是对常规西方医学对抗性理念的扬弃。

对于人体的亚健康状态和慢性疾病,自然医学运用营养调节、激素调节、能量调节、心理调节和运动调节等技术,改善人体的内环境,恢复人体自修复功能,实现人体新陈代谢动态平衡。医学,必须也必然会回归到它的原点:医学的目的,不是所谓的"治病",而是恢复人体自愈力。各种调节、逆转和康复技术、手段的依据,则是上述物质、能量和信息三个层面的规律。

西医创新的结果,产生了自然医学。在物质、能量和信息三个层面上,物质层面的研究一直走在前面。对以神经系统为主导的生物化学调控机制的研究,及在临床方面的应用成果,使得自然医学中的分子医学(营养医学、功能医学、抗衰老医学等)成为引领常规西医学创新、变革的旗帜。半个多世纪以来,全球生物医学的研究和临床革新取得的丰硕成果,构建了一个巨大的信息宝库,在分子水平和细胞水平上揭示了多种慢性疾病在物质层面上的发生原因、机理与演变过程以及各种天然化合物逆转慢性疾病的机制。这方面的详细论述,见论文《自然医学的历史使命》。目前,以营养医学为先锋,西医界逐步接受并在临床上应用营养医学技术,以解决常规西药等技术手段不能控制的疾病,特别是某些慢性疾病。但是,在全球范围内,全面、深入地运用分子医学的理论与技术,来预防和逆转多种慢性疾病还路途遥远。

在能量层面上,以人体能量场(包括电磁场)为背景的能量波标靶同频共振机制,是人体生命科学的一个重要发现。与物质层面获得的研究结果相比,生命科学界和生物医学界对此规律的了解和应用,远远滞后。同时,现有科学体系对信息层面以人类意识调控为核心的人体生命信息调控机制的了解,更加滞后。本文重点讨论量子医学在能量层面的意义,以及能量医学与中华古中医学的关系。信息医学与以人类意识调控为核心的生命信息调控机制将在其他论文中讨论。

量子物理学、量子化学和量子生物学的发展,催生了现代量子医学。在过去半个世纪中,量子医学主要聚焦在诊断器械和仪器的发展。较早被应用于苏联宇航员在太空船上的健康监测技术,就是量子医学和中医经络技术相结合的一种医疗器械(ARDK)。ARDK 经络仪健康检测系统用于检测人体内部的能量状态和异常。在现代能量医学发展历程中,德国博尔医师、中国科学院生物物理研究所祝总骧教授、甘肃天水的沈存正教授、中国台湾的钟杰博士、江晃荣教授和谢汝光教授、美国夏威夷大学崔玖博士、俄国的范伦铁那(Valentina)和克瑞安(Semjon Kirlian)等等,均做出了重要贡献。

在临床干预治疗方面,量子医学的成果主要集中在两方面:一是某些能量检测仪器可以兼具局部或全面的能量修复效果。二是某些食品和可穿戴产品带有特定电磁波频谱,对人体某些组织、器官有一定治疗效果。近 20 年来,欧洲传统能量医学和疗医学(顺势疗法/同类疗法)产品在欧美市场也出现欣欣向荣的势头。这两方面的产品(仪器和保健食品),正在稳步地进入全球性健康产业市场。

毫无疑问,中国健康产业的发展需要自然医学的参与。但是,自然医学的新流派,依旧存在着各种局限性。中国民众健康问题的解决和医疗模式的转变,更需要中国传统医学——中医药的振兴。中华民族祖先赖以维护健康与生存的中华古中医学,在过去几千年的历史中,以其通天地、泣鬼神的大智慧与大气概,为中华民族抵御了多少次的灭顶之灾,与中华民族的健康与命运共始终。眼下,中医中药又一次面临着后继乏人的危机。从中医药大学的生源标准到教材的内容,从中医的传承方式到中华传统文化氛围的式微,从现代科学主义的泛滥到利益集团对中医中药的蓄意攻击破坏,都为中医药的生存、发展挖下了一个个陷阱。汉代以降,中医学与老祖宗的中华古中医学渐行渐远,而现代的中医学已经在偏离中华古中医学的道路上达到了极致。

中华古中医学,作为中华文明的一个重要载体,不仅源远流长,而且将炳辉千秋。值得大书特书的,是甘肃天水的沈存正教授经过几十年的努力,在古中医学、能量医学、量子医学方面的发明创造,为中华民族的科技发展和健康事业做出重要贡献。十几年前就获批医疗器械证书的"内经经络能量诊断治疗仪",由诊断和治疗一套两台仪器构成。"经络能量诊断仪"能够定性定量地诊断人体十二条经络的能量状态,用量化的功能单位电压(毫伏)表示。人体内任一条经络电压低于1000毫伏,或左右同名经络电压压差大于70毫伏,即反映出相关脏器的功能性乃至器质性病变。"经络能量升压导平仪"则用于调节人体经络能量平衡。"经络能量诊断仪"在辨明经络能量状态后,还能够依据疾病分经和药物归经的原理,辩证地为受诊者开出调理亚健康或慢性疾病的中药药方。同时,"经络能量升压导平仪"用于直接调节人体左右经络能量平衡。这既可以提高经络能量的绝对值,也可以有效地使人体左右经络能量达到平衡。这套"内经经络能量诊断治疗仪"的问世,为数字中医的发展开辟了道路。

在仓内经络能量电磁波经放大后,形成多倍于人体的能量场强度。人体自身的能量场与中药释放的能量场发生同频共振,人体多种亚健康和慢性疾病得到有效调理和逆转。这是古中医学与现代科学技术相结合的产物。

如果中医学的振兴是中华民族文化传统振兴的前奏,那么带动中医学振兴的引擎是什么?中医学靠什么来振兴?虽然中华古中医学的躯体已经化作残缺不全的碎片,但我们依旧满怀信心地宣称:她的灵魂还在。中华古中医学的元神,就存在于以《黄帝内经》为代表的中医古籍中,就存在于以《周易》和《道德经》为代表的中华传统文化中,就存在于中华民族的祖先记忆中。我们的右脑记忆库中还保存着中华古中医学的基因信息,我们的潜意识能够帮助我们回忆、挖掘古中医学在华佗、扁鹊、张仲景、孙思邈、黄元御、叶天士、吴鞠通、郑钦安等先贤们身上出现过的辉煌。更加令人振奋的是,西方现代量子医学的大师们在登上量子医学的高峰后,参透了天人合一之玄机。他们悟出了量子医学与中华古中医学的殊途同归,无一不向中华古中医学的医神、医圣们顶礼膜拜。

中华古中医学不需要削足适履去适应西方的化学医学标准。古中医学的能量医学本质,带领我们进入了另一个广阔天地。中华古中医学的六大学说——运气学说、阴阳学说、五行学说、经络学说、藏象学说、卫气营血学说,无一不在向我们讲述:在天人合一的前提下,能量在人体内的运行、转化、平衡、贮存和协调,决定着人体健康。中华古中医学的六大技术——砭石、针、灸、导引、按跷和方剂,无一不在教诲我们:中医使用的各种技术与手段,目的在于调节人体经络能量的升降,以达到阴平阳秘和五行调和。

中医方剂的君臣佐使配伍,配的是由不同草药组方后形成的电磁波频谱,绝非其中的化学成分。不管是六经辩证,还是八纲辩证,都少不了疾病分经和药物归经。经络是人体内部微电磁场的载体,经络上运行的"气",是生物电流。药物归经就是方剂中的电磁波频谱与人体经络电磁波频谱的同气相求、同频共振。

西方和疗医学的理论与技术,给了我们极大的启发:植物的任何一个部分,在恰当的溶剂(水或酒等)中震荡,都能够留下一定频谱的能量场。和疗医学产品不是通过化学成分"治病",而是通过溶液中的能量场调节人体紊乱的能量场。

中药"治病",与和疗医学产品"治病"的机理,何其相似乃尔。这就是人体生命科学的一个重要规律:以人体能量场(包括电磁场)为背景的能量波标靶同频共振机制。中医中药的目的,并非所谓的"治病",而是通过经络系统调节人体能量场的紊乱。从而恢复人体新陈代谢的动态平衡,增强人体自愈力。"上工治未病"的深刻含义,在预防和逆转慢性疾病的临床实践中,充分揭示了古中医学所遵循的"天道"。

我们用信息论、系统论和控制论这系统科学的"老三论",建立了人体自稳定调控系统的生物控制论,作为自然医学的理论概括和指导思想。当我们用耗散结构论、突变论和协同论这系统科学"新三论"来认识、研究古中医学时,就会发现:中华古中医学就是一个包含着耗散结构论、突变论和协同论的超级系统科学。我们试用"人体经络——藏象系统的能量信息调控协同论",来阐述古中医学的理论体系。这一理论可以看成是对中华古中医学理论体系的现代诠释。

那些用化学医学的观点批评、质疑中医学的人,将中医中药说得一无是处。那些数祖忘典的"科学卫士"们,更是随心所欲地将"伪科学"的帽子加诸中医药。这些,只能说明他们的偏见与无知。

回归到以《黄帝内经》为代表的中华古中医学,是现代中医人的使命,也是中华民族健康大业的需要,更是中华民族振兴的战略任务。现代中医学向古中医学的回归和21世纪中医的振兴,构成了目前医学变革的另一个主战场。

四、中医药的能量医学本质

中华古中医学,经过3000多年的时间跨度,终于见到了现代量子医学的问世。其实,中华古中医学的内涵与外延,要比现代量子医学丰厚得多。造物主给了西方人机会,让近现代科学技术在西方发达起来。造化,也给了东方人不朽的智慧,让中华民族掌握了超越量子物理学和量子医学的理论和技术。中华古中医学,便是其中的一部分。我们的科学研究和临床实践发现:

1. 人体以脉冲方式释放出多种电磁波,两种电磁波释放的时间间隔是25～100微秒。不同的植物也有特定电磁波频谱被释放。

2. 当12条经络的归经中药(105种)被粉碎混合以后,能够观察到与人体相似的电磁波频谱被释放出来。

3. 这些归经中药释放出的电磁波经放大后,能够与人体电磁波产生明显的同频共振效应。

4. 植物(中药)与人体电磁波同谱共振的结果,是全方位地调节人体健康,并逆转多种慢性疾病。这个现象和过程,被称为生物能量"多波共振"。

5. 研究工作在一个"养生保健能量仓"内进行。该能量仓内的能量强度是人体正常能量场的若干倍。对植物能量放大的装置是一种暗能量接受转化解码器。

6. 经由该能量仓的全方位、全身心调节,多种慢性疾病被逆转、康复,包括:痛风、高血压、糖尿病、全身性皮下脂肪瘤、股骨坏死、肿瘤与癌症等等。

7. 本研究与化学手段无关,与化学医学无关。

从《黄帝内经》的"神系共振"到欧洲传统能量医学"和疗医学"与现代量子医学,从"以人体电磁场为背景的电磁波同谱标靶共振机制",到"等微子颐养仓"中的生物电磁波"多波共振",中华古中医学所包含的能量医学本质,无可辩驳地表现出其本来面目。

五、建立古中医学的现代科学语言表达系统

欧洲自文艺复兴以来,文艺与科学便逐步摆脱了神学奴婢的地位。科学在宽

松自由的学术氛围中,得到长足的发展。然而,事物都是在相反相成中产生和进步的。各种自然科学的发展,推动了生命科学的进步和医学的进展。科学发展史上,科学主义与科学如影随形。西方科学界中的一些人,却将科学变成了科学至上与科学主义,成为科学进一步发展的障碍。在医学领域,科学主义的危害尤为显著。中华古中医学受到科学主义的迫害由来已久。

当前的常规西医学,其实只是技术,并没有发展成为真正的医学科学。对抗性医学(Allopathic Medicine)是现代西医学的前身。200多年来,对抗性医学靠技术逐步成了人类社会的主流医学。但是,现代西医学至今没有自身的理论体系。这一状况不仅令主流医学难堪,而且孕育着西医对自身的扬弃。

中华古中医学是一个有着完整理论体系的传统医学。她不仅有理论系统,也有丰富的临床实践总结。其理论系统包括运气学说、阴阳学说、五行学说、经络学说、藏像学说、卫气营血学说等。其中,经络—藏象学说是核心理论。人体内的经络—藏象系统,是独立于人类解剖形体的一个能量系统。这个能量系统接受宇宙能量,也吸收转化饮食营养中的能量,并以特定的方式储存。人体的解剖生理系统与这个能量系统互为表里、相辅相成,共同构成人类的生命体。这个能量系统由两个子系统构成:经络系统和藏象系统。人体内的经络—藏象系统,包含了古中医学的全部秘密。

由于未知的原因,中华古中医学的理论系统在传承的过程中明显丢失了一些内容,导致后代子孙们对这个古代医学体系和理论,知其然而不知其所以然。现代自然科学和生命科学的语言表达系统与古中医学的古代语言表达系统,缺少共同语言要素和共同学术性内涵。两者难以沟通。这就给我们提出了一项艰巨的任务,必须建立古中医学的现代科学语言表达系统。

我们需要运用量子物理学、量子生物学和量子医学的理论,重新认识和诠释古中医学的六大学说,建立讲得清、说得明的病理机制,拿出符合现代科学、特别是生命科学的辩证依据,制定以能量医学为基础的草药能量特征和方剂配伍能量模型等等。初步考虑,中华古中医学涉及的人体生物能量和信息调控机制包括以下几方面:

1. 天人合一宇宙观/气一元论

阴阳的物质/能量基础,是宇宙大爆炸的产物——暗能量,可以称之为宇宙之砖,或等微子。等微子有正负之分,构成阴阳的物质基础。暗能量演化的不同层面,形成从基本粒子到宇宙天体不可度量的连续性物质与可度量的非连续性物质。量子呈现出波粒二象性:连续性物质(能量 E)和间断性物质(物体 M)。人类生命体只是具有特定能量级别的一种间断性物质。无所不在的暗能量,占有宇宙物质总量的 70% 以上。暗能量是宇宙与人体物质与能量的载体。人体经络的外部能量来源就是等微子流。等微子流进入人体后形成正负电子,一部分相互碰撞产生光子。剩余的负电子形成运行于经络上的生物电流。以赤道天球坐标系为参照体系的中国古天文学,发现了五运六气、阴阳五行、二十四节气的空间依据,用天干、地支等纪年法标记自然界对人体经络能量的影响,并揭示了五运六气和阴阳五行的物质基础。大宇宙和人体小宇宙二者天人合一的气一元论是古中医学运气学说的核心。因此,对暗能量的研究,不仅是当代物理学的前沿领域,也是中医理论研究和临床实践的重大课题。

2. 宇宙能量信息场论

宇宙能量对人体能量的作用,是五运六气理论的基石。以地球赤道平面为参照体系的 28 宿(星系团)内部,有五条能量通道。此能量通道扫过太阳系及地球,给地球生物和人类生命体带来能量的影响,这是大五运。太阳系的木、火、土、金、水五大行星,释放的能量对地球人类的影响,是为小五运。大、小五运理论所表达的是宇宙和太阳系天体对地球生物体(包括人体)能量的影响。地球外部生物圈内能量场变化形成了六气的各种表现形式:风、寒、暑、湿、燥、热。六气是万物生长的基本条件。当六气发生太过或不及,或非其时而有其气,超过了人体的承受能力,那么六气就变成了六淫。这是中医学外感病因的总称。风、寒、暑、湿、燥、热,实际上是地表生物圈能量通过温度、水分和空气流动产生的综合结果,是宇宙能量在地球生物圈内的特定性表现,其结果表现在对人体经络三阴三阳之能量状态的影响。大、小五运带来的是对人体五个脏器能量状况的影响;六气带来的是对人体经络能量状况的影响。五运六气涉及的能量对人体脏器和经络的影响,是在量子层面上,还是在暗能量层面上? 如何有效地运用这些能量调节人体功能,改善健康? 这些都是需要研究的课题。

3. 五行场论

对应于人体内部五脏,存在着五个能量团——五藏。五藏之间的能量场相互作用及在五脏的表现,构成五行学说的核心。五藏之间的能量场相互作用是本质原因。五脏的相生相克、相乘相侮是外在的表现。用脏腑学说代替五行学说,便偏离了五行学说的能量本质。五个能量团——五藏之间的能量场相互作用,是系统科学新三论最有用武之地。研究发现:五行能量场之间的能量生克关系,发生在超低频声波能量水平上。五行调和是指五个脏器带有的超低频声波能量的协同变化和动态平衡。

4. 经络能量控制论

经络能量运行调控机制,有子午流注学说为其核心理论。人体经络在五运六气(等微子流)的作用下,形成了内源性的经络能量自我调节能力。也就是在气血循环中,经络按一定的时序修复自身功能。等微子流通过经络能量的补充和消长,影响气机升降出入、内外调节。因应于气机的升降出入,人体的经气持续表现出子午阴阳消长转化。这一规律谓之子午流注。每日 12 个时辰(一个时辰包括 2 小时),12 道经络按时序出现旺相(气血循环高峰)。气血循环,就像圆环一样没有始终,日复一日。经络能量运行受阻,相关的脏器功能就会出现异常。中医的各项技术,目的就在于疏通经络,确保子午流注正常运行,确保人体固有的能量运行调控机制发挥正常。现代科学技术对经络能量控制情有独钟,大量的仪器设备出现在应用领域。正确选择和运用有关设备,有效促进人体经络能量控制,已经成为中医界必须关注的问题。

5. 气血微电磁场论

经络的量子物理学与量子生物学本质,为中医的气血理论做出了绝妙的注解。人体内血管中运行的血液带有微电流,由此产生了血管外的微电磁场。动脉血管、静脉血管、神经丛和淋巴管道(脉),均有类似的微电磁场伴随,且沿管状分布。伴随微电流通道的管状微电磁场就是人体内部微电磁场——气运行的轨迹。各种管状微电磁场效应的综合便形成了经络;大者为经,小者为络。重要的穴位是经与络的交接点。"血为气之母,气为血之帅。"这为我们认识中医气血理论的深层次本质,做出了绝妙的注解。卫气营血,便是平衡气血。气血平衡是人体基本的阴阳平衡。

6.阴阳学说与系统科学新三论

阴平阳秘(阴阳平衡)是中医诊断与治疗疾病的出发点和归宿。不管是六经辩证,还是八纲辩证,阴阳辩证都是总纲。从人体层面看,阴阳平衡包括经络三阴三阳之间的能量动态平衡,气血动态平衡和藏象动态平衡,表、寒、虚与里、热、实的动态平衡,五脏间的生克、乘侮的动态平衡以及脏腑之间关系的动态平衡等。从人体与外界关系看,阴阳平衡包括正负等微子流的动态平衡,五运之间相互作用的动态平衡,六气相互作用之间的动态平衡,五运六气之间相互作用的动态平衡,五运六气太过与不及之间的动态平衡等。从大宇宙到人体,都是一种耗散结构。现有万物都处于从有序向无序的能量耗散过程。熵寂便是阴阳动态平衡的终结(耗散结构论)。运气出现太过与不及,外部能量作用于人体经络产生能量代谢失衡和稳态能量场产生突变(突变论),将导致人体阴阳失衡与疾病的发生。系统科学新三论中的协同理论,在五脏(能量团)之间的阴阳协同关系和五脏之间的阴阳协调作用中,表现得尤为突出。

六、中医药治病的能量医学本质

中医治病的总原则是调节经络气机升降,实现人体内部的阴平阳秘。沈存正教授发现:如果人体经络的电压小于1000毫伏、左右两侧同名经络的电压压差大于70毫伏,生物电流运行则不畅,表现为气机升降受阻。相关脏器的功能就会出现问题,甚至产生器质性病变。因此,恢复和提升人体自愈能力之关键,在于维系经络能量运行畅通。不管是针灸和方剂,还是其他手段,其目的都是恢复和提升经络能量运行畅通。中医六艺中的砭、针、灸、导引、按跷都与化学无关。从本质上看,这五种技术都是为了恢复和提升经络能量运行之畅通;即所谓的"气机升降、阴平阳秘"。方剂之法中,是草药中的化学成分起作用,还是草药中的能量起作用。两者之中,谁在起着主导作用? 我们发现:

1.人体经络发放一定的电磁波频谱。

2.外源的食物、草药发放的电磁波频谱,如果与人体经络发放的电磁波频谱一致,就能够通过电磁波标靶共振机制,修复人体经络的功能,恢复和提升经络能量运行之畅通。

3. 中药方剂的君臣佐使配伍,配的是草药中的能量——电磁波频谱。与之产生共振的人体组织包括经络。

4. 中医的食疗食补原理,应用的也是食物中的能量——电磁波频谱。

5. 中药方剂治病,起主导作用的是草药中的能量及其能量配伍。

人体是一个生物电磁场的载体,在发放自身特定的生物电磁波的同时,又在与外界的电磁波交流。如果人体特定组织、器官发放的电磁波频谱与外源电磁波的频谱产生同频共振,就会调节人体内电磁场的偏差,从而调节人体某个组织、器官的功能,并进而改善器质性病变。这是维系人体健康的量子医学基本规律:以人体电磁场为背景的电磁波标靶同频共振机制。量子医学对常规西医学而言,是对人体生命活动规律认识的深化、升华与创新。

旋转和振动,是宇宙间一切物体和能量的基本运动。人类生命体,只是物质(能量与质量)演化长链中的一个环节。将人体的经络状态放在宇宙天体的影响下考虑,就进入了中华易、道文化。《黄帝内经》里所阐述的"同气相求"和"神系共振",在现代量子物理学和量子医学的桂冠上,是两颗璀璨的宝石。

古中医学解决的是人体经络—藏象问题,以能量(气)入手;西方医学解决的是人类形体问题,以物质(化学)入手,两者互补。现代量子医学是连接古中医学与西方医学前沿领域之间的桥梁。中医药的现代化,不应该是用化学、生物化学和分子生物学来阉割中医中药;而是用量子物理学、量子生物学和量子医学来认识中医中药,并建立中医中药的现代科学语言表达系统。现代系统科学的新三论,是中医中药走向现代和未来的必经之路。中华文明的瑰宝——中医中药将借此真正走向世界。

中医学不仅仅是一种医学,她更是文化、哲学和宇宙观。中华文明的道统"源于易,藏于道,显于医"。中医的灵魂是易、道文化。当今,市场化的中医、西医化的中医,已经丢失了中医的灵魂。华夏文明的道统——易、道文化几度被摧残。中医的学习和临床,长久地缺少必要的氛围。振兴中医固然需要很多条件,但当务之急是中医中药必须从化学医学的绑架中解放出来。中医中药的灵魂固然在易、道文化中,但中医学内在的生命科学本质,又是无法用文化与哲学来替代的。因此,建立中医中药的现代科学语言表达系统,就成为振兴中医的必要条件。

当西方医学从简单的对抗性医学走向现代分子医学和量子医学,当科学主义让位于真正的科学,当良知战胜了贪婪,中华古中医学及中华传统思想文化,便将象普照环宇的阳光,不仅照耀着中华大地,而且将惠及全世界的百姓。

★想知道健康产业要点?
★想知道医学发展趋势?

微信扫码,立即获取

中医：能量信息医学的载体

一、中华古中医学的本质特征：能量信息医学

中医药在走向世界。在一带一路的沿途国家与地域中,中医药对于健康的有效性与科学性,将展现出中华文明的优势,凸显出中国传统文化的软实力,亦将成为健康产业的核心内涵。保护中医中药的知识产权,也成为必不可少的战略举措。

中医药面临着来自多方面的外部严峻挑战:1.植物药有效成分的提取和应用,成为西方制药业通过"废医存药"来消灭中医的有力推手。2.不少国家,特别是有些亚洲国家已经申请了中国许多古方的国际专利权,成为中医药走向世界的障碍。3.中医药在世界各国的医学合法性与话语权仍未确定。

在中国国内,中医药的现状和发展趋势也不容乐观:1.大量研究项目和人才在推动中医药向化学医学倾斜。2.精通中华古中医学的中医人才匮乏,老一代高层次的中医师后继乏人。3.严重缺少能够传承与创新的中青年中医师。4.中药材重金属超标成为普遍问题,严重影响中成药的使用和出口。

一带一路的平台,既是中医药大显身手的场所,也是与各国医药高手与现代医药高科技竞争的战场。保护中医药,发展中医药,必须有一套完整的计划和缜密的顶层设计。在中华民族振兴的过程中,在中医药走向世界的大趋势下,中医将在一带一路平台上悬壶济世、技压群芳,以现代化中医药的面貌崭露头角。这个钱学森当年期望的现代化中医是什么?

大量的研究成果与临床实践证明:中医药的科学性在于其能量信息医学本质;中医药的有效性在于中医诊断和辨证施治的整体观、系统观、平衡观与全息观。以

量子科学与信息科学为基础的现代科学,以量子生物学和能量信息医学为基础的现代生命科学与医学,为中医药的现代化搭建了一个平台。在此平台上,我们用现代科学语言和内容,重新认识和诠释中医药,中医药的科学性便无懈可击。我们用能量信息医学的技术、产品和仪器,作为可复制的中医药诊断治疗技术的载体,不仅让中医药治病的有效性得到表现,而且让竞争对手无法复制。

中华古中医学包括六大核心学说:运气学说、阴阳学说、五行学说、经络学说、藏象学术和卫气营血学说。这些学说围绕人体能量及其平衡,探究人体健康问题和调节途径;同时也涉及宇宙能量对人体的作用。中医药治病的手段包括六大基本技术:砭石、针、灸、导引、按跷和方剂。前五类技术与化学无关。方剂治病,按现代化学医学理解应有化学成分参与。但张仲景时代的《伤寒论》所提及疾病分经、药物归经、方剂君臣佐使配伍的用药原理,绝无化学含义。我们的最新研究成果也表明:草药方剂治病的机理是能量调节。方剂中的草药配伍配的是电磁波频谱。人体有关组织、器官与方剂中释放出来的电磁波同频共振,从而达到矫正人体电磁场偏差的效果。中医治病的总体原理则是:气机升降、阴平阳秘;天人合一,神系共振,五行调和。用现代语言讲,是通过对人体经络和脏器能量的调节恢复人体自愈力。作者在《中华古中医学与现代量子医学》一文中,对中医药的能量医学本质已有阐述。本文重点论述古中医学的信息医学本质。

中华古中医学包含信息医学的内容,只是信息医学在"祝由"一词的外衣下难以被现代人理解与接受,或是在宗教的名义下被模糊使用。现代西方信息医学则以"意念科学"的概念和范畴得以研究与利用。为了了解现代信息医学,并发扬光大中华古中医的信息医学,我们首先必须进入现代信息科学的殿堂。

二、"量子纠缠"与信息科学

1982 年,法国物理学家艾伦·爱斯派克特(Alain Aspect)和他的小组成功地完成了一项实验,证实了微观粒子之间存在着一种叫作"量子纠缠"(quantum entanglement)的关系。这是量子物理学具有里程碑意义的重要发现:有共同来源的两个微观粒子(电子、光子)之间存在着某种关系,不管它们被分开多远,都一直保持着纠缠关系。对一个粒子扰动,另一个粒子(不管相距多远)立即就知道了。这是一种超距离的"感应"。1997年,在奥地利留学的中国学者潘建伟与荷兰学者波密斯特等人合作,首次实现了未知量子态的远程传输。这是国际上首次通过实验成功地将一个量子态从甲地的光子传送到乙地的光子。

2016年8月16日,中国发射世界首颗"量子卫星",全球首颗量子科学实验卫星被正式命名为"墨子号"。量子信号从地面上发射并穿透大气层——卫星接收到量子信号并按需要将其转发到另一特定卫星——量子信号特定卫星上再次穿透大气层到达地球某个角落的指定接收地点。

2017年6月14日,"墨子号"卫星过境时,在距离地球500公里的太空中,同时与青海德令哈站和云南丽江站两个地面站建立光链路,在地面两个站之间建立量子纠缠。两个地面站之间的距离达1203公里,纠缠特性在千公里尺度上仍然存在。2017年6月16日,国际权威学术期刊《科学》以论文形式发表了该成果,并称之为"里程碑式的研究"。这是现代信息科学前沿领域的重大突破。

然而,产生量子纠缠的机理是什么?揭示量子纠缠的机理,其意义远超过发现量子纠缠现象本身。这个机理涉及许多物理学未知的秘密,包括宇宙大爆炸产生的暗能量及其在宇宙中的作用,以及人类与宇宙的关系等。

2011年,英国广播公司网站报道,运用最先进的天文测量技术,天文学家通过巡天观测确认了神秘的暗能量的存在。它是宇宙加速膨胀的推手。宇宙的膨胀进程处于两种力量平衡之中,如同阴阳相克。其中的一种力量是引力,它们的作用使膨胀减速,而另一种强大的反制力量则是暗能量,它使宇宙加速膨胀。在我们的宇宙中,暗能量占据了74%,而另一种不反射也不辐射可探测电磁波的神秘物质——暗物质,则占据了22%。我们可以观察到的一切物质:气体、固体、液体、恒星、星系、行星,我们所熟悉的一切加在一起只构成宇宙的4%。

暗能量不仅能够解释宇宙中的张力,也包含了量子纠缠终极原理的答案:量子之间存在着一种相互联系、交流和互动的更微观的实在与虚空之统一体,一种新的具有粒子/非粒子二象性的微观物质。这就是全息宇宙的基础。

中国物理学家沈存正先生自20世纪70年代以来,经过40多年的努力发现了一种比电子、基本粒子更小的结构性粒子。他将此粒子命名为"等微子"。他揭示"等微子"是宇宙大爆炸的产物,是宇宙中一切物体和能量的来源,俗称暗能量。他还计算出,1.5×10^{114}个等微子构成1个电子;等微子的速度是1.5×10^{33}米/秒,

而光速是 3×10^8 米/秒。宇宙大爆炸后,等微子演化成不同的基本粒子。形成万有引力、电磁力、强作用力和弱作用力的原材料、原动力均为等微子;等微子是形成物理统一场的基本物质。沈存正还发现了等微子的多种特性。他利用等微子的这些基本特性,成功研发了监测和预报地震发生的仪器—地球等微子监测仪(中国发明专利号:971164975)。地壳变化释放出来的地球内部能量(等微子流),经由等微子感应器捕获并最终转化成电流,在仪表上表现为变化消长的读数。此读数的变化反映了地壳的变化过程中暗能量的释放强度,可用于对地震的预测。等微子的发现,不仅为现代物理学的统一场论奠定了基础,而且也为解释量子纠缠现象的终极原理提供了线索。

任何创造性的理论体系和科技创新,都是以异常现象的发现和研究为先导的。30 年前,量子纠缠现象的发现,颠覆了人类对物质和宇宙的认识。30 年后,以等微子理论为核心的等微子物理学和相关发现与技术,将揭晓量子纠缠现象的机理,打开通向物理学第三次革命的大门。

三、宇宙能量信息

经典(牛顿)物理学研究的主要内容是间断性物质(物体)的运动规律。经典物理学对能量的认识,是一些经典概念,包括动能、势能、热能等,以可度量的宏观结果为能量的标志,有功、功率等物理量为度量单位。在经典物理学的科学框架下,信息被理解为物体运动的规律,例如统帅整个经典力学的牛顿定律。量子物理学的创立,颠覆了经典物理学的物质观和世界观。量子力学展现给人类的,是连续性物质(能量波)的迷宫。电子、光子这些量子的表现方式(电磁波)和运动规律,通过统帅整个电磁学的麦克斯韦方程组得到了很好的解释。在量子物理学的层面上,"信息"这一概念的核心内涵,聚焦于连续性物质(电磁波)的运动规律。

带有信息的能量是量子物理学研究的对象(电磁波、电磁场、光波等)。在等微子物理学的科学框架下,只有等微子(暗能量)是真实的原始存在。信息就是能量、就是物质(物体)。信息应该被理解为物质的一种形态、一种存在方式。信息是一切,本自具足。广袤的宇宙与渺小的电子、基本粒子,都是等微子的造化之物。色不异空,空不异色。色即是空,空即是色。

沈存正先生在 1997 年第 4 期《世界科学技术》中,发表了题为《等微子的发现及其应用》一文,文中命名单个(正负)等微子为:dn;－dn。通过对等微子现象的观察分析,沈存正提出等微子有如下的物理特征:

1. 等微子分正等微子和负等微子,即为 dn,－dn。

2. 若中微子有质量,等微子的质量比中微子的质量还要轻。

3. 凡是有能量运动的任何物体,都会有等微子辐射。

4. 等微子的速度很快,可能是超光速的。

5. 由于等微子可能以超光速运动,因而任何物体都无法屏蔽,也都不会对其产生反射。

6. 等微子在任何密度的物体中运动会被减速,减速至接近光速 c 时,等微子由于减速效应衰变为电子和反电子。

7. 有强大的等微子流辐射场内,dn 和－dn 在临界区. 由于空气分子对其产生减速,会出现 dn 和－dn 的衰变湮灭而转化为一个准光子。因为它们可能有某种原因不同于电子 e 和反电子－e 湮灭所转化的光子 v,所以称为准光子 v 以表示区别。这种 dn 和－dn 的衰变湮灭,可能就是大地震前的地光现象。

8. 等微子可能形成多种等微子团,以对应于地球人类生命体的经络系统和其他动植物生命体,这是地球生物适应环境的结果。人体等微子辐射的变化,几乎与宇宙空间完全同步。宇宙空间量上升,人体量也上升,宇宙空间量下降,人体量也下降,始终保持同步水平。因此,地震之前有许多动物出现异常反应,可能是地震能量源辐射的等微子与其他同步所造成的一种生理生态失衡现象。

9. 等微子的微观物理特征以及其产生的物理机制,还有待于物理学的发展,找到方法深入等微子微观世界加以探测。

10. 等微子可能以其特殊的物理特性,作为信息载体传递生命和非生命物体以及宇宙演化的全息信息。

沈存正先生的实验结果(利用等微子感应器产生电流),证实了等微子的存在及其粒子性质。他还计算出等微子的速度是普朗克常数的倒数:1.5×10^{33} 米/秒。根据实验结果,沈存正先生对等微子的粒子性作了权威性论述。

本文作者认为,等微子除了粒子性外,必然具有非粒子性。等微子的非粒子性,用波和场解释都不准确。在理论物理学界已经被讨论了 30 多年的"超弦理论"

与等微子的特性吻合。有着 1.5×10^{33} 米/秒高速传播的速度,等微子和等微子团就是振动的"弦"。

超弦理论是理论物理的一个分支学科。1984 年,以美籍日裔科学家加来道雄为主的几位科学家提出了"超弦理论"。这一理论的基本观点是:自然界的基本单元不是电子、光子、中微子和夸克之类的点状粒子,而是很小很小的线状的"弦"(包括有端点的"开弦"和圈状的"闭弦")。弦的不同振动和运动就产生出各种不同的基本粒子。自然界所发生的一切相互作用,包括物质和能量,都可以用弦的分离和聚合来理解。

因此,本文作者提出"等微子弦"理论来描述和研究等微子的非粒子性。等微子、等微子团、扰场、中微子和各种形成基本粒子前的粒子/非粒子,都能够以等微子弦的形式存在。等微子/等微子弦是基本粒子的前物质形态。等微子弦理论是对现有超弦理论的修正。"超弦理论"缺少实验证据支撑,而"等微子弦理论"不仅有证实等微子粒子性存在的实验数据,而且完美地说明了宇宙大爆炸的初始起点和统一场问题。

量子纠缠的发现和量子卫星等技术的应用告诉我们:在天人合一的时空里,存在着一个亟待人类探明的科学领域。这就是融汇宇观与微观的物质形态:以等微子/等微子弦而存在的宇宙大爆炸产物——暗能量。等微子/等微子弦的粒子形态已经被沈存正先生发现。其非粒子形态等微子弦,在对扰场、中微子等的研究中已见端倪。

振动且自旋的等微子/等微子弦,是宇宙大爆炸的原始产物。在宇宙大爆炸一秒钟后,等微子(dn,-dn)很快减速衰变为 C 光子,VG 引力子,VJ 胶子,VB 玻色子。此时,光子 C 以 $2.962962963 \times 10^{8}$ 米/秒传递电磁力。正负等微子(dn,-dn)在形成光子的过程中,扰场已经作为光子的前体物质而存在。扰场的聚合形成了正负电子。经由扰场而形成的正负电子相碰撞生成两个光子,并释放出扰场能量。宇宙背景辐射物质(太赫兹波等)和黑洞逃逸物质(X 射线等),都是扰场的产物。高能化合物 ATP 的磷酸根键能,则在细胞内的生物化学反应中,以提供化学键能的途径维系细胞的有序结构。

扰场(等微子弦)的运动就是量子纠缠的机理,两个量子(光子)释放出来的扰场(等微子弦)具有超距感应作用。这种感应产生的效果,是等微子弦的交换、共振、互补、递加、矫正等作用,也就是信息本身作用的结果。光子(电磁波)——扰场——光子(电磁波)的量子态隐形传递,正是形成量子纠缠的核心内涵。

宇宙大爆炸产生的等微子/等微子弦,是宇宙物质的最小单元,是连续性物质/间断性物质的统一。中医气一元论的基础正在于此。

四、人体能量信息

科学界对远红外电磁波的研究发现:波长在 4~14 微米的远红外线,被称为生命光波。波长在 3 微米至 1000 微米(1 毫米),介于微波与红外线之间的电磁波,称为 T 赫兹波(太赫兹波)。太赫兹波在 20 世纪 80 年代中后期被正式命名。在此以前统称为远红外线。一个太赫兹等于 10^{12} 赫兹。太赫兹波是地球吸收到的电磁波。太赫兹波的波长涵盖地球上所有生命和物质吸收、发射的各种电磁波的波长范围。许多生物大分子的振动和转动能级,电介质、半导体材料、超导材料、薄膜材料等的振动能级均落在太赫兹波段范围。

人体是电磁场的载体,不断向周围释放电磁波。人体释放的电磁波在太赫兹波范围内。卡尔良相机拍摄的人体体表光辉,也是人体量子能量场的外在表现。人体内部的能量也以经络能量和七轮能量团的方式存在,以电磁波的形式表现于人体外部,同时通过与外源电磁波产生同频共振,保持与环境的和谐。

太赫兹波具有穿透性强、使用安全性高、定向性好、带宽高等技术特性,由于太赫兹释放的能量很小,不会在人体产生有害的光致电离。太赫兹波对人体的作用,是量子医学目前主要应用范围之一。人体健康出现问题时,相关的组织和器官的电磁波表现出偏差。通过外源(治疗性)太赫兹电磁波与人体太赫兹电磁波之间的同频共振,人体电磁场中能量状态偏差就会得到矫正,人体的健康状况也得到改善和提升。

沈存正先生发现:人体十二条主要经络存在于生物电电压(经络压)。大数据表明,人体的各种器官都存在着一定量的电压。经络电压对脏器的电压起着维护作用。每道经络的绝对电压量和左右同名经络电压压差值,反映了人体经络能量状况。健康人体的每条经络之电压值在 1000~1620 毫伏,同时左右两边的同名经络电压压差不应超过 70 毫伏。否则,相关脏器就出现了亚健康或慢性疾病。经络压的概念和检测手段的建立,是对中医理论与技术之现代化的重要贡献。以经络压为基础而建立的经络诊断治疗理念与技术,为数字化中医做出了贡献。

人体包括经络在内的多种组织、器官释放出各异的带有一定频率、波长的太赫兹电磁波。这些太赫兹电磁波,综合形成人体量子能量场。人体以释放量子能量场的方式与外界交流。外源的太赫兹波,如果与人体释放的太赫兹电磁波具有相同的频谱,会产生同频共振;由此,人体健康问题得以调节、康复。人体电磁波只是相对稳定的,电磁波会离散成扰场(或其他形式);扰场(或其他形式)又会聚合为电磁波。

每个人体相对稳定的量子能量场,形成单个人体的量子能量场信息体。无数人类单个人体量子能场量信息体之和,构成群体量子能量场信息体库。无数群体量子能量场信息体库形成人类量子能量场信息体总库。人类量子能量场信息体总库中必然存在着无数健康个体的量子能量场信息体。无数人类单个量子能量场信息体相互之间不断地交汇、互动,最终会形成人类单个人体量子能量场信息体的标准体(模型)。如果将其与亚健康或慢性疾病患者个体的量子能量场信息体相偶联,两个量子能量场信息体之间就会发生整体性共振。这一共振是对出现偏差的单个个体量子能量场信息体之矫正。两个量子能量场信息体的同频共振属于信息医学范畴,远比某些频谱之间的同频共振复杂。这也就是恢复人体自愈力的过程。《黄帝内经》里讲的"天人合一""神系合一",正是对两个量子能量场信息体同频共振的描述。

五、信息医学与意念疗法

近20年来,西方心理学界出现了一个心理学分支,叫心脏智慧学(Heart Intelligence)。传统的心理学重点研究人脑的生理活动与神经活动,认为脑的功能是人类思维、意识等精神活动的基础,包括显意识。对应于脑心理学,心脏智慧学的产生与兴起,为潜意识的深入研究提供了一个强有力的平台。

现代研究发现:构成心脏的细胞中,一定比例的细胞具有神经元细胞的功能,而不是简单的心脏肌肉细胞。心脏始终与身体的其他器官进行信息沟通。长期以来,西方医学一直将心脏理解为输送血液的器官。这个定义并不准确和完全。除了对血液循环的作用外,心脏也是一个智慧器官。一些神经心脏学家称心脏为人体更重要的另一个"大脑"。心脏是人体能量的中心,心脏的电磁场比大脑强几千倍。心脏和大脑之间的动态沟通是人体精神活动的核心内容之一。现代心理学研究发现,心脏的智慧是潜意识层面的精神活动。心脏和大脑之间的沟通,帮助我们从意识的能量层次进入意识的信息层次。

人体大脑皮层的活动产生显意识,智慧心脏产生潜意识。显意识通过脑电波、意识能量场表现出来;显意识能量场主要是量子水平的能量态。潜意识是通过强大的心电磁场——扰场转换表现出来的信息态。潜意识中,包含了人体的本能、本性,储存着个体的世世代代保留下来的各种信息。这些信息对个体的生存和人生发展具有重要意义。

以潜意识为主、显意识为辅共同参与,构成了整体性的人体"心脏—脑思维"电磁场能量信息体。这是人体能量场信息体的核心部分,加上人体其他器官、组织、经络释放的特征性的电磁波,形成了复杂的单个人体量子能量场信息体。

2008 年 3 月 17 日,美国南佛罗里达大学健康科学研究中心的首席科学家威斯利教授宣布:心脏可以分泌一种救人性命的荷尔蒙。它不仅在 24 小时内杀死 95%以上的癌细胞,而且对其他绝症也有极好的治疗效果!威斯利挑选了 100 个志愿者,分别对他们处于各种情绪状态下的心脏荷尔蒙分泌情况进行了跟踪采集发现:人的情绪越高昂,心情越愉悦,人的心脏分泌的荷尔蒙就越充沛。反之,人处在痛苦、担忧、抑郁等消极状态时,心脏几乎完全停止分泌这种激素物质。

由此,千百年来困扰人类的绝症自愈"底牌"被揭开了:身患重病时只有拥有强大能量的心脏所分泌的救命荷尔蒙,能够修复人体自愈力,包括免疫功能。当我们的心灵—意识信息能量强度足够大、频率标度值(至少 200)足够高时,我们的心脏功能便能够保证有大量的保命——救命荷尔蒙生产出来。

但是,我们如何做到让自己的心灵—意识信息能量强度足够大?有两个途径:自主性信息调控和非自主性信息调控。

意念疗法是人体有意识地运用人体心脏的智慧能量场寻找外界同频能量场,在天人合一的境界中实现天人之间的神系共振。借此,因健康问题而产生的人体量子能量场信息体的偏差得以纠正。

我们如何与宇宙信息能量场实现同频共振,以恢复人体自愈力?在多种有效方法中,中医的八卦相数疗法就是其中的一种。此法所应用的原理和技术,就是用八卦的卦象、人体脏器与数字的关系,要求患者口中念念有词,通过心灵—意念量子能量场信息体与宇宙量子能量场信息体沟通,实现天人合一、神系共振。下述配方仅为举例。

心疾:复发时心跳不止,似有跳至咽喉之感,浑身颤抖,头胀如鼓,同时伴有高血压,应胀目眩,似喉部堵塞闭气等,常有心烦、乏力补疲。属心阳虚衰,水浊上逆所致。治以温肺和胃,温通心阳,涤疾降逆之方案。数字配方:720·40。

藏传佛教使用咒语加手印,道教的做法和符咒等,与八卦相数疗法均有异曲同工之处。这些技术属于自主性信息调控。当然,如果我们不能够靠自己的力量达到效果,就必须由别人来帮助了。

怎样通过他人的帮助让自己的心灵—意识能量信息强度足够大?

美国的恺撒琳·马汀·圣塔芭芭拉医生在《手指疗法的秘密》一书中,介绍了她若干年研究和临床实践的心得:人体本能疗法。医生用两根手指在患者身上,加上医生的意念,能够逆转、治疗患者的多种疾病,坊间称之为"触疗"或"量子触疗"。这一技术,与中医推拿按摩师在操作时加上意念类似,也与气功师发放外气时同步运用意念的方法有异曲同工之妙。

人体本能疗法的高层次操作,是将一根手指放在患者身上,另一根手指放在空中。医生通过他/她的意念,与宇宙量子能量场信息体沟通,最终实现患者与宇宙的量子能量场信息体同频共振达到治疗效果。

等微子物理学的创始人沈存正先生研发出的等微子颐养仓,能够让我们很方便地实现天人合一,并通过人体量子能量场信息体与宇宙量子能量场信息体之间的同频共振,逆转疾病、维护健康。

等微子颐养仓内装有90只形状如圆锥体的"解码器"。中空的"解码器"内填有105种中药混合而成的粉末。这105种中药植物,以中医的药物归经原理而选配,归入人体十二条经络。惊人的发现是:这些归经的中药混合物释放出的电磁波谱中,有与人体释放出的电磁波频谱具有大量的重叠。中药方剂中的植物(草药)释放出的电磁波频谱,与人体释放出的电磁波频谱之间的同频共振,人体自愈力得以恢复。

等微子颐养仓至少对人体产生三种效应:1.中药产生的量子医学效应,也就是中药与人体之间发生的生物电磁波同频共振效应。这里被称为"多波共振"效应。

2. 等微子——扰场效应,也就是等微子进入人体后在经络和人体组织器官的能量信息多方面产生的扰场效果。3. 天人合一效应。等微子电池就是宇宙量子能量场信息体的化身;在仓里发生的天人合一、同频共振,为我们出了差错的人体量子能量场信息体纠正偏差。等微子颐养仓和等微子电池,是可以复制的技术,为非自主性信息调控技术提供了一个广阔的平台。

研究发现:心脏具有人体最强大的量子能量场信息体。等微子颐养仓中使用的等微子电池,提供了与人体心脏相同的电磁波频谱。宇宙暗能量转换成的电能,与人体心脏同频。等微子电池作为中介,起着前述"量子触疗师"的作用。恢复和保持人体健康的关键,是让心脏量子能量场信息体与宇宙量子能量场信息体神系共振。通过等微子技术,可以将量子纠缠原理应用于远程治疗。例如,健康管理中心有一个大型水晶球,内有等微子电池。在高能量发射装置的自动化调控下,定时地发送出与人体心脏相同的电磁波频谱。患者身上有一个小型水晶球,内有在接受和转发功能调控下的等微子电池。远程疗养通过这两个水晶球之间的量子态传输,就能够实现。

结语

信息医学之船已经开始了她的破冰之旅。与量子纠缠机理相关的信息科学研究成果,揭示了中医药的信息医学本质。在"一带一路"沿途国家与广阔的地域中,以信息医学为内涵的中医中药,将以其科学的前沿性和诊治效果的优越性,展现出中华文明的光辉,成为人类健康的福音。

走向世界的中医药

一、中华文明的重要载体——中医

中华民族在崛起。中国国力的提升和中华文明的振兴,成为 21 世纪中华民族振兴的华丽篇章,以"易、道"文化为核心的中华优秀传统文化是中华文明的道统。在民族振兴的征途中,"易、道"文化日益彰显出她的辉煌。

21 世纪是人类进化并走向宇宙文明的转折期,中华文明的崛起也为人类未来的发展带来了重要契机。人类社会的进步需要中华文明中古老而又新颖的哲学和宇宙观的导向。这就是易经和道德经中所包含的"气一元论"和"三分法",中国的传统医学——中医恰恰是这一哲学与宇宙观的载体。

现代科学的发展,尤其是量子物理学、量子化学和量子生物学的进步,使得非黑即白的哲学概念变得模糊了。光的波粒二重性被发现、量子力学的量子运动测不准原理被证实,人类意识的量子本质被确立,这一切引发了关于哲学本体论的革命性讨论。在量子生物学研究领域里,人的意识、思维、精神,被定性为物质的一种运动方式。物质与反物质,物质与暗物质,物质与能量,实体与虚空,在量子物理学的天地里,相互依存、相互转化。

老子在《道德经》中说:"道之物,惟恍惟惚。恍兮惚兮其中有象;惚兮恍兮其中有物;幽呵!冥呵!其中有情,其情甚真,其中有信。"《道德经》又进一步说:"视之弗见,名之曰微;听之而弗闻,名之曰希;捪之而弗得,名之曰夷,三者不可至计,故混而为一。"这就是气一元论。气存在于宇宙之中,运行不息,虽不具有形体、声音、状态等,但是客观的实在,是天地万物的共同构成基础。"气"就是宇宙大爆炸产生的暗能量;暗能量演化成天地万物。

气的哲学含义指出,气是极其细微的物质,是构成世界万物的本源,是抽象的物质概念,具有运动的性质,是物质与能量的统一。气的中医学含义认为,人体之气是运行不息的极其细微的物质,包括气血精津液。"气一元论"在中医的应用揭示:"气和则为正气,气失其和则为邪气。"

中华文明的道统"源于易、藏于道、显于医"。"黄帝内经"是"易经"在人体生命活动和健康领域的延伸。"黄帝内经"告诉我们:生活在地球上的人类,与宇宙能量和信息密切相关。人类承受着来自宇宙能量的影响,包括来自28个星系团(28宿)、银河系、太阳系星体的能量辐射,来自地球生物圈的风、寒、暑、湿、燥、热的影响。中医的"五运六气"学说,就是研究、应用外界能量对人体影响的理论。中医的"子午流注"理论指导中医按照时间的顺序维护人体经络对外界能量的吸收。中医的经络学说、藏象学说和五行学说,研究经络与脏器能量状况和相互之间的影响,以及如何调节能量、维护经络、脏器的健康。卫气营血学说研究人体物质(血液)和经络能量之间的关系,及对健康的作用。阴阳学说揭示了整体上人体物质与能量的关系,指导我们维护身体的物质与能量的平衡。所有这一切,都贯穿着"气一元论"。"天人合一""神系共振",这八个字将人体小宇宙和大宇宙之间的全息关系描述得淋漓尽致。从能量场到信息场,"气一元论"贯穿始终。现代物理学发现的暗能量,则是中医"气一元论"最好的注释。

本体论和方法论共同构成哲学和宇宙观的核心内涵。以中医为载体的"气一元论",是中华文明的璀璨宝石。"三分法"这一东方哲学的方法论奇葩,在被冷落千年后的今天,以其特有的奥秘向人类展示着她的雍容华贵。

大千世界,色即是空,空即是色。肯定即是否定,否定即是肯定。一切皆变,一切皆流。"道可道,非常道。名可名,非常名"。事物内部对立统一双方互换位置,只是形态内的博弈。其冲突、碰撞必须衍生出"三"来,才能够进入"新形态、新阶段"。

中国《易经》《道德经》中包含的辩证法既有"二分法",也有"三分法"。伏羲画八卦,经周文王演绎成为六十四卦。纯阴纯阳为二,其余一切变化皆由二生。邵雍在《皇极经世》中断言:"易有真数,三而矣。"老子在《道德经》中讲:"道生一,一生二,二生三,三生万物。万物负阴抱阳,充气以为和。"天开于子,地辟于丑,万物生于寅。寅者三也。

事物发展的"全程"由一系列完整而相对独立的"阶段"构成。每一个阶段既是上一个阶段发展的果,也是下一个阶段得以出现的因。每一个完整的阶段都由承上性矛盾和启下性矛盾组成。承上性矛盾和启下性矛盾之间的博弈,决定了该阶段整体性质的规定性。承上性矛盾双方在对抗、演变过程中,衍生出启下性矛盾。启下性矛盾内部双方的对立和同一,决定了该阶段的前景。这就是二生三、三生万物之道。三是一,一又分成二,二再次生三。在下一个新阶段中,又会有承上性矛盾和启下性矛盾之间的博弈。每个阶段都经由肯定、否定、否定之否定三个环节构成不封闭的圆圈。前一个不封闭圆圈的终点,又是下一个不封闭圆圈的起点。"二分法"的尽头就是"三分法"。

中医是"三分法"的绝妙载体。通过六经辩证、八纲辩证、三焦辩证和全息辩证等诊断手段,中医要解决的是"气机升降、五行调和"。中医治人而不是治病。通过包括砭石、针、灸、导引、按跷、方剂在内的多种技术,中医所做的是"致中和"。健康的阴阳平衡被打破,产生出病态的非平衡。中医的治疗,就是在人体健康的平衡与非平衡之间的调节,以达到新的平衡。这一调节过程即为"致中和"。"致中和"就是二生三,亦即恢复人体自愈力。

中国传统医学深沉博大,中华传统文化深邃广袤。"道生一,一生二,二生三,三生万物。"深藏在《周易》和《道德经》的哲学和宇宙观,指引着中医维护中华民族的健康。今天,作为中华文明重要载体的中医药,在"一带一路"走向世界的过程中,将面对各种挑战,中医中药任重道远。

二、中医的回归与振兴

走向世界的中医药必须以其本来面貌展示给世界,才能够彰显中医药和中华文明的魅力。汉代以降,方剂治病逐步被普及为主要的治病手段;"六经辨证"虽有建树,却淡化了"五行调和";及至"八纲辨证",疾病分经和药物归经似已不是核心考虑。许多中医医生在临床中理论上知道辨证施治,但实际上常常顾此失彼,而系统性的全息调理技术更难以实现。

中医界有人说:中医要振兴,先要找回丢失的元神(灵魂)。中医的灵魂是什么？"气机升降、阴平阳秘""神系共振、五行调和。"用现代语言表述，中医的本质特征是能量医学和信息医学，而不是化学医学。振兴中医的必要条件，是回归到以"黄帝内经"为代表的中华古中医学。这里，没有化学、没有分子，只有"气"；没有非此即彼，只有"致中和"。

中华古中医学是一个有着完整系统的传统医学。她既有理论体系，也有丰富的临床实践总结。其理论系统包括运气学说、阴阳学说、五行学说、经络学说、藏像学说、卫气营血学说等。对人体而言，经络－藏像学说是核心理论。人体内的经络—藏象系统，是独立于人类解剖形体的一个能量信息系统。这个系统接受宇宙能量，也吸收转化饮食营养中的能量，并以特定的方式储存能量。这个系统与宇宙能量信息系统对接，接收宇宙能量和信息，维护人体健康。人体的解剖生理系统与这个能量信息系统互为表里、相辅相成，共同构成人类的生命体。这个系统由两个子系统构成：经络系统和藏像系统。人体内的经络—藏象系统，包含了古中医学的全部秘密，不啻是茫茫宇宙中的一朵奇葩。对人体与宇宙关系而言，人体小宇宙与大宇宙之间是全息相通的。宇宙能量信息通过与人体能量信息之间的"神系共振"，维系人体经络能量的正常和人体脏器能量平衡。《黄帝内经》里用了"神系共振"这四个字。其含义是天上的"神"与人体的"神"之间的共振。《黄帝内经》讲：人体的心脏藏神，心主神明；心脏代表了人体能量信息场的核心部分。心脏能量信息场统领着人体的五行场。天上的"神"是什么？那就是宇宙空间中存在的与人体全息相通的能量信息场。这二者之间的共振，是信息医学调理人体健康的机制。

中医使用各种技术，维护经络能量畅通。畅通的经络才能确保子午流注正常运行。通过子午流注，充沛的经络能量才能够确保组织、器官的能量充沛。器官充沛的能量确保器官的功能。这是在经络能量医学的层面上理解古中医学。但经络能量的正常并不等于人体主要脏器之间的能量平衡。脏器之间存在着能量的生克关系，人体脏器之间能量的平衡（五行调和）需要在人体整体水平上，通过"神系共振"实现。这涉及信息医学的技术。后世中医在经络的气机升降方面有所斩获，但"神系共振、五行调和"方面则愧对先人。当中医的技术在经络调理和五行调和两方面都获得明显成效时，中医在技术方面的振兴便指日可待了。

振兴中医的前提是回归中华古中医学，中医在回归中振兴。振兴中医，除了将原有的各种技术发扬光大外，还要吸收现代科学技术的成果为中医所用，特别是量子医学和信息医学的成果。现举例说明。

（一）经络能量诊断治疗仪

甘肃天水沈存正教授研究发明一套二台经络能量检测与治疗仪器,包括人体经络能量分析仪和人体经络升压导平仪。分别用于经络能量诊断和治疗。

人体经络能量分析仪能够确诊患者体内12道经络的生物电电压(经络压)。健康成人的每条经络之电压值在1000~1620毫伏,同时左右两边的同名经络电压压差不应超过70毫伏。人体的各种器官都存在着一定量的电压。经络电压对脏器的电压起着维护作用。每道经络的绝对电压量和同名左右经络电压压差值,反映了人体内部能量代谢状况。经络压的概念是对中医学现代化、科学化的贡献。由经络压为基础而建立的诊断治疗理念与技术,为中医的数字化发展提出了新的思路。

上述经络能量检测仪器不仅能够对人体12条主要经络的能量状态(电压值)作出鉴定,而且仪器内部的软件系统包含500多种中药的数字化信息。根据疾病分经、药物归经的原理,仪器的软件能够为每位受检测者确定个性化草药治疗方剂。人体经络升压导平仪能够将人体经络的电压调节和恢复至正常值,同时实现左右经络电压平衡。

这一技术是对针灸技术的极大提升。此套仪器操作简便、科技含量高、能够在短时间内帮助人体恢复经络能量,从而改善相关脏器功能。

（二）等微子颐养仓

甘肃天水沈存正教授还研究发明了一种等微子颐养仓,简称能量仓。仓的外层内壁安装有90只形状如圆锥体的中空"解码器"。"解码器"内填有105种中药混合而成的粉末。这105种中药植物,以中医的药物归经原理而选配,归入人体十二条经络。

惊人的发现是:这些归经的中药混合物释放出的电磁波频谱中,与人体释放出的多种电磁波频谱具有巨大的重叠。在能量仓内,中草药释放出的电磁波频谱,与人体释放出的电磁波频谱之间的同频共振,促进人体自愈力的恢复。

在这一能量仓内,除了中草药释放出的电磁波频谱与人体释放出的电磁波频谱之间的同频共振外,还提供了一个"天人合一"的特别环境。由于能量仓的特别设计,能量仓内存在着一个巨大的扰场能量空间。扰场能量是现代科学前沿领域发现的速度高于光速、比光子/电子更微观的物质。扰场被称为万有引力、弱作用力、强作用力和电磁力以外的第五种力。扰场是暗能量与电子之间的中间产物。对扰场的研究,将解开量子纠缠之谜。大宇宙和人体小宇宙之间的全息关系,就在扰场。扰场在人体能量信息场的修复作用中起着关键作用。来自于宇宙、用之于人体五行调和的扰场,在"天人合一、神系共振"中,扮演着其他物质不可取代的角色。

1993 年,俄罗斯物理学家希波夫(Shipov)提出一套真空方程式,讨论物理真空的种种性质。根据希波夫的方程式导出的"挠场",拥有极不寻常的特性:

1. 不像电磁场那样,同电荷相排斥,异电荷相吸引。挠场是同荷合并,而异荷排斥。

2. 由于挠场是由经典的自旋产生的,所以,挠场对物体的作用会改变物体的自旋状态。

3. 挠场在通过一般物理介质时不会被吸收,也不会产生相互作用。

4. 挠场的传播速度不低于 10^9 倍光速,这一现象与量子非局域性的表现相关。

5. 由于任何物质都有非零的集体自旋,因此,任何物质都有自身的挠场。

6. 挠场具有记忆和滞后作用,也就是具有一定强度和频率的挠场的场源把围绕该物体的。空间中的物理真空极化了。当场源被移走后,空间的涡旋结构仍然保留,挠场还可以存在。

7. 挠场具有轴向加速作用。

(三) 石墨烯膜

石墨烯是由碳原子组成的只有一层原子厚度的二维晶体,是目前发现的最薄、强度最大、导电导热性能最强的一种新型纳米材料。石墨烯膜发热释放出来的远红外波长与人体波长接近,集中在 5.6 ~ 15um。该区间的远红外波长被誉为人体的生命光波。由此而产生的与人体远红外电磁波同频共振,能够快速改善人体微循环,逆转亚健康和慢性疾病。在多种石墨烯产品中,石墨烯光波房尤为得到使用者的欢迎。

在石墨烯能量房坐 30 分钟,相当于 10 次的全身按摩、45 分钟的淋巴排毒、慢跑 10 公里消耗的脂肪、3 次全身美白补水、吸收 3 小时负氧离子、500 次有氧扩胸运动、细胞运动 3600 万次、排出 4.1 克内脏毒素、做一次全身脏腑 SPA。

石墨烯材料释放的能量和产生的远红外光波热效应,具有协调人体内的微电流平衡,加快血液流量和流速,解决气血不畅问题。微循环的促进使得身体细胞有充足的氧气和营养供应,毒素也得以排除。人体的自我疗愈功能得以恢复,新陈代谢得到促进。

石墨烯膜材料产生的非热效应,为打破三焦淤堵提供了有效途径。人体血管和三焦内,大分子团水的存在是不同个体微循环障碍的共同特点。石墨烯膜释放的远红外光波能够快速改变了人体微循环。作为一种纳米材料,石墨烯还具有产生扰场能量的特性。

扰场能够给人体(细胞)提供能量,同时扰场还具有转换成电磁波的特性。扰场能量的聚合形成电磁波的类型,取决于产生扰场能量的电磁场。这些特性,决定了石墨烯材料在健康产业的广泛应用前景。对于中医而言,解决三焦瘀堵、快速改善血液循环和微循环,是清代以来温病学派孜孜以求的"健康梦"。

以上三方面的举例,足以说明:中医的振兴需要现代科学技术的支持。今日的中医技术,应该有别于 2000 年前的技术。中医必然会用现代科技给自己插上翅膀。人类对自身健康的认识,对生命科学的研究,经历了肯定、否定、否定之否定的过程。振兴中医的必要条件,是回归到以《黄帝内经》为代表的中华古中医学。振兴中医的充分条件,是用现代科技给自己插上翅膀。

三、中医疗效的华夏特征

自古以来,中医治病有效不容置疑。但当下许多中医医生因为学艺不精而改行也是不争的事实。面对着慢性疾病的肆虐成灾,当代中医与西医一样同样是无可奈何。

慢性疾病对民众健康的威胁和社会难以承担的医疗费用,迫使我们对医疗的有效性提出硬性要求。医学的有效性,并非仅指对小毛小病有点效果,更重要的是对威胁人类生命的主要慢性疾病必须有明显干预效果。中医如果不能解决当前的慢性疾病,还谈什么振兴和走向世界?

治未病和治已病,是中医振兴的两个互补方面。能够治疗未病的中医,一定能够治疗已病。不能够治疗已病的中医,又何能治疗未病?中医在中国国内若不能治疗慢性疾病与大病急病,又何能保证走出国门铸就辉煌?

任何医疗技术,如果不能够恢复人体自愈力,也就是恢复人体自平衡能力和自修复能力,即便有治疗效果,也只是权宜之计。人体的主要慢性疾病,是人体的内环境被破坏,是自平衡机制和自修复功能受损。人体是物质、能量和信息的综合体。从这三方面综合调理人体健康,不可偏废。

我们试图建立一个"以经典中医为体,自然医学(营养医学、功能医学、能量医学和信息医学)技术为用"的诊疗体系。对慢性疾病干预的疗效不可能单纯依靠已有的中医技术,而必须整合生命科学和现代科学的新发现与成果。

以心脑血管疾病为例,我们来分析医疗技术整合的思路。人类有一个共同的遗传疾病:人体自身不能够合成维生素 C。维生素 C 是合成胶原蛋白的原材料。当人体动脉血管内壁被自由基损伤时,需要胶原蛋白修复。因缺少内源性维生素 C 的缘故,人体无法及时合成胶原蛋白,导致动脉血管内壁的损伤不能及时修复。在体内自由基的作用下,低密度脂蛋白胆固醇复合物 LDL 变成为氧化型胆固醇 OX－LDL,并被用来修补动脉血管内壁的损伤,形成硬化斑块的起点。

另一个同样重要的诱因,是同型半胱氨酸。蛋白质中含有的蛋氨酸,其代谢产物是同型半胱氨酸。同型半胱氨酸能够诱发血管壁增厚,这是形成血管狭窄特别是小血管出现堵塞的重要原因。长期的慢性供血不足会导致心脏组织缺血。慢性炎症因子 C－反应蛋白(hCRP),不仅是人体组织、器官存在慢性炎症的指标,而且参与了动脉血管硬化斑块的形成与恶化过程。

氧化型胆固醇 OX－LDL、同型半胱氨酸和 C－反应蛋白(hCRP),是产生动脉血管硬化斑块的三大诱发因子。硬化斑块上钙的沉积和血液黏滞度增高,促进了硬化斑块的恶化和血栓的形成。

要预防和逆转硬化斑块的形成和心梗脑梗的发生,需要整合营养学、营养医学、功能医学、量子医学和中医学的多种技术。逆转心脑血管病变和心脏、脑组织缺血,已经成为当前中老年健康问题的重中之重。下图内容涉及心脑血管疾病的五点预防措施和五点干预方案。这些技术与方案的实施和推广,已经取得明显效果,帮助许多民众远离了心梗脑梗的死亡威胁。

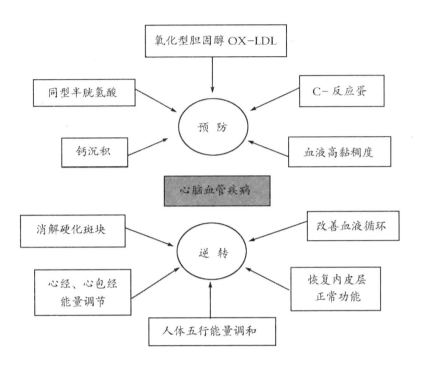

从西医的前沿领域自然医学的角度看,心脑血管健康问题,关键是心脏和脑部、颈部动脉血管出现阻塞,产生血液循环障碍与心脏、脑部组织微循环障碍。心脑血管健康问题,主要是解决血液循环障碍与心脑部位微循环障碍。

从中医角度看,是心脏和脑部血瘀气滞导致心脑血管疾病。《黄帝内经·灵枢·经脉篇》指出:"经脉者,决生死,处百病,调虚实,不可不通。"经络能量状况是人体健康的重要指标。经络连着脏器,经络能量决定脏器能量,脏器能量又决定脏器功能。心脑血管健康问题,不仅要解决心脏、脑部的气血正常,还要调节全身的气机升降、阴平阳秘。

心脏和脑部的血液循环与微循环障碍,所反映的不仅是心脏和脑部的血液循环问题,也反映了身体整体的血液循环状况。因此,用中医的气血理论、经络理论和五行理论作为指导思想,兼用中医的技术和自然医学技术,解决人体整体和局部的血液循环与微循环,才是完整、有效的方案。

人体十二条主要经络的能量状况(用电压表示),是全方位人体健康的客观、能量标志。人体脏腑之间存在着表里关系,脏器之间存在着能量生克关系。心脏与小肠相表里,小肠经络能量问题,同时会表现在心脏能量状态方面。人体五个脏器(肝、心、脾、肺、肾)之间的五行生克关系,又构成复杂的内部脏器能量互相影响。对于心脑血管健康,除了考虑心经/心包经的能量状态外,还要考虑肝经和肾经的能量状态(五行生克关系)。在能量层面上,人体脏腑之间存在着表里关系,脏器之间存在着生克关系。

通过中医经络能量调理,疏通心经、心包经,通过心脏、肝脏和肾脏三个脏器的能量状况分析与调理,就在能量层面上解决了心脏健康问题。此外,我们还要结合使用多种自然医学技术疏通人体动脉血管,特别是心脏与脑部的动脉血管。使用技术包括:消解硬化斑块;改善微循环;恢复动脉血管内皮层的正常功能等。

消解动脉血管硬化斑块的核心技术是蚕丝蛋白消解酶。蚕丝蛋白消解酶能够消解无生命活性的垃圾蛋白,包括动脉血管内壁的硬化斑块。这一酶制剂在国际范围内历经30多年的研究与亚临床和临床实践,已经被医学界和健康产业界认可。带有远红外9.34微米波长电磁波的生物芯片,与人体内形成大分子团水的水分子氢键产生同频共振,能够将大分子团水快速转换成小分子团水,从而快速改善相关组织、器官的微循环。心脏组织微循环的快速改善,是逆转心脏和脑部功能与器质性病变的重要因素。

恢复动脉血管内皮层的正常功能,是逆转心脑血管病变的终极目的,也是恢复动脉血管自愈力的关键。这一正常功能的恢复,依赖于心脏冠状动脉和脑部、颈部动脉血管细胞层面的能量调节。由于动脉血管内壁硬化斑块的形成和动脉血管内皮层的慢性炎症,内皮层细胞丧失了分泌自身纤维蛋白消解酶的正常功能。伴随这些病变的,是内皮层细胞能量状态发生改变。这一改变导致细胞内部线粒体功能异常,无法生产细胞各种生物化学反应需要的能量货币 ATP。细胞内部多种酶的活性也因此无法实现。因而,在细胞层面上修复细胞的功能和能量状态,成为修复动脉血管正常功能的重要条件。

上述多种技术的整合,旨在恢复人体自愈力,也就是恢复人体自平衡机制与自修复机制。经由人体的生理生化调控、能量调控和信息调控,新的平衡被建立。

这样的技术整合是"术"的层面。在技术整合之上,还有"道"与"理"的层面。心脑血管健康的"理"是什么?这个"理"就是"维护动脉血管内皮层的正常功能"。所有的技术都是为了达到此目的。"理"之上的"道"又是什么?"气机升降、阴平阳秘"和"神系共振、五行调和"。这就是中医的"道":经络—藏象系统的能量信息平衡与和谐。

通过上述综合性技术的调理,就能够实现"恢复动脉血管内皮层的正常功能"和经络畅通。藏象系统的"五行调和",需要信息医学的手段和技术,以达到"天人合一、神系共振"。从能量信息医学技术层面上看,通过超低频声波同频共振和高频电磁波的量子能量场信息体同频共振,能够实现目的。关键是必须确定人体健康问题的主要矛盾。问题表现在心脏,主要矛盾却可能是肝脏或肾脏。这就需要通过五运六气、天干地支的演算,了解患者先天时空与后天时空对人体能量状况的影响。

以地球赤道平面为参照体系,地球周围的宇宙空间中有 28 个星系团,俗称 28 宿。其间存在五条能量通道。在《黄帝内经·素问·五运行大论》里有这么一段话:"丹天之气,经于牛女戊分;黅天之气,经于心尾己分;苍天之气,经于危室柳鬼;素天之气,经于亢氐昴毕;玄天之气,经于张翼娄胃。所谓戊己分者,奎壁角轸,则天之门户也。夫候之所始,道之所生,不可不通也。"这就是中医的五运六气学说所讲的大"五运"。这五条能量通道,扫过包括太阳系在内的银河系,当然也包括了人类所在的地球。这五条能量通道分别代表不同的能量特征,用木、火、土、金、水来表述。另有太阳系的木星、火星、土星、金星、水星五大行星,释放出来的对地球产生的能量影响,构成小"五运",也以木、火、土、金、水来表述。加上太阳与月球的影响,谓之"七政"。这些来自人体外部的能量通过人体经络,比光子、电子更微观的暗能量进入人体,形成人体经络能量(经络电压),经由子午流注实现对人体的经络能量调控。

地球生物圈内的光、电、风、水分、温度、湿度等因素,综合形成了中医所讲的"六气":风、寒、暑、湿、燥、火,其太过或不及均会导致人体发生外感性疾病,中医学把致病的"六气"称为"六淫"。"六气"与"六淫"作用于人体经络,影响经络的能量状况;除产生外感性疾病外,也会涉及相关脏器的能量状况。

当一个患者就诊时,医生需要了解患者出生时的宇宙能量、地球生物圈能量在他/她身上留下的烙印,因而他/她身体内的先天弱脏是什么? 患者就诊时(年、月),宇宙能量、地球生物圈能量对人类身体产生的影响,使得人类身体哪一个脏器最容易得病? 根据五运六气、天干地支的演算,便可得知。"中医为体、自然医学技术为用"是唯有中华民族的医学才懂、才会用的体系。根据患者的先天时空信息、后天时空信息、六经辨证、三焦辨证、全息辨证,确定主要和次要的病因与证候,使用综合技术,就能够标本兼治,达到"气机升降、五行调和"。

"中医为体、自然医学技术为用"的诊疗体系,是中华民族战胜慢性疾病、维护民族健康的法宝,更是中医走向世界的利器。这一体系既能够治未病,也能够治已病。这一体系既是医学,也是哲学、宇宙观。走向世界的中医,润万物于无声,在造福人类健康的同时,向世界彰显中华文明的软实力。

四、在"一带一路"上传播中华文明

21 世纪的人类社会,中华民族在崛起,中华文明在复苏、振兴。作为中华文明的重要载体——中医,顺应潮流成为中华文明振兴的前锋。中医对于中华民族和全人类,其重要性绝非仅仅是医学与健康;更重要的是,她传播的是人类文明的价值体系,是指引地球人类未来走向宇宙文明的重要信息。

中医传承的气一元论和辩证法(包括三分法和两分法),在走向世界的过程中将给西方文明和其他人类文明带来什么样的惊喜和震撼? 笔者提出如下三点中医所承载的中华文明之精华,对中国和人类的未来将做出巨大贡献。一是"气一元论"与现代物理学前沿科学的关系;二是"三分法"对东西方文明关系的启发;三是"气一元论"和"五运六气"包含的宇宙能量与人类健康的关系。

(一)"气一元论"与现代物理学前沿科学的关系

2013 年 3 月 14 日,欧洲核子研究组织发表声明,证明"上帝粒子"希格斯玻色子的存在。"上帝粒子"是希格斯玻色子(Higgs Boson)的俗称,是粒子物理学著名的原子"标准模型"(Standard Model)中最后一个尚未被发现的粒子。这一重大发现,标志着粒子物理标准模型中所说的基本粒子已经全部被探测到。但是,希格斯玻色子并非宇宙大爆炸产生的"最小单元"。国际物理学界将未来研究的方向,瞄准了暗能量——宇宙大爆炸的"最小单元"。1982 年,法国物理学家艾伦·爱斯派克特(Alain Aspect)和他的小组成功地完成了一项实验,证实了微观粒子之间存在着一种叫作"量子纠缠"(quantum entanglement)的关系。这是量子物理学具有里程碑意义的重要发现: 有共同来源的两个微观粒子(电子、光子)之间存在着某种纠缠。以后不管它们被分开多远,都一直保持着纠缠关系。对一个粒子扰动,另一个粒子(不管相距多远)立即就知道了。这是一种超距离的"感应"。这一现象的本质已超越了量子物理学的范畴。只有在更加微观的层面上才能够找到量子纠缠的机理。

出生于中医世家的中国物理学家沈存正先生,经过几十年的研究发现了暗能量的载体,对其命名为"等微子"。他发现:等微子能够在一定条件下聚合成电子。等微子的速度为1.5×10^{33}米/秒,并演算出1.5×10^{114}个等微子构成一个电子。牛顿的经典物理学被视为物理学的第一次革命,爱因斯坦的相对论和与他同时代产生的量子物理学,被视为物理学的第二次革命。揭示量子纠缠现象的终极原理,建立物理学的统一场理论,成为现代物理学第三次革命的目标。以粒子特性构成宇宙万物的"等微子",同时必然具有非粒的特性,本文作者与沈存正先生商榷后,提出"等微子弦"的概念,对美国物理学界的"超弦理论"做出修订。等微子/等微子弦的发现,不仅为现代物理学的统一场论奠定了基础,而且也为认识量子纠缠现象的机理开辟了思路。

"气一元论"预见了暗能量,"等微子/等微子弦"研究成果证实了暗能量的存在。量子纠缠的机理,只是暗能量研究成果的一部分。对暗能量的研究,将为人类的未来开创无限的可能。

(二)"三分法"对东西方文明关系的启发

"三分法"对东西方文明未来关系的启发。中华文明为核心的东方文明为"易、道"文明,西方文明以基督文明为核心。西方文明经过漫长的过程,逐步形成以基督信仰、基督文化和基督教为主要载体的基督文明。中华文明历经几千年的变迁,虽有儒家文化和佛家文化的参与,中华民族的文明之道统始终是以"易经""道德经"为核心。

人类的本性,是动物性与社会性的统一;就社会性而言,是自利与利他的统一。人类社会发展的历史,始终是光明与黑暗并存。人类的个体行为,常常是善与恶并存。人类个体之间、群体之间、民族之间、国家之间,始终存在着冲突。东西方文化、价值观和文明的冲突,折射在利益冲突中。21世纪以来,东西方文明的冲突愈演愈烈。地球村的人类必须懂得不同文明共存和地球资源分享。非此即彼、你死我活的哲学是没有前途的。

中华文明的"三分法"倡导人类的社会行为求同存异、"致中和",引导人类对"真善美"的追求。在对终极真理的认识上,中华文明"易、道"文化的宇宙观是开放型的。天道信仰是非人格化的,对宇宙认识没有设限。西方文明的神道信仰将宇宙人格化了,对宇宙的认知设下了藩篱,将相对真理定义为绝对真理。两种文明,谁能够引领人类走向宇宙文明,已不言自明。地球村的人类,必须在进入宇宙文明之前完成文明的"二生三",建立人类共同体的文明。走向世界的中医,以医术让人体健康"致中和",为实现人类文明的"致中和"做出铺垫。

（三）"气一元论"和"五运六气"所涉及的宇宙能量与人类健康的关系

"气一元论"和"五运六气"学说阐述的宇宙能量,与人类健康密切相关。古中医学的理论包括运气学说、阴阳学说、五行学说、经络学说、藏象学说、卫气营血学说等。这套理论用其特有的语言阐述了宇宙能量和太阳系五大行星(木星、火星、土星、金星、水星)对人体的作用,以及地表(生物圈中)的温度、湿度和空气流动之风对人体健康产生的影响。这些总结在"五运六气"理论中。"气一元论"则总结、揭示了宇宙全息、人体全息、天人全息。古中医学能够讲清楚人体内部能量代谢和与外部能量关系的规律,但与现代科学和现代医学属于不同的语境。中医走向世界,必须与现代科学和现代医学对话。

中医在振兴,特别是在走向世界的过程中振兴。中医振兴,先要回归老到祖宗的古中医学,还要用现代科学技术为中医所用。实现这个过程,需要建立古中医学的现代科学语言表达系统。

当我们用系统科学"新三论"(耗散结构论、突变论和协同论)来认识、研究古中医学时,发现中华古中医学视野下的人类生命体,就是一个具有能量信息自调控特性的超级耗散结构系统。宇宙能量的"太过"和"不及"对人体健康(特别是脏器能量)产生可预测的影响。"五运"和"六气"规律性变化包含了突变与渐变的内涵,以及在时间/空间上的自稳定调控。人体内部五行能量的生克乘侮自调控,不仅彰显了大宇宙与人体小宇宙之间的全息关系,而且也表现出人体在能量耗散过程中,从有序向无序变化的突变性质和内部脏器能量协同平衡机制。人体能量信息在宇宙能量的影响下,出现的"木、火、土、金、水"几种能量状态的突变和协同调节,演绎着无比绚丽多彩的人体能量信息调控大戏。我们试用"人体经络—藏象系统的能量信息调控协同论”,来阐述古中医学的理论体系。运用量子物理学、量子生物学和量子医学的理论,重新认识和诠释古中医学的六大学说,我们能够建立讲得清、说得明的病理机制,拿出符合现代科学、特别是生命科学的依据,制定以能量医学为基础的草药能量特征和方剂配伍能量模型等等。中华古中医学涉及的人体能量和信息调控机制包括以下几方面:宇宙气一元论;宇宙能量信息场论;五行场论;经络能量控制论;气血微电磁场论;中医药治病的能量医学本质等。

现代系统科学的“新三论”(耗散结构论、突变论和协同论),是中医药走向现代和未来的必经之路。中华文明的瑰宝——中医中药将借此真正走向世界。当对抗性医学让位于现代分子医学和量子医学,当科学主义让位于真正的科学,当良知战胜了贪婪,中华古中医学及中华文明便将如普照环宇的阳光,不仅照耀着中华大地,而且将惠及全世界的民众。

第三部分　自然医学、森林康养与健康管理

自然医学的兴起与健康产业

一、自然医学的兴起

始于 20 世纪下半叶的非传染性慢性疾病,不仅在全球范围内泛滥成灾,而且引发了日益加剧的医疗危机。当前,慢性疾病严重威胁着人类的健康,更使得不景气的世界经济雪上加霜。但是,魔高一尺,道高一丈。近 30 多年来,自然医学在欧美的迅猛发展,为转变医疗模式、推动医学变革、保障人类健康做出了重要贡献。然而,传统的惰性和既得利益者的利益保护,却阻碍着医学的进步。一场良知、智慧、公义与贪婪、愚昧、腐败之间的角力,自 20 世纪后半叶在欧美大陆拉开序幕以来,至今仍然硝烟弥漫。

以代谢综合征为主轴的现代文明病,酿成了现今人类社会的健康危机。高血压、糖尿病、心脑血管疾病、老年痴呆症和癌症,众多的慢性疾病已成为民众的健康杀手。常规西医在这些慢性疾病面前束手无策。自然医学,作为西方医学的前沿领域,包括分子医学、能量医学和信息医学等分支,在物质、能量和信息三个层面上,将常规西医的理论和临床实践,提升到一个新的高度,推动着主流医学的与时俱进。系统科学的系统论、控制论和信息论对人体复杂巨系统生命活动的研究和认识,催生了"人体自稳定调控系统的生物控制论"。生物控制论揭示:维系人体生命活动新陈代谢的自平衡机制和自修复机制(自愈力),是医学的根本目的。

(一)以神经系统为主导的生物化学调控机制

在物质层面上,分子医学涵盖了营养医学、功能医学、抗衰老医学和自然疗法医学等。在分子医学的临床实践中,功能性营养素(天然化合物)扬弃着药物(人工合成的化合物），标本兼治改变着治标不治本。许多需要终身服药的不治之症，许多常规西医学认为无法解决的世界难题，从分子医学这里找到了解决之道。下述以代谢综合征及其衍生的主要慢性疾病为例，说明分子医学对逆转慢性疾病做出的贡献。

对代谢综合征的产生、发展和恶化过程的分析研究，以及逆转代谢综合征的临床革新，是理解生物控制论、分子医学与人体健康关系的成功范例。代谢综合征是肥胖症、糖尿病、动脉血管粥样硬化、高血压、高血脂、脑卒中、心肌梗死和老年痴呆症等慢性疾病的早期阶段。代谢综合征涉及人体内的糖代谢和脂肪代谢等代谢异常。

碳水化合物是最易被消化吸收的能源物质。其分解产物葡萄糖，是人体用来制造能量 ATP 的主要和基本物质。葡萄糖是糖在体内的运输形式。全身各组织都从血液中摄取葡萄糖以氧化供能，特别是脑、肾、红细胞、视网膜等组织合成糖原能力极低，几乎没有糖原贮存，必须不断地由血液供应葡萄糖。当血糖下降到一定程度时，就会严重妨碍脑等组织的能量代谢，从而影响它们的功能。所以，维持血糖浓度的相对恒定有着重要的临床意义。正常人的血糖浓度虽有波动，但可保持相对恒定在 $4.4 \sim 6.7$ mmol/L。人体神经组织和激素对血糖的调节作用，使血糖的来源和去路达到动态平衡。神经系统对血糖浓度的调节作用，主要通过下丘脑和自主神经系统对所控制激素的分泌，以及激素影响血糖来源与去路关键酶的活性来实现。神经系统的调节最终通过细胞水平的调节来达到目的。

人的下丘脑感应来自血液中的正负两种信息，包括葡萄糖和瘦素分子水平的高低。当葡萄糖和瘦素分子水平低于一定值时，由于下丘脑分泌的神经递质的作用，储存在肝脏和肌肉组织中糖原分解、人的食欲增强，碳水化合物的摄取和分解增加，最终血糖浓度提高。血糖浓度的提高导致脂肪作为过剩能量而被储存。腹部的脂肪细胞能够制造、分泌一种激素——瘦素。瘦素分子经由血液通过血脑屏障，进入脑部。当机体脂肪储量增加、脂肪细胞体积增大时，脂肪细胞就会分泌更多的瘦素。瘦素通过血液到达脑部，作用于下丘脑，使得食欲下降，能量消耗增加，从而防止脂肪的进一步积聚。

这就是通过神经系统和激素调控人体糖代谢与脂肪代谢的简单的"生物控制"模型。这里有糖代谢和脂肪代谢的动态平衡，也是人体内源性自主调控机制。

由神经系统控制的反馈系统,构成了人体糖代谢动态平衡的基础。

饮食、营养失衡和错误的生活方式,促成人体由超重演化成肥胖。肥胖症一旦形成,脂肪细胞(特别是腹部的脂肪细胞)、肝脏细胞等,大量分泌 C-反应蛋白等炎性因子。血液中的 C-反应蛋白与瘦素分子相结合,形成的复合物无法通过血脑屏障。下丘脑失去负反馈信息来源,无法调控食欲、葡萄糖的吸收和能量储存。血液中大量的炎性因子等进一步导致各种细胞表面的胰岛素受体敏感性钝化,胰岛素抵抗随之产生。血液中升高的葡萄糖和胰岛素水平,引发产生大量的自由基。其后果,不仅是各种组织受损,而且引发更严重的肝脏问题。肝脏是进行脂肪代谢、游离脂肪酸氧化和利用的重要器官。一方面,肥胖者的机体对游离脂肪酸的利用减少,血脂中的游离脂肪酸积累,血脂容量升高。另一方面,胰岛素抵抗使得肝脏细胞内出现葡萄糖匮乏和内质网应激、肝脏细胞代谢功能受损。肝脏细胞的脂肪代谢异常,促使血液中游离脂肪酸浓度进一步升高。血液中高浓度的游离脂肪酸,通过内质网应激等机制导致制造胰岛素的胰腺 β-细胞大量死亡,糖尿病最终无可避免地发生。令人担心的是,大多数糖尿病患者会出现脑卒中和心肌梗死或其他并发症。

由代谢综合征演变成糖尿病和各种并发症,源于糖代谢动态平衡被打破。代谢综合征的产生、发展和恶化,其根本原因就是负向反馈通道受阻,调控糖代谢动态平衡的内源性自修复与再生能力被损伤。自然医学的研究与临床实践揭示了糖代谢动态平衡的调控机制,生物控制论则从理论的高度指导自然医学临床的深化。研究发现,非洲野杧果种子提取物对于调节糖代谢与脂肪代谢有下述作用:

1. 能够抑制淀粉酶、葡萄糖苷酶和甘油三磷酸脱氢酶的活性,降低碳水化合物的分解、葡萄糖吸收和脂肪储存。

2. 增强细胞内的能量消耗。

3. 提高联脂素的水平,增强胰岛素受体的敏感性,降低胰岛素抗性。

4. 抑制慢性炎症,减少炎性因子的产生,增强瘦素对下丘脑的作用。

临床结果表明,非洲野杧果的种子提取物对于减肥和逆转代谢综合征效果显著。其机理是:炎症因子生成减少,游离的瘦素通过血脑屏障;下丘脑细胞上的瘦素受体与瘦素结合后,打通了糖代谢反馈调节的通道。

目前,泛滥成灾的高血压、糖尿病、心脑血管疾病、老年痴呆症和癌症,无一不与代谢综合征相关。非洲野杧果的种子提取物重新开启糖代谢反馈调节的通道，是生物控制论指导逆转慢性疾病的成功典范。以神经系统为主导的生物化学调控机制，是人体生命活动的基本规律之一。分子医学对常规西医学而言，是对人体生命活动规律认识的深化、升华与创新。

（二）以人体能量场（包括电磁场）为背景的能量波标靶同频共振机制

在能量层面上，欧洲的和疗医学与现代量子物理学、量子化学、量子生物学的成果结合，促成了量子医学的诞生。量子医学诊断仪器和技术为非侵入性诊断提供了新手段。量子医学的干预技术，更为 21 世纪人类医学创建了具有现代科学含义的操作平台。

以相对论和量子力学为核心理论的现代物理学，对生命科学和医学的影响，长期以来受到以经典物理学为基础的近代科学的抵抗。然而，科学发展的洪流浩浩汤汤。生命科学和生物医学领域的新发现、新创造，各种超越常规的思想和科学技术，形成一股强大的能量风暴，给当今的主流医学带来洗礼。

200 年前，和疗医学创始人——德国犹太裔哈尼曼医生从古籍医书中查到，金鸡纳能够治疗疟疾。他发现：金鸡纳既能够诱发人体产生疟疾的多种症状，也能够治疗疟疾。这个经典的和疗医学产品，长期以来被用来治疗疟疾，它治病的机理却被掩盖着。100 年前，英国医生巴赫发现植物花瓣带有特殊的功能。他发明的 38 种花精能够调节人的多种疾病，特别是精神、心理方面的问题。现在，和疗医学的产品已经在世界范围内被重视，成为不可或缺的能量医学治疗手段。

量子物理学、量子化学和量子生物学产生与演变的历史，铺垫了量子医学发展的道路。揭开欧洲和疗医学的神秘面纱，传统的和疗（能量）医学得到了现代科学的诠释：能够治疗疾病的化学分子，同时伴有自身的另一半：能量。用能量调节人体能量场的紊乱也能治病！但是，当今的常规主流医学依旧在能量医学、量子医学门前困惑地久久徘徊。

长期以来，常规西方医学的目光聚焦在人类的形体、系统、器官、组织和细胞乃至分子水平上。然而，当西方常规医学界一次次宣称：癌症将被战胜，糖尿病将被治愈，我们看到的却是对癌症宣战的失败，糖尿病的"不可治愈"。只见物质（形体），不见能量，跛行的医学是难以维护人类健康的。例如，脑卒中患者脑部细胞大量死亡。由于脑细胞的再生障碍，如果患者在半年内不能够康复，便没有康复希望。自然医学的研究与实践却表明：患者服用与脑组织具有相同电磁波频谱的"食物"后，能够激活脑部残存的细胞分裂，从而导致患者康复。这就是量子医学电磁波标靶同频共振的作用。

人们常常见到：治疗癌症的医生也得了癌症，治疗心脑血管疾病的医生也得了同样的病。癌症与心脑血管疾病并不传染，对医生健康产生影响的是来自患者身体的异常电磁波频谱和能量场。一个医生长期受到异常电磁波能量场的影响，不比居住在高压线下安全。

2007 年，美国医学界报道，130 个儿童中有 1 个自闭症儿童。2012 年，广东省广州市幼儿园系统统计，广州市幼儿园 120 个儿童中，有一个自闭症儿童。儿童自闭症的发生，主要原因是疫苗中含有有机汞防腐剂。如果由于病毒对肝脏的损伤或基因变异，儿童体内肝脏解毒功能不正常，有机汞就不能被分解排出。汞对人体的毒害包括肝脏、肾脏的化学损伤，也包括脑组织受损。汞一类的重金属对人体的负面影响，不仅是物质层面的，更是能量层面的。儿童脑部组织发育受损，一个重要原因是受到重金属的异常电磁波干扰。单纯从化学的角度理解和治疗自闭症，将事倍而功半。

以一般生物学和细胞生物学为基础理论的当代常规西方医学，必须摆脱形而上学和机械唯物论的思辨方式，必须接受这一事实：人体是一个生物电磁场的载体，既在发放自身特定的生物电磁波，又在与外界的电磁波交流。如果人体特定组织、器官发放的电磁波频谱与外源电磁波的频谱产生同频共振，就会在人体内调节某个组织、器官的功能，并进而改善器质性病变。这是维系人体健康的基本规律之二：以人体电磁场为背景的电磁波标靶同频共振机制。量子医学对常规西医学而言，是对人体生命活动规律认识的深化、升华与创新。

当西方量子医学的高手们登上花环遍布的量子医学高峰时，他们看到的是中华上古中医的医圣与医神华佗、扁鹊、孙思邈、张仲景等。中华上古中医，在 3000 年前就是能量医学，就是量子医学。后代子孙们仅知其然，而不知其所以然。更有数祖忘典者，要否定、抛弃、鞭笞中华民族的传统中医。当中医中药摆脱了强加于其身的"化学医学"外衣时，中医中药便进入一个新的境界，找到一个新的参照体系：能量医学、量子医学。

西方医学无法用解剖术找到人体经络。中医的理论玄之又玄,不是现代科学语言,更不是现代医学语言。中药的化学成分定性定量都难以确定。在化学医学面前,中医中药只是落后的不"科学"的经验医学。虽然西方国家已经承认针灸的效果,但中医中药却在整体上被否定。

就像不能用牛顿力学的规律来求解量子力学方程一样,经典的解剖术是无法找到经络的,因为经络是人体内部的微电磁场,是在量子水平上的能量场。中医学有六大学说:运气学说、阴阳学说、五行学说、经络学说、藏像学说和卫气营血学说。这些理论与"化学"绝无关系。凭什么要求中医中药削足适履去遵循"化学医学"的清规戒律?

调节经络能量用以治病,是中医中药维系人体健康的出发点和归宿。中医六大技术中五大技术都明显与化学无关。它们是砭石法、针法、灸法、导引术和按跷术。这五种技术的目的是实现经络能量畅通,也就是气机升降、阴平阳秘。第六种技术是方剂。2000 年前制定的君臣佐使方剂配伍原则,疾病分经和药物归经的原理,六经辩证的方法论,哪里有一点化学的踪迹? 中医临床高手能够准确判断患者病在太阳经还是阳明经,或是太阴经,然后开方,目的是用方剂中的能量组合调节需要调理的经络能量。

与欧洲的经典和疗医学比较,与现代的量子医学比较,中华古中医学与西方能量医学,大有异曲同工之处。在经历了几千年的时间跨度以后,产生于欧洲和疗医学背景、建立在现代量子生物学基础上的现代量子医学,与中华古中医学终于殊途同归了。

我们正在建立古中医学的现代语言表达系统。试想,如果我们用宇宙信息能量场论、五行场论、经络能量控制论和气血微电磁场论,重新理解和诠释上述中医的六大学说,如果我们将疾病分经和药物归经的原理用电磁波同频共振的机制一一对应,如果我们将每一种草药的电磁波频谱和人体脏器、组织的电磁波频谱公布于世,中医中药的科学性和前沿性,还有人质疑吗?

(三)以意识调控为核心的人体信息调控机制

连续性物质谓之能量,间断性物质谓之物体;但人们常将"物体"与"物质"两个概念混用。能量与物体都是物质,表现出物质的二象性(连续性与间断性)。宇宙间的一切,均可以看成是物体和能量的统一体。物体和能量都有其运动规律,这一规律就是信息。信息以物体和能量为载体,没有离开载体而独立存在的信息。

在信息层面上,人体生命活动的规律包括人体内部的各种信息关系,也包括人体与外界的各种信息关系。人脑是一种特殊的物体(物质)。人类的思维、精神活动和意念,是物质运动的一种方式。虽然人类还远远没有真正全部了解意识的全部内容,但在量子水平上,意识是意识波和意识能量场。意识能量场关系到人体通过意识波与他人的意念交流,关系到人体内部潜意识与显意识的互动,也关系到意识能量场在人体内部对整个神经系统的作用、对经络能量场的影响。意识调控对人体健康的作用,较之于前述物质层面和能量层面的作用,是更高层次的调控机制。也就是说,在维系人体健康方面,存在着一个以人体意识调控为核心的信息调控机制。

美国医学界发现:导致美国民众罹患肿瘤与癌症的四大要因中,有三大原因是精神层面的因素——一是重大精神创伤,二是长期的精神压力,三是抑郁的个性;四是物质性的因素——美国民众补牙用的填充料含有汞制剂(防腐剂)。四大癌症诱因中有三个诱因是精神因素。精神因素对于人类健康的重要性无须赘言。美国医学界在调查与癌症发生密切相关的三大精神原因时发现,它们有着共同的特点:直接影响、降低人体的免疫功能。这些癌症患者体内胸腺萎缩、T细胞数量减少;同时还发现,自然杀伤细胞(NK细胞)数目大大减少。人体内免疫能力下降,癌细胞分裂失控。

在不正常的负面意识波作用下,人体内部会产生多种变化。包括下列情况:"脑垂体——肾上腺皮质——免疫功能途径"发生一系列变化。脑垂体分泌某些化合物,直接或间接作用于人体器官与组织;自主神经系统的交感神经与副交感神经的平衡被打破。自主神经功能紊乱,会影响内分泌和体内新陈代谢失衡,并导致器官功能异常;内分泌反馈抑制性调节受损,进一步影响到激素平衡被打破。

负面情绪释放出的意识波使人体处于异常的自身电磁场紊乱状况。长期或在某一段时期中,自身电磁场紊乱会导致免疫功能低下,或组织、器官功能异常。同时,自身电磁场紊乱状况还涉及人体经络能量的变化。经络是人体内部成线性排列的微电磁场通道。在发生紊乱的意识电磁场长期作用下,经络能量代谢必然受损。癌症患者在形成癌症的漫长过程中,体内的脾经、肝经和肾经等多条经络能量的功能电位值均低于正常阈值(1000毫伏)。这样的影响与变化,与居住在高压线下的人体受到高压线电磁场损伤本质无异。

抑郁症的产生和发展,是负面意识导致脑组织损伤的极好例证。一个50多岁的糖尿病女性患者,因为听说糖尿病并发症是导致糖尿病患者死亡的主要原因,便整天生活在绝望和恐惧中。3年后,她死于抑郁症脑组织死亡。一名30多岁的女性,其夫因车祸死亡,本来活泼快乐的她跌入人生的低谷。思念、绝望、无助、抑郁,她35岁时停经,内分泌出现紊乱,各种激素水平下降,肥胖,产生心血管病症状。经物质、能量、信息三方面综合性调理后,健康问题逐步好转。特别是正能量信息的介入,使她获得新生,彻底走出令她绝望的人生阴影。

正能量信息是什么?真善美的意识、意识波和意识能量场,就是正能量信息。正面的心理状况和精神状态,必然产生正常的意识波和意识能量场。物质层面和能量层面的治疗,对于慢性疾病固然有很大帮助,但心理和精神层面的问题不解决,慢性疾病的发生与复发是难以避免的。心病要用心药治。

一位真善美的使者,常常用他/她的语言帮助别人走出困境。为什么这样的人能够一语惊醒梦中人?因为语言带着能量,带着智者的意识能量场。当语言带着具有穿透力的意识波时,就能够影响、矫正别人的意识能量场。当然,心理学干预、治疗的结果,取决于受治疗者接收到的真善美的正能量信息对他的影响程度,取决于受治疗者的个人价值观、人生观和宇宙观的基础,也取决于受治疗者对于他所关心的事物了解的程度。文化、宗教、哲学、科学、医学、个性,综合性地决定了正能量信息在人际间的传播与作用的强度。

许多糖尿病患者,他们的精神状况和心理状态均不正常。企业家和政府官员们承受着比一般人多得多的工作、家庭事务、经济、精神等现代生活压力。每天伴随自己的是怒火、郁结、暴喜、悲伤、惊恐、思虑、惊吓等精神因素。负面信息产生负面能量,通过对经络系统的影响,使得肝经、肾经和脾经受到损伤。特别是,长期的气滞血瘀使得胰脏的主胰管、副主胰管被阻塞。胰脏接收到的营养长期不足,胰岛细胞功能紊乱,乃至死亡。这些影响是在不可见的意识波、意识能量场作用下产生的。中医说的情志致病,一语道破其中的奥秘。

拥有正能量信息的个人,通过自身的意识能量场,调控、维系个人的健康,应是不难做到的事情。坦荡的胸怀、高尚的人格、善良的心地、无私无畏的个性,能够构成一个真善美的灵魂。在潜意识状态下,运用禅修、内养、心学或祈祷等方法和技术,增强个人的意识能量场强度,激活人体神经系统调控和经络能量代谢调控的自修复机制,便能够实现意识调控人体健康的高境界。

更加有意义的是,当作为一个整体的人体电磁场所携带、发放的能量与宇宙能量相呼应时,同频共振、同气相求、同心相应,正能量意识电磁场会将志同道合者聚集起来,共同从事、完成顺天道、造福社会的事业。

（四）人体自稳定调控系统的生物控制论

以现代系统科学为指导,运用系统论、控制论和信息论的基本理论,研究生命科学和医学,我们提出“人体自稳定调控系统的生物控制论”。该理论包括如下内容:

1. 人体新陈代谢的动态平衡决定健康。

2. 人体自身对新陈代谢动态平衡的调节（自愈力）,表现为自平衡机制和自修复机制。

3. 人类与生俱来的自愈力,在物质、能量和信息层面上各具规律。

（1）以神经系统为主导的生物化学调控机制（物质层面）。

（2）以人体能量场（包括电磁场）为背景的生物能量波同频共振机制（能量层面）。

（3）以意识调控为核心的信息调控机制（信息层面）。

4. 自平衡机制和自修复机制受损是人体产生疾病的关键。医学的目的是恢复人体自愈力。

5. 中华古中医学是古代东方的能量信息医学,与现代西方量子医学和信息医学殊途同归。

6. 古中医学的六大学说涉及四大生物控制机制。

（1）宇宙信息能量场对人体经络能量和人体五行能量的作用。

（2）人体内部五藏（能量团）之间的五行场相互作用。

（3）经络能量运行调控机制。

（4）气血微电磁场的形成与能量调控。

7. 恢复人体自愈力,需自然医学与古中医学互补整合。

(1)自然医学的营养调节、激素调节、运动调节、能量调节和精神—心理调节。

(2)古中医学以经络－藏像学说为核心的气机升降、阴平阳秘、五行调和。

(五) 整合自然医学与古中医学逆转慢性疾病

近30年来,伴随着现代科学的发展和生物科技、生命科学的重要发现,西方医学领域出现了不同的医学新流派,包括分子医学、量子医学和信息医学。这些医学新流派分别代表了物质、能量和信息三大领域的医学创新,统称自然医学。

自然医学中的分子医学,涵盖了营养医学、功能医学、抗衰老医学和自然疗法医学等分支;其共同点是:运用天然化合物逆转慢性疾病,实现标本兼治。量子医学是整合欧洲传统能量医学(和疗医学)与量子生物学的成果而成。量子医学的特点是通过调节人体能量场而逆转慢性疾病。信息医学是在心理学与现代脑科学/神经科学发展的基础上产生的边缘学科。信息医学首先面对的健康问题是心理、精神方面的疾病。这些医学分支的成果为逆转慢性疾病提供了新思路。

中华民族的传统医学中医,处于后继乏人的困境。但是,中华民族的文化道统——易道文化,正在被振兴。中华传统文化"源于易,藏于道,显于医"。中医随着文化道统的振兴而振兴,中医药正在向以"黄帝内经"为代表的古中医学回归。下表总结了自然医学与古中医学的比较。对于保障民众健康,二者分别在物质、能量和信息三方面均有建树。整合自然医学与古中医学,就能够有效地逆转多种慢性疾病。

(六)健康产业的核心领域:逆转慢性疾病

有效地控制慢性疾病,是人类健康和全球经济发展的当务之急。健康产业的发展,离不开医学理念和技术。医学领域本身的创新,则是逆转慢性疾病的核心领域。与代谢综合征相关的肥胖症、高血压、糖尿病和心脑血管疾病,是目前中老年群体健康问题的重中之重。

肥胖症是对人类健康和生命的巨大威胁。肥胖者脂肪组织增多,耗氧量加大,心脏做功量大,导致心肌肥厚,尤其左心室负担加重,久之易诱发高血压。肥胖者高血压的并发率可高达46.3%,这是肥胖者高死亡率的重要因素之一。肥胖也是糖尿病的危险因素。肥胖者并发糖尿病的比例很高,大部分肥胖病人也会出现脂代谢紊乱的现象,出现高胆固醇血症、高甘油三酯血症等。肥胖使体力活动减少,导致冠状动脉侧支血液循环削弱或不足,进而诱发冠心病。动脉血管壁内出现硬化斑块,致使血管腔狭窄、硬化,易发生冠心病、心绞痛、卒中和猝死。

逆转肥胖的几种方案是行之有效的,包括生酮饮食、蛋白质饮食和低碳水化合物饮食＋增加运动。这几种方案均有局限性。生酮饮食以多摄取油类为主,辅以过量蛋白质,目的是激活人体分解脂肪产生葡萄糖的途径。但产生酮体过量会对人体产生毒性,掌握好"度"是关键。以蛋白质为主的饮食,会产生过量的同型半胱氨酸,继而导致血管病变和心脑血管病疾病。因此,饮食中必须包括足够量的B_6、B_{12}和叶酸,以降低体内同型半胱氨酸水平。在营养平衡和增加运动的基础上,适度控制碳水化合物,是值得推荐的方案。

相当一部分肥胖症患者经历瘦素抵抗、胰岛素抵抗和胰岛细胞死亡几个阶段后,成为临床上确诊的 II 型糖尿病患者。仅仅降糖是难以逆转糖尿病的,必须以逆转肝脏、胰腺功能为切入点,对人体内环境全面调理,包括物质和能量两方面。对糖尿病综合征的干预,首要的是防止糖尿病并发症。糖尿病的并发症包括心脑血管病疾病、糖尿病足、失明、肾病等。最致命的威胁是心脑血管病变产生的心梗、脑梗。

心脑血管疾病的干预和康复,是中老年群体健康问题的重中之重。目前,临床医学采用的药物治疗、支架植入和冠脉搭桥等干预措施,有一定缓解、控制效果,但不能从根本上解决动脉血管粥样硬化斑块问题。自然医学和古中医学采用的方法和产品组合,用以清除动脉血管粥样硬化斑块、消除动脉血管内壁的慢性炎症和恢复动脉血管内皮层的正常功能,从而达到心脑血管疾病康复的效果。干预手段包括以下诸方面:

预防心脑血管粥样硬化;逆转心脑血管粥样硬化;逆转冠心病;逆转 H 型高血压;清除颈动脉血管硬化斑块;改善缺血性脑卒中后遗症;改善出血性脑卒中后遗症;逆转支架植入后血管再狭窄;逆转缺血性心律异常;逆转老年多发性腔梗;改善肝脏和肾脏功能;控制糖尿病的多种并发症;其他由于改善了血液循环而产生的康复效果。

慢性疾病干预和康复是健康产业的核心问题,掌握了慢性疾病的干预、康复技术,就拥有了核心竞争力,就能够实现造福社会的宏愿。

慢病康复新思维和健康管理

前　言

全球性的慢性疾病造成的公共卫生危机和中国社会人口老龄化的快速发展,导致中国民众健康状况日益恶化,全社会也为此付出巨额医疗费用。对中国民众健康带来最严重危害的慢性疾病,主要包括高血压、糖尿病、心脑血管疾病、老年痴呆症和肿瘤/癌症等。这些慢性疾病每年导致的中国民众死亡人数,已经接近总死亡人数的90%。维护中华民族和人类的健康,需要疾病医疗模式向健康医学模式转型。生命科学和自然科学日新月异的发展,则从正面推动了医学和医疗模式与时俱进。

中国心血管病患病率处于持续上升阶段。心血管病现有患病人数2.9亿,其中脑卒中患者1300万人,冠心病患者1100万人,肺源性心脏病患者500万人,心力衰竭患者450万人,风湿性心脏病患者250万人,先天性心脏病患者200万人,高血压患者2.7亿人。在多种慢性疾病中,心脑血管疾病已成为我国居民的第一大死因。心脑血管疾病造成的死亡,已高达每年超过400万人,占慢病总死亡人数的40%以上。每年新发心梗人数60万例,心脏猝死人数超过50万人。脑卒中死亡人数则是心梗死亡的5倍。心脑血管疾病死亡率还在不断攀升,且表现出死亡患者的年轻化趋势。

以糖尿病及其并发症为结果的糖尿病综合征,是从糖代谢紊乱开始发展而成的人体多种代谢异常并发综合征。糖尿病及其并发症对人体的危害,包括视网膜剥离失明、糖尿病足截肢、肾脏衰竭、脑卒中和心肌梗死等重大疾病。中国糖尿病患者总数已经高达 1.21 亿,准糖尿病患者总数则超过 1 亿。在代谢综合征发展的过程中,许多人从肥胖开始,继而形成高血压,再产生糖尿病。高血压和糖尿病这两种慢性疾病的患者,80% 死于心脑血管疾病。整个慢性疾病产生和恶化过程中,肝脏与肾脏受损是关键。除心脑血管疾病外,与代谢综合征有关的糖尿病肝病、肝硬化和肾脏衰竭也是导致越来越多的患者死亡的重要原因。

随着中国人口的老龄化,老年痴呆症人数迅速增加。目前,全世界有 2600 多万人患老年痴呆症,而中国老年痴呆症患者就约占了 1/4,高达 700 多万人。除了典型的阿思海姆症外,中国还有 350 万缺血性老年痴呆症。这一数字每年在以 8% 的速度增长。到 2040 年,全球痴呆症人数有将达到 8110 万,我国痴呆患者人数将是发达国家痴呆患者的总和。

癌症的发生和死亡,已经成为中国城市人口的头号杀手。每年中国约有 280 万人死于各类癌症。最近几年,癌症新发病率已经超过每年 450 万人。目前,临床医学用于治疗癌症的主要手段,如外科手术、化疗、放疗等,不仅效果有限,而且对患者身体有很大损伤。为了提高患者生活质量、挽救患者生命,需要整合运用"中医药 + 自然医学"技术,综合干预、治疗癌症和患者的康复,已成为肿瘤医学界的共识。

除上述几种主要慢性疾病外,还有其他多种慢病危害着民众的健康。所有这一切,都对现有的医学和医疗体系提出了严峻的挑战。本文提出整合多种医学和医疗资源,建立"经典中医为体、自然医学技术为用"的健康管理模式,实现"西医创新和中医振兴"两方面的变革,有效预防和逆转民众亚健康和慢性疾病。中国功能医学医生集团整合西方医学的前沿领域自然医学(包括分子医学、量子医学和信息医学等)与经典中医(中华古中医学),运用自然医学和中医的技术,应用高效、无害的天然化合物与功能性营养素,以及非侵入性的能量/量子医学仪器设备,在功能医学、健康管理等领域取得了逆转亚健康和多种慢性疾病的良好效果。下述慢病康复技术方案一览表,简要地表述我们在预防和逆转多种慢性疾病的过程中,对自然医学与中医理论和技术的整合运用。

一、几种主要慢性疾病技术、方案和项目一览表

慢性疾病	诊断与分析	干预技术（功能医学）	干预技术（能量医学）	干预技术（中医）
高血压	1. 细胞能量检测与智能康复仪 2. 经络能量诊断仪 3. 心脏量子谱检测仪（CQSD） 4. 和疗医学诊断技术 5. 人体舌象全息分析技术	根据健康状况,决定选择性组合： 1. 酵素 2. 奇迹酶 3. 槲皮素 4. 牛磺酸 5. 改性柑橘果胶 6. γ-氨基丁酸 7. 钾镁合剂	1. 和疗医学产品 2. 花精疗法产品 3. 共振音乐碟片 4. 细胞能量检测与智能康复仪 5. 石墨烯远红外光波房 6. 量子芯片 7. 四维磁场综合治疗仪 8. 太赫兹仓	1. 根据五运六气、天干地支原理,演算每位客户先天弱脏和每年人体最易得病的脏器 2. 中医个性化方剂 3. 经络能量升压导平仪
糖尿病	1. 细胞能量检测与智能康复仪 2. 经络能量诊断仪 3. 心脏量子谱检测仪（CQSD） 4. 和疗医学诊断技术 5. 人体舌象全息分析技术	根据健康状况,决定选择性组合： 1. 减肥灵 2. 血脂康 3. 奇迹酶 4. 酵素 5. 橄榄叶提取物 6. 肝肾康 7. 消炎平 8. 线粒体素 9. 吡啶甲酸铬 10. 硫辛酸 11. 有机硒 12. 改性柑橘果胶 13. 肉桂皮提取物	1. 和疗医学产品达美特 2. 花精疗法产品 3. 共振音乐碟片 4. 经络能量升压导平仪 5. 细胞能量检测与智能康复仪 6. 石墨烯远红外光波房 7. 四维磁场综合治疗仪 8. 太赫兹仓 9. 等微子扰场能量颐养仓	1. 根据五运六气、天干地支原理,演算每名客户先天弱脏和每年人体最易得病的脏器 2. 中医个性化方案 3. 经络能量升压导平仪

续表

慢性疾病	诊断与分析	干预技术（功能医学）	干预技术（能量医学）	干预技术（中医）
心血管疾病	1.细胞能量检测与智能康复仪 2.经络能量诊断仪 3.心脏量子谱检测仪（CQSD） 4.和疗医学诊断技术 5.人体舌象全息分析技术	根据健康状况,决定选择性组合: 1.奇迹酶 2.酵素 3.深海鱼油 4.牛磺酸 5.辅酶Q10 6.姜黄素 7.改性柑橘果胶 8.复合B族维生素 9.葡萄种子提取物 10.山楂黄酮 11.维生素C 12.维生素D_3	1.和疗医学产品 2.花精疗法产品 3.共振音乐碟片 4.经络能量升压导平仪 5.细胞能量检测与智能康复仪 6.石墨烯远红外光波房 7.四维磁场综合治疗仪 8.太赫兹仓 9.等微子扰场能量颐养仓	1.根据五运六气、天干地支原理,演算每名客户先天弱脏和每年人体最易得病的脏器 2.中医个性化方案 3.经络能量升压导平仪
脑卒中	1.细胞能量检测与智能康复仪 2.经络能量诊断仪 3.心脏量子谱检测仪（CQSD） 4.和疗医学诊断技术 5.人体舌象全息分析技术 6.脑电波检测仪	根据健康状况,决定选择性组合: 1.奇迹酶 2.酵素 3.姜黄素 4.改性柑橘果胶 5.复合B族维生素 6.葡萄种子提取物 7.乙酰左旋肉碱 8.银杏叶提取物 9.橄榄叶提取物 10.维生素C 11.维生素D_3	1.和疗医学产品 2.花精疗法产品 3.共振音乐碟片 4.经络能量升压导平仪 5.细胞能量检测与智能康复仪 6.石墨烯远红外光波房 7.四维磁场综合治疗仪 8.太赫兹仓 9.等微子扰场能量颐养仓	1.根据五运六气、天干地支原理,演算每名客户先天弱脏和每年人体最易得病的脏器 2.中医个性化方案 3.经络能量升压导平仪

续表

慢性疾病	诊断与分析	干预技术（功能医学）	干预技术（能量医学）	干预技术（中医）
肿瘤与癌症	1. 细胞能量检测与智能康复仪 2. 经络能量诊断仪 3. 心脏量子谱检测仪（CQSD） 4. 和疗医学诊断技术 5. 人体舌象全息分析技术	根据健康状况，决定选择性组合： 1. 姜黄素 2. 奇迹酶 3. 酶素 4. 改性柑橘果胶 5. 维生素 B_{17} 6. 绿茶提取物 7. 水飞蓟种子提取物 8. 维生素 C 9. 维生素 D_3 10. 西兰花提取物 11. 白藜芦醇	1. 和疗医学产品 2. 花精疗法产品 3. 共振音乐碟片 4. 经络能量升压导平仪 5. 细胞能量检测与智能康复仪 6. 石墨烯远红外光波房 7. 四维磁场综合治疗仪 8. 太赫兹仓 9. 等微子扰场能量颐养仓 10. 扰场仪	1. 根据五运六气、天干地支原理，演算每名客户先天弱脏和每年人体最易得病的脏器 2. 中医个性化方案 3. 经络能量升压导平仪
老年脑部疾病（老年痴呆症/帕金森）	1. 细胞能量检测与智能康复仪 2. 经络能量诊断仪 3. 心脏量子谱检测仪（CQSD） 4. 和疗医学诊断技术 5. 人体舌象全息分析技术 6. 脑电波检测仪	根据健康状况，决定选择性组合： 1. 维生素 C 2. 维生素 D_3 3. 奇迹酶 4. 酶素 5. 深海鱼油 6. 牛磺酸 7. 辅酶 Q10 8. 姜黄素 9. 橄榄叶提取物 10. 改性柑橘果胶 11. 复合 B 族维生素 12. 葡萄种子提取物 13. 山楂黄酮	1. 和疗医学产品 2. 花精疗法产品 3. 共振音乐碟片 4. 经络能量升压导平仪 5. 细胞能量检测与智能康复仪 6. 石墨烯远红外光波房 7. 四维磁场综合治疗仪 8. 太赫兹仓 9. 等微子扰场能量颐养仓 10. 扰场仪	1. 根据五运六气、天干地支原理，演算每名客户先天弱脏和每年人体最易得病的脏器 2. 中医个性化方案 3. 经络能量升压导平仪

续表

慢性疾病	诊断与分析	干预技术 （功能医学）	干预技术 （能量医学）	干预技术 （中医）
糖尿病综合症（肝病/肾病）	1. 细胞能量检测与智能康复仪 2. 经络能量诊断仪 3. 心脏量子谱检测仪（CQSD） 4. 和疗医学诊断技术 5. 人体舌象全息分析技术 6. 脑电波检测仪	根据健康状况，决定选择性组合： 1. 姜黄素 2. 奇迹酶 3. 酵素 4. 绿茶提取物 5. 橄榄叶提取物 6. 改性柑橘果胶 7. 水飞蓟种子提取物 8. 维生素 C 9. 维生素 D_3 10. 西兰花提取物 11. 白藜芦醇	1. 和疗医学产品 2. 花精疗法产品 3. 共振音乐碟片 4. 经络能量升压导平仪 5. 细胞能量检测与智能康复仪 6. 石墨烯远红外光波房 7. 四维磁场综合治疗仪 8. 太赫兹仓 9. 等微子扰场能量颐养仓 10. 扰场仪	1. 根据五运六气、天干地支原理，演算每名客户先天弱脏和每年人体最易得病的脏器 2. 中医个性化方案 3. 经络能量升压导平仪

二、流程：健康信息采集、分析与解读、辨证、项目分流

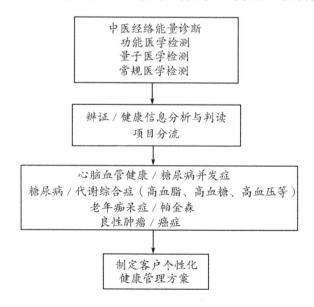

185

三、几种主要慢病干预、康复技术、方案和项目

(一)心脑血管/糖尿病并发症项目

心脑血管病变的发生、演变和恶化,涉及多种因素,包括人类遗传、生理生化、细胞生物学、经络能量等方面。本项目整合分子医学、量子医学和中医的技术,全方位地预防和逆转心脑血管疾病。

人类有一个共同的遗传疾病:人体自身不能够合成维生素C。维生素C是合成胶原蛋白的原材料。当人体动脉血管内壁被自由基损伤时,需要胶原蛋白修复。因缺少内源性维生素C的缘故,人体无法及时合成胶原蛋白,导致动脉血管内壁的损伤不能及时修复。在体内自由基的作用下,低密度脂蛋白胆固醇复合物LDL成为氧化型胆固醇OX-LDL,并被用来修补动脉血管内壁的损伤,形成硬化斑块的起点。另一个同样重要的诱因,是同型半胱氨酸。蛋白质中含有的蛋氨酸,其代谢产物是同型半胱氨酸。同型半胱氨酸能够诱发血管壁增厚,这是形成血管狭窄特别是小血管出现堵塞的重要原因。长期的慢性供血不足会导致心脏缺血。这就需要从营养学、营养医学和功能医学的角度,来了解、预防冠状动脉硬化、心脏组织缺血和脑组织缺血问题。

由于生活方式和饮食构成的错误,许多人已经出现了冠心病、不同程度的心脏缺血和脑组织缺血问题。逆转心脑血管病变和心脏、脑组织缺血,成为当前中老年健康问题的重中之重。本文下述内容在营养医学和功能医学层面提及心脑血管疾病的五点预防和三点干预方案。这一方案的实施和推广,已经取得明显效果,帮助许多民众远离了心梗脑梗的威胁。

但是,对于动脉血管硬化斑块的消除和控制,并不能够同时解决已经形成的心脏与脑组织缺血及损伤。改善、逆转心脏与脑部组织的微循环障碍,成为需要解决的核心问题。本文提及的心脏量子谱检测技术和远红外石墨烯膜贴片技术,是前沿性的创新技术,为改善心脏和脑部组织的微循环提供了强大的支持。这项技术的核心是快速检测与改善心脏等组织的微循环。纳米硅材料制作的量子芯片具有释放波长9.34微米远红外线的特性,心脏组织中水的大分子团(氢键)释放出同样波长、频率的远红外线,两者会发生同频共振。在此作用下,心脏组织中的大分子

团水转化成小分子团水。只有小分子团水才能够进入心脏细胞,从而快速改善心脏组织内的微循环。

心脑血管健康与人体全身营养与能量状况密切相关。心脏、脑组织与动脉血管及血液状况是一个整体。构成这些组织、器官的细胞,在病变与康复过程中,不仅在分子和细胞层面上表现出多种生物化学的变化,也经历着能量的变化。细胞层面的能量变化和人体整体层面的经络能量变化,是我们必须重视的两种能量变化。细胞外部和内部多种因素的影响,都能够通过细胞内的线粒体及其产物 ATP(能量货币)的变化,影响着细胞的能量状态。心脏、脑组织和相关的动脉血管在病变的过程中,细胞能量场的改变是可以检测的,也是能够被逆转的。美国生物能量检测与智能修复系统(Lifesystem),就是这样一种检测、调理、恢复人体(包括心脑组织)细胞能量水平的设备。

反映在经络能量上,心脑血管病变患者的心经、心包经的能量(用电压表示)大多会表现出异常。一是经络能量绝对量低于 1000 毫伏,二是人体左右同名经络的能量值压差大于 70 毫伏。心经与心包经经络能量的大小和平衡状态,影响着心脏的功能和心脏的自平衡、自修复机制。因此,调节和恢复心经、心包经的能量,是预防和逆转心脑血管病变的不可或缺的举措。

人体是能量的载体。人体的能量有多种形式,包括 20 赫兹以下的固有频率(次声波)、400 赫兹左右的超低频声波、远红外线、太赫兹波等等。人体组织、器官发生病变时,也会出现不同层次的频率变化。因而,人体能量也需要在不同的频率方面修复。除了上述能量医学的设备、仪器外,我们也需要全方位调理人体能量的手段。四维磁场综合治疗仪就是这样的设备。通过对人体全身 H 氢原子、C 碳原子、P 磷原子的信息调控,四维磁场综合调理和治疗,体现了中医治疗的整体观。对集多种疾病于一身的患者,该设备以主要疾病为主,其他数种疾病也都同时得到逆转。四维磁场综合治疗系统可发射五种磁场,并且五种磁场可以相互交换。

(1)AC 交变磁场、频率可由 0.5~24000 赫兹/秒任意可调。交变磁场具有兴奋提升,温阳化湿,补中益气、祛风止痒、较强的活血化瘀、通经活络和抗过敏的作用。可提高人体的免疫功能和改善微循环,加强人体的新陈代谢机能,激活衰退细胞的活力,促进人体细胞的新生,从而恢复人体的健康,交变磁场在国医学中具有"温补气血"的作用。

（2）PC 脉冲磁场、磁场磁极可任意交换；频率可由 0.5～24000 赫兹/秒任意可调。脉冲磁场具有平衡阴阳、调和气血、安神镇静、祛痰化湿、消炎消肿和中等强度的活血化瘀作用。也可以提高人体免疫功能和改善微循环，加强人体的新陈代谢功能，激活衰退细胞的活力。相对交变磁场而言，力量稍逊一点，但其作用平和，具有"活血化瘀、调和气血"的作用。

（3）DC 平静磁场、磁场磁极可任意交换。平静磁场具有安神镇静、平喘降逆、消炎消肿的作用，平静磁场在中医学中具有"镇逆潜阳、平衡阴阳"的作用。

（4）RM 旋转磁场、转速 60～500 转/分可调。旋转磁场通过电脑自动调节，具有较强的止痛和化解良性肿瘤、降压稳压、改善放疗、化疗引起的副作用，兼具增强免疫功能的作用。

（5）CM 恒定磁场、旋转磁场停止旋转就是恒定磁场。恒情磁场有镇静潜阳、对高血压患者具有降压、稳压的作用。四维磁场综合治疗系统在治疗床体上安装了体感振波治疗床垫和音频换能器，使患者在治疗过程中，通过身体可以感受到随着音乐的播放产生身体的振动。这种振波和磁场能量波融合为一体，实现了能量集合，起到对神经、精神疾病良好的治疗作用。

上述几种技术的整合，成为预防和逆转心脑血管病变与心脑组织缺血的有效手段。糖尿病患者的血管病变主要表现于多种血液循环障碍和微循环障碍。80%的糖尿病患者最后死于心梗与脑梗。以上技术的整合同样适用于糖尿病患者并发症的预防与康复。

1. 项目服务流程

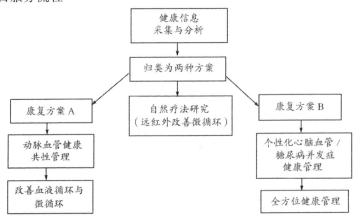

2. 心脑血管/糖尿病并发症 精准健康管理项目

（方案 A:血液循环与微循环调理）

日期: 　　年　　月　　日

姓　名	性别	年龄	第一次检测结果 （综合级别）	第一次使用量子芯片2周后检测结果 （综合级别）	持续使用量子芯片4周后检测结果 （综合级别）	持续使用量子芯片1月后检测结果 （综合级别）	结论
微循环仪器和心脏量子谱检测仪检测结果							
个人主诉							
地址				电话			
备注							

说明:康复项目 A 主要为客户提供心脏微循环的改善。根据客户的健康信息,提供量子芯片和微循环调理方案。

1. 心脏缺血状况检测,使用的心脏量子谱检测仪(CQSD)检测仪对于受测者心脏不同部位的缺血状况打分(1~10级),判断受测者心脏缺血的严重程度。

2. 量子芯片带有的远红外能量与人体释放的远红外电磁波具有相同的波长(9.34 微米)峰值与频率。二者同频共振,能够快速改善心脏组织的微循环,从而逆转心脏缺血。

3. 心脑血管/糖尿病并发症精准健康管理项目

（方案 B：全方位健康管理）

	健康问题 （最初检测结果）	第一阶段 （2 个月）	第二阶段 （2 个月）	第三阶段 （2 个月）	第四阶段 （2 个月）
	1. 心脏缺血 2. 心脑血管有粥样硬化斑块 3. 血压高 4. 血糖高 5. 视力下降 6. 血液黏稠度高 7. 心经心包经异常	每 1~2 周对健康问题跟踪检测	每半个月对健康问题跟踪检测	每半个月对健康问题跟踪检测	每个月对健康问题跟踪检测
检测技术	1. 经络能量诊断仪 2. CQSD 技术 3. 细胞能量检测与智能康复仪 4. 常规生理生化检测 5. 功能性医学检测	1. 经络能量诊断仪：1 次/周 2. CQSD 技术：2 次/周 3. 细胞能量检测与智能康复仪：1 次/周 4. 常规生理生化检测：1 次/月 5. 功能性医学检测：根据需要	1. 经络能量诊断仪：1 次/周 2. CQSD 技术：2 次/周 3. 细胞能量检测与智能康复仪：1 次/2 周 4. 常规生理生化检测：1 次/2 月 5. 功能性医学检测：根据需要	1. 经络能量诊断仪：1 次/2 周 2. CQSD 技术：1 次/周 3. 细胞能量检测与智能康复仪：1 次/3 周 4. 常规生理生化检测：1 次/2 月 5. 功能性医学检测：根据需要	1. 经络能量诊断仪：1 次/月 2. CQSD 技术：1 次/周 3. 细胞能量检测与智能康复仪：1 次/月 4. 常规生理生化检测：1 次/3 月 5. 功能性医学检测：根据需要

续表

	健康问题 （最初检测结果）	第一阶段 （2个月）	第二阶段 （2个月）	第三阶段 （2个月）	第四阶段 （2个月）
康复技术	1. 量子芯片技术 2. 经络升压导平仪器 3. 细胞能量检测与智能康复仪 4. 四维磁场综合治疗仪 5. 功能性营养素	1. 量子芯片技术:3次/日，30分钟/次 2. 经络能量升压导平仪：1次/日 3. 细胞能量检测与智能康复仪:2次/周 4. 四维磁场综合治疗仪：2次/周 5.功能性营养素(酶):2片/日	1. 量子芯片技术:3次/日，30分钟/次 2. 经络能量升压导平仪：3次/周 3. 细胞能量检测与智能康复仪:2次/周 4. 四维磁场综合治疗仪：2次/周 5. 功能性营养素(酶):2片/日	1. 量子芯片技术:3次/日，30分钟/次 2. 经络能量升压导平仪:2次/周 3. 细胞能量检测与智能康复仪:1次/周 4. 四维磁场综合治疗仪:1次/周 5. 功能性营养素(酶):2片/日	1. 量子芯片技术:3次/日，30分钟/次 2. 经络能量升压导平仪:1次/周 3. 细胞能量检测与智能康复仪:1次/周 4. 四维磁场综合治疗仪:1次/周 5. 功能性营养素(酶):2片/日
预期效果		1. 心脏缺血状况得到改善 2. 心经心包经能量恢复正常 3. 血液黏稠度正常 4. 血糖正常 5. 视力得到提高	1. 心脏缺血状况得到明显改善 2. 心经心包经能量恢复正常 3. 血液黏稠度正常 4. 血管性高血压改善 5. 血糖正常 6.视力明显恢复 7.动脉血管硬化斑块出现逆转	1. 心脏缺血状况得到明显改善 2. 心经心包经能量正常 3. 血液粘稠度正常 4. 血管性高血压明显改善 5. 血糖正常 6. 视力明显恢复 7.动脉血管硬化斑块出现明显逆转	1. 心脏不存在缺血状况 2. 心经心包经能量正常 3. 血液黏稠度正常 4. 血压正常 5. 血糖正常 6. 视力恢复正常 7. 动脉血管硬化斑块出现明显逆转至消除 8.肝经、肾经能量正常

（二）糖尿病/代谢综合征（高血脂、高血糖、高血压等）项目

糖尿病代谢综合征是从糖代谢紊乱开始，发展而成的人体多种代谢异常并发综合征。糖尿病及糖尿病综合征对人体的危害，包括视网膜剥离失明、糖尿病足截肢、肾脏衰竭、脑卒中、心肌梗死和糖尿病肝病肾病等重大疾病。了解糖尿病的发生发展过程，掌握预防和逆转糖尿病的关键环节，才能有效控制糖尿病及其并发症造成的患者死亡，并帮助患者恢复健康。

人的下丘脑感应来自血液中的正负两种信息：包括葡萄糖和瘦素分子（一种激素）水平的高低。下丘脑通过这两种信息调控人体的糖代谢。当这一调控机制被破坏，人体就进入代谢综合征的形成、发展过程，最终演变成糖尿病。在葡萄糖和瘦素分子水平低于一定值时，由于下丘脑分泌的神经递质的作用，储存在肝脏和肌肉组织中糖原分解、人的食欲增强，碳水化合物的摄取和分解增加，最终血糖浓度提高。血糖浓度的提高导致脂肪作为过剩能量而被储存。腹部的脂肪细胞能够制造、分泌瘦素（Leptin）。瘦素分子经由血液通过血脑屏障，进入脑部。当机体脂肪储量增加、脂肪细胞体积增大时，脂肪细胞就会分泌更多的瘦素。瘦素通过血液到达脑部，作用于下丘脑，使得食欲下降，能量消耗增加，从而防止脂肪的进一步积聚。这是人体糖代谢的自动调控机制和过程。

现代社会的生活方式错误，使得许多人的身体由超重走向肥胖，身体内部逐渐失去了糖代谢的自动调控能力。肥胖发生的过程伴随着人体内部的慢性炎症日益加剧。脂肪细胞和人体其他组织细胞分泌过量的炎症因子（C－反应蛋白分子）。C－反应蛋白分子与瘦素分子结合成大分子复合物。这一大分子复合物无法通过血脑屏障，因而，瘦素分子无法进入脑部。下丘脑主导的糖代谢自动调控机制被阻断。人体糖代谢进入"瘦素抵抗"阶段。人体内部不断恶化的慢性炎症和身体内环境被破坏，使得细胞表面胰岛素受体的敏感性逐步钝化，葡萄糖耐受因子 GTF（铬蛋白）水平低下，胰岛素难以将血液中的葡萄糖分子运输进入细胞。血液中的葡萄糖分子水平和胰岛素水平上升，人体进入"胰岛素抵抗"阶段。在这一过程中，肝脏功能日益受损，脂肪代谢出现严重异常。血液中游离脂肪酸水平随之异常升高，成为诱导胰腺制造胰岛素的 β 细胞死亡的重要原因。最后，患者需要依赖外源的胰岛素才能够维持血液的正常葡萄糖水平。糖尿病的多种并发症和肝脏多种

代谢功能异常最终导致糖尿病肝病与肾病的形成。

糖尿病的形成和发展,经过"瘦素抵抗"、"胰岛素抵抗"和"胰岛细胞死亡"三个阶段。人体的内环境受到严重破坏,各种代谢出现异常,逐步成为糖尿病综合征。糖尿病综合征的干预、逆转和康复方案涉及以下问题:

1. 瘦素抵抗。

2. 胰岛素抵抗。

3. 人体内部的慢性炎症。

4. 肝脏代谢功能障碍。

5. 胰岛细胞死亡造成的胰腺内部空泡。

6. 矿物质(包括微量元素)过度消耗。

7. 大量自由基产生的人体内部高氧化压。

8. 血管内壁受损和动脉血管硬化斑块。

9. 严重微循环障碍导致多种并发症。

10. 代谢综合征引发的糖尿病肝病与肾病等。

糖尿病的干预、逆转和康复包括多方面内容。在操作过程中,可以结合中医理论,根据糖尿病发生发展的三种类型(阴虚热盛型、气阴两虚型、阴阳两虚型)实施。对应于中医界三类型理论,自然医学也提出糖尿病的三个发展过程:瘦素抵抗阶段:炎性因子过量、下丘脑——脾胃自调控功能出现障碍;胰岛素抵抗阶段:葡萄糖滞留血液、高胰岛素血症、脾脏功能与脾经能量低下;胰腺细胞死亡阶段:胰腺出现空泡、依赖外源胰岛素、人体整体能量低下、并发症严重。根据糖尿病发生发展的不同类型与过程,干预、逆转和康复措施也有所区别。

下表针对糖尿病的不同类型与发展过程,中医药和自然医学采用个性化、特异化的技术方案。

		阴虚热盛型 （瘦素抵抗阶段）	气阴两虚型 （胰岛素抵抗阶段）	阴阳两虚型 （胰腺细胞死亡阶段）
各种典型症状和健康问题		1. 瘦素抵抗 2. 血糖异常 3. 血脂异常 4. 血压异常 5. 尿酸异常 6. 炎症因子 CRP 水平高 7. 动脉血管硬化出现 8. 心脏缺血轻度 9. 脑部缺血轻度	1. 胰岛素抵抗 2. 血糖异常 3. 血脂异常 4. 血压异常 5. 高胰岛素血症 6. 尿酸异常 7. 炎症因子 CRP 水平高 8. 动脉血管硬化斑块 9. 心脏缺血中度 10. 脑部缺血中度 11. 脾经能量低下	1. 胰腺空泡出现 2. 血糖异常 3. 血脂异常 4. 血压异常 5. 尿酸异常 6. 炎症因子 CRP 水平高 7. 动脉血管硬化斑块 8. 心脏缺血严重 9. 脑部缺血重度度 10. 脾经能量低下 11. 肝脏功能异常 12. 肾脏功能异常 13. 多条经络能量低下 14. 胰岛素依赖
检测技术	1. 经络能量诊断仪 2. CQSD 技术 3. 细胞能量检测与智能康复仪 4. 常规生理生化检测 5. 功能性医学检测	1. 经络能量诊断仪:1 次/周 2. CQSD 技术:2 次/周 3. 细胞能量检测与智能康复仪:2 次/月 4. 常规生理生化检测:1 次/月 5. 功能性医学检测:根据需要	1. 经络能量诊断仪:2 次/周 2. CQSD 技术:2 次/周 3. 细胞能量检测与智能康复仪:2 次/月 4. 常规生理生化检测:1 次/月 5. 功能性医学检测:根据需要	1. 经络能量诊断仪:3 次/周 2. CQSD 技术:2 次/周 3. 细胞能量检测与智能康复仪:2 次/月 4. 常规生理生化检测:1 次/2 月 5. 功能性医学检测:根据需要

续表

		阴虚热盛型	气阴两虚型	阴阳两虚型
		（瘦素抵抗阶段）	（胰岛素抵抗阶段）	（胰腺细胞死亡阶段）
干预技术	1.量子芯片技术 2.经络升压导平仪器 3.细胞能量检测与智能康复仪 4.功能性营养素与食疗 5.中医药外用技术 6.和疗医学产品（达美特） 7.四维磁场综合治疗仪 8.等微子扰场能量颐养仓 9.太赫兹仓	1.量子芯片技术：3次/日,30分钟/次 2.经络能量升压导平仪：1次/日 3.细胞能量检测与智能康复仪：1次/周 4.功能性营养素与食疗：根据需要选择 5.中医药外用技术：2次/周 6.和疗医学产品（达美特）：2瓶/月 7.四维磁场综合治疗仪：2次/周 8.等微子扰场能量颐养仓：3次/周 9.太赫兹仓：1次/日	1.量子芯片技术：3次/日,30分钟/次 2.经络能量升压导平仪：1次/日 3.细胞能量检测与智能康复仪：1次/周 4.功能性营养素与食疗：根据需要选择 5.中医药外用技术：2次/周 6.和疗医学产品（达美特）：3瓶/月 7.四维磁场综合治疗仪：3次/周 8.等微子扰场能量颐养仓：2次/周 9.太赫兹仓：1次/日	1.量子芯片技术：3次/日,30分钟/次 2.经络能量升压导平仪：1次/日 3.细胞能量检测与智能康复仪：2次/周 4.功能性营养素与食疗：根据需要选择 5.中医药外用技术：2次/周 6.和疗医学产品（达美特）：3瓶/月 7.四维磁场综合治疗仪：1次/日 8.等微子扰场能量颐养仓：3次/周 9.太赫兹仓：1次/日
预期效果		1.血糖正常 2.血脂异常改善 3.血压异常改善 4.尿酸正常 5.血液黏稠度改善 6.炎症因子水平得到控制 7.心经、心包经、脾经等能量恢复正 8.心脏缺血状况得到改善 9.动脉血管硬化斑块逆转	1.血糖正常 2.血脂异常改善 3.血压异常改善 4.尿酸正常 5.血液黏稠度改善 6.炎症因子水平得到控制 7.心经、心包经、脾经等能量恢复正常 8.心脏缺血状况得到明显改善 9.动脉血管硬化斑块逆转	1.血糖正常 2.血脂异常改善 3.血压异常明显改善 4.尿酸正常 5.血液黏稠度改善 6.炎症因子水平正常 7.心经、心包经、脾经等能量恢复正常 8.心脏缺血状况得到明显改善 9.动脉血管硬化斑块逆转 10.肝脏功能恢复正常 11.肾脏功能恢复正常

备注:可选用的营养医学与功能性营养素:食疗包、姜黄素、酵素、复合矿物质、复合维生素、绿茶提取物、橄榄叶提取物、改性柑橘果胶、水飞蓟种子提取物、维生素 C、维生素 D_3、西兰花提取物、白藜芦醇等。

(三)预防和逆转老年脑部疾病项目

1. 老年痴呆

老年痴呆的常见类型是阿尔茨海默氏病(Alzheimer's AD),然后是血管性痴呆(vascular,VD)和路易体痴呆等其他痴呆。病人常常先是记忆力减退、性格改变,最后智力衰退,变成痴呆。老年痴呆发病期间,病人间隙精神改变,打人骂人、不知廉耻、离家出走,发病晚期不能独立进食、不能辨认家人、语言理解和表达困难、大小便失禁、行动需要轮椅或卧床不起,完全丧失了自主料理能力。

目前,大多数老年痴呆症的发生,兼有血管性原因和脑部淀粉状蛋白质/矿物质沉积两方面。血管性痴呆主要与脑部和颈部动脉血管粥样硬化斑块形成有关。淀粉状蛋白质在神经细胞之间的沉积,不仅会因为神经递质传递受阻出现记忆力严重衰退,而且也会导致神经细胞死亡。这两种主要原因的起始诱因,都与大量自由基通过血液进入脑部有关。血管性痴呆的主要特征,是脑部动脉血管粥样硬化斑块形成,长期慢性供血不足导致脑细胞死亡。脑部淀粉状蛋白质/矿物质沉积的主要特征,是脑部淀粉状蛋白质/矿物质的沉积在脑细胞之间,导致脑细胞死亡。

世界卫生组织定义 65 岁以上为老年人。老年人口中。痴呆的患病率占总人口的 4% ~5%,80 岁以上的老年人可占 17% ~20%。据报道,在欧美国家,阿尔茨海默病约占老年期痴呆的 50%。血管性痴呆约占 15%,而混合性痴呆占 15% ~20%。美国的 AD 患病人口为 400 万,到下世纪中叶这个数字将上升到 1100 万,每年花费为 100 亿美元。在中国,60 岁以上人口中,VD 患病率为 324/10 万人口,而 AD 患病率为 238/10 万人口。也就是说,中国民众由于血管性病变而导致的老年痴呆症人数,远高于淀粉状蛋白在神经细胞之间的沉积而形成的阿尔茨海默病人数。据估计,到 2025 年,世界范围内 AD 的患病人口为 2200 万。老年期痴呆是继心脏病、癌症、中风之后的第四位致死原因,因此对 AD 和 VD 的防治已引起医学界乃至全社会的广泛重视。

就两种主要类型的老年痴呆疾病而言,脑部动脉血管粥样硬化斑块形成产生的血管狭窄,导致脑部长期慢性供血不足,是 VD 的主因,而 AD 产生的原因则较复杂。大量研究表明:脑部神经细胞表面存在一种清除淀粉状蛋白沉积物的蛋白——称为垃圾蛋白粉碎机。被分解的蛋白产物(氨基酸)能够重新进入细胞,作为营养成分被细胞利用。当大量自由基进入脑部,损伤这一垃圾蛋白粉碎机(蛋白)时,淀粉状蛋白就会沉积在神经细胞之间,阻碍神经递质的传递,且诱导神经细胞内部产生蛋白纤维纠缠。神经细胞最后死亡。

同时,还需重视其他因素。人体晚间睡眠时脑部体积会缩小 3% ~ 5% ,从而允许脑细胞外部的代谢产物通过脑积液的运行通道,排除出脑部。失眠或缺少良好睡眠的人体,常常失去这一脑部排毒的机会。此外,血液中高水平的同型半胱氨酸和慢性炎症因子(C - 反应蛋白)、低水平的胰岛素和雌性激素等因素,也是产生老年痴呆症的重要原因。

2. 帕金森病

中国 65 岁以上的老年人口中,大约有 1.7% 的人患有帕金森病(PD),75 岁以上患病率达 3.4% 。帕金森病是继肿瘤、心脑血管病之后中老年的"第三杀手"。每年新发病例近 10 万人。全球 400 万患者中有 170 万 ~ 220 万人在中国,占世界 400 万患者中的 50% ,并呈现出年轻化趋势。"青少年型帕金森病"患者占据总人数的 10% 。世界卫生组织专家预测,中国 2030 年的帕金森病患者将达到 500 万。

虽然帕金森病的治疗已取得明显进展,但这一常见神经变性疾病的发病机制复杂,病因还不十分明了,现有治疗手段也无法根治该病。随着城市人口老龄化比重不断升高,未来几年中国城市人口帕金森病防治的形势十分严峻。帕金森病是一种常见于中老年的神经系统变性疾病,多在 60 岁以后发病。主要表现为患者动作缓慢,手脚或身体的其他部分震颤,身体失去了柔软性,变得僵硬。帕金森的病因迄今仍不清楚。目前,研究倾向于与年龄老化、遗传易感性和环境毒素的接触等综合因素有关。

流行病学调查结果发现,帕金森病的患病率,表现出地区和职业的明显差异。国际医学界认为环境(包括职业环境)中可能存在一些有毒的物质,损伤了大脑的神经元。人体毒素堆积主要有两大原因:一是毒素本身摄入过多;二是人体某些器官功能异常,不能及时将毒素排出。这从职业危险的发现中可以判断:农民接触杀虫剂,焊接工接触锰气体,他们患帕金森症的平均概率更高;理发师也更容易得阿尔茨海默症,因为常接触染发剂和烫发剂。新车的内饰、塑料和车漆等气体,可能会让你感觉到头晕、恶心或喉咙刺痛,这是因为有害物质被吸入。帕金森并非单一因素所致,可能有多种因素参与。遗传因素可使患病易感性增加,但只有在环境因素及年龄老化的共同作用下,通过氧化应激、线粒体功能衰竭及其他因素等机制才导致黑质多巴胺能神经元大量变性并发病。脑中制造单氧氧化酶(dopamine)的细胞丧失,是造成帕金森氏症的主因,一旦丧失程度达到80%时,就会开始出现一些症状。

医学观察研究表明,药物导致的震颤麻痹综合征特点为:老年人多,女性多于男性。从服药到发病,短者数日、数周,长者1~2年,以3~5个月最多,且发展迅速,有时伴有精神抑郁、焦虑等症状。一旦发生此病,通常应立即停药。停药后,多数患者在数周内症状会减轻,1~4个月后症状可完全消失,但时间长者有时需要一年才可恢复正常。

环境污染物和药物引发帕金森脑部疾病的机理虽然尚无最后定论,但这些有害化合物在肝脏的解毒过程中会产生大量的自由基,已是科技界和医学界的定论。自由基是人体内多种器官、组织和细胞发生病变的重要原因,包括多种脑部疾病。80%以上的帕金森患者有长期便秘史。肠道中的渣滓含有的有害化合物被肠道细胞吸收后,随着血液进入肝脏。在肝脏解毒过程中,有大量自由基产生。因此,在预防帕金森的各种措施中,抗氧化应是一项关键考虑。帕金森的发病率和患病率均随年龄的增高而增加。资料表明随年龄增长,正常成年人脑内黑质多巴胺能神经元会渐进性减少。PD多在60岁以上的人发病,这提示衰老与发病有关。但65岁以上人中PD的患病率,并不表现出年龄与发病率的绝对正相关性。因此,年龄老化只是PD发病的危险因素之一。

人类的体表和体内的微生物可以达到100万亿之多,重达1~2公斤,总数量达到人体自身细胞的10倍,编码的基因是人类自身基因的300多倍。这些微生物与人类的脑发育、肠发育、身体发育都有相关。人体内的微生物组成也并非一成不变,随着年龄的增长,饮食和生活环境的变化,人体微生物组成也会发生相应的变化。肠道微生物与PD存在密切联系。肠道微生物,肠道和大脑之间形成了一条"菌—肠—脑轴",肠脑可以影响大脑,大脑也可以影响肠脑,它们之间是双向互通的。菌—肠—脑轴链接肠脑和大脑,而帕金森病的发生开始于胃肠道并通过迷走神经向大脑扩散。事实上,许多帕金森病人在被诊断为帕金森之前大多都曾饱受胃肠道疾病的困扰。因此,胃肠道病变可共同作为早期诊断帕金森病的重要标志。由于肠道微生物与PD存在一定的关系,并且PD的非运动症状与肠道健康密切相关。因此,采用益生菌等方式改善肠道菌群或能有助于 PD 的缓解或治疗。这方面的研究不是很多,但已有研究人员用益生菌干预帕金森的便秘症状取得了不错的效果。每日服用 65ml 含有 6.5×10^9 CFU 的干酪乳杆菌,PD 患者排便情况明显好转。

目前,在国际范围内治疗帕金森疾病的方法和手段,主要以药物为主,包括左旋多巴等。左旋多巴是多巴胺的代谢前体,可以通过血脑屏障,进入基底节后经脱羧而成多巴胺,起着补充多巴胺神经递质缺乏的作用。21 世纪以来,国际、国内众多医疗机构联合使用神经生长因子(NGF)和神经节苷脂(GM)用于帕金森治疗。神经生长因子可促使脑神经再生,并因此获得第 86 届诺贝尔生理学和医学奖。神经节苷脂能够修复受损的多巴胺神经元,成为治疗帕金森的有效方法。同时,一些新的方法也在临床中使用。例如,深部脑刺激手术借由电流控制,调节脑内不正常的活动讯息,以达到运动症状的控制,效果显著。干细胞移植疗法也正在被用于治疗帕金森疾病。胚胎神经干细胞、骨髓间充质干细胞、脂肪间充质干细胞等能够替代补充外伤或病变导致的神经元和胶质细胞,促进神经环路重建。将外源目的基因高效导入靶细胞,也正在成为基因治疗的新手段。中医药界利用高纯度多种天然生物提取物有效成分,直接针对神经细胞发挥作用,取得可喜进展。这些天然化合物能够促进脑细胞的修复和再生,双向调节脑神经系统,解决神经传导受阻的问题。

国际科学界发现:人体是一个多元、多层结构。声、光、电、讯息、意识等都会对人体起作用。当这些因素作用于人体时,体内会出现具有特定区块性的同频共振,故称为"标靶共振图像"。特定区块会因共振获得足够大的能量,引发调理按摩及促进血液循环的"标靶共振效应"。应用这一原理,对于帕金森患者,短短六周便能够改善帕金森症状达 15%(UPDRS 评分)。由于标靶共振效应既有标靶区的针对性,又具整体平衡性,因此医治上相当直观,只要标靶区能涵盖症状部位或需调理之部位,即有一定疗效且不用担心副作用。针对脑科疾病,将功能性核磁共振影像(fMRI)所发现的脑中异常区块,设成标靶共振区予以康复处理,使我们有机会为康复帕金森等脑部慢性疾病取得临床突破。标靶共振技术虽然还处于深入研究与技术完善阶段,但迄今取得的成果已经成为创新医学的亮点。

以上两种老年脑部疾病的产生都与自由基的作用有关。脑部细胞在氧化应激、线粒体衰败过程中死亡。因此,对这两种脑部疾病的预防和逆转,必须充分重视抗自由基氧化作用和维护人体内环境。健康的生活方式,结合使用矿物质、维生素、天然化合物和食物的优化组合,能够改善人体内环境。同时,量子医学技术的应用,为解决脑细胞分裂、组织再生、逆转老年脑部疾病开辟了新路。由此,我们针对两种脑部疾病的共性,制定了以下技术方案。

下表总结了老年脑部疾病(老年痴呆症/帕金森)的健康管理程序与技术应用。

	健康问题 (最初检测结果)	第一阶段 (3个月)	第二阶段 (3个月)	第三阶段 (3个月)	第四阶段 (3个月)
全程跟踪检测	(一)帕金森 1.肌强直 2.静止性震颤 3.运动迟缓 4.慌张步态 (二)老年痴呆症 1.记忆力明显减退 2.性格改变 3.智力衰退 4.间隙精神改变 5.丧失自主料理能力	每周对健康问题跟踪检测、总结	每半个月对健康问题跟踪检测	每半个月对健康问题跟踪检测	每月对健康问题跟踪检测

续表

	健康问题 （最初检测结果）	第一阶段 （3个月）	第二阶段 （3个月）	第三阶段 （3个月）	第四阶段 （3个月）
检测技术	1. 经络能量诊断仪 2. CQSD 技术 3. 细胞能量检测与智能康复仪 4. 常规生理生化检测 5. 功能医学检测	1. 经络能量诊断仪:1次/周 2. CQSD 技术:2次/周 3. 细胞能量检测与智能康复仪:1次/周 4. 常规生理生化检测:1次/月 5. 功能医学检测:根据需要	1. 经络能量诊断仪:1次/周 2. CQSD 技术:2次/周 3. 细胞能量检测与智能康复仪:1次/2周 4. 常规生理生化检测:1次/月 5. 功能医学检测:根据需要	1. 经络能量诊断仪:1次/2周 2. CQSD 技术:1次/周 3. 细胞能量检测与智能康复仪:1次/2周 4. 常规生理生化检测:1次/2月 5. 功能医学检测:根据需要	1. 经络能量诊断仪:1次/月 2. CQSD 技术:1次/周 3. 细胞能量检测与智能康复仪:1次/月 4. 常规生理生化检测:1次/2月 5. 功能医学检测:根据需要
康复技术	1. 量子芯片技术 2. 经络升压导平仪 3. 细胞能量检测与智能康复仪 4. 四维磁场综合治疗仪 5. 功能性营养素与食疗 6. 中医外用技术	1. 量子芯片技术: 3 次/日,30 分钟/次 2. 经络能量升压导平仪:1次/周 3. 细胞能量检测与智能康复仪:2次/周 4. 四维磁场综合治疗仪:1次/日,30分钟/次 5. 功能性营养素与食疗:根据需要 6. 中医外用技术	1. 量子芯片技术: 3 次/日,30 分钟/次 2. 经络能量升压导平仪:1次/周 3. 细胞能量检测与智能康复仪:1次/周 4. 四维磁场综合治疗仪:1次/日,30分钟/次 5. 功能性营养素与食疗:根据需要 6. 中医外用技术	1. 量子芯片技术: 3 次/日,30 分钟/次 2. 经络能量升压导平仪:1次/2周 3. 细胞能量检测与智能康复仪:1次/2周 4. 四维磁场综合治疗仪:1次/日,30分钟/次 5. 功能性营养素与食疗:根据需要 6. 中医外用技术	1. 量子芯片技术:3次/日,30分钟/次 2. 经络能量升压导平仪:1次/2周 3. 细胞能量检测与智能康复仪:1次/2周 4. 四维磁场综合治疗仪:1次/日,30分钟/次 5. 功能性营养素与食疗:根据需要 6. 中医外用技术

续表

	健康问题 (最初检测结果)	第一阶段 (3个月)	第二阶段 (3个月)	第三阶段 (3个月)	第四阶段 (3个月)
预期效果		1.心脏缺血状况得到改善 2.心经心包经能量状况恢复正常 3.三焦经能量状况恢复正常 4.血液黏稠度正常	1.心脏缺血状况得到明显改善 2.心经心包经能量恢复正常 3.三焦经能量状况恢复正常 4.血液黏稠度正常 5.血压高改善 6.动脉血管硬化斑块出现逆转	1.心脏缺血状况得到明显改善 2.心经心包经能量正常 3.三焦经能量状况恢复正常 4.血液黏稠度正常 5.血压高明显改善 6.动脉血管硬化斑块出现明显逆转	1.心脏不存在缺血状况 2.心经心包经能量正常 3.三焦经能量状况恢复正常 4.血液黏稠度正常 5.血压高明显改善或恢复正常 6.动脉血管硬化斑块出现明显逆转至消除 7.肝经、肾经能量正常

备注:可选用的营养医学与功能性营养素:食疗包、姜黄素、酵素、复合矿物质、复合维生素、绿茶提取物、橄榄叶提取物、改性柑橘果胶、水飞蓟种子提取物、维生素C、维生素D_3、西兰花提取物、白藜芦醇。

(四)肿瘤/癌症康复项目

癌症的发生和死亡,已经成为中国城市人口的头号杀手、农村人口的第二杀手。每年中国约有新发生癌症患者450万人,每年约300万人死于各类癌症。目前,临床医学用于治疗癌症的主要手段,如外科手术、化疗、放疗等,不仅效果有限,而且对患者身体有很大损伤。为了提高患者生活质量,挽救、延长患者生命,运用综合性非药物技术手段逆转、干预、康复癌症,已成为肿瘤医学界的共识。综合性干预手段包括西方医学的前沿领域功能医学、能量医学、信息医学和经典中医。

癌症的产生和发展,与人体自愈力和免疫抵抗能力下降密切相关,而出现这些变化的原因则是由于人体内部功能失衡、内环境失调和自修复能力(自愈力)出现障碍。因此,逆转癌症与康复的目的,是帮助患者恢复其自愈力和免疫抵抗能力。

人体细胞在缺氧的条件下,出现了细胞代谢类型的改变。细胞内的亚细胞结构线粒体产生能量ATP的三羧酸循环被迫改变成细胞的糖酵解途径。这一改变导致细胞内分子水平上一系列的变化,包括基因表达的变化和基因复制过程中分子层面上修复能力的差错。这是人体内环境变化的结果。DNA 复制过程中的差错、致癌物质和放射性诱变产生的 DNA 突变,都能够产生基因的突变。在分子水平和细胞水平上,自修复能力和免疫监控系统是能够阻止细胞癌变和癌症的形成的;但人体内环境被破坏,人体就会丧失或减弱这一能力。中医强调的血瘀气滞导致肿瘤与癌症的产生,讲到了问题的实质。过分强调基因突变和致癌基因等原因,忽视人体内环境的改变,是一种片面的观点。

人体所有器官中,只有心脏组织从不发生癌变。美国的科学家团队研究发现:心脏细胞能够制造一种特别的多肽,这种多肽能够直接杀死癌细胞。癌症患者的心脏细胞却丧失或减弱了这一能力。其原因,与患者心理、精神方面的异常密切相关。长期精神压抑、重大精神创伤和个性抑郁,都能够导致心脏功能异常和衰退。人体内最终失去了对付癌细胞的强大杀手。同时,表现在人体内部能量方面,心经与心包经的能量状态出现明显异常。经络能量决定脏器能量,脏器能量决定脏器功能。心经与心包经的能量状态低下,决定了心脏细胞不能制造足够量的特种多肽杀死癌细胞。

以上从物质、能量和信息三方面分析了细胞癌变的主要原因。因而,肿瘤与癌症的预防和干预、康复,也应该从三方面入手。

1.肿瘤与癌症的预防

(1)增强免疫抵抗能力。

(2)控制体内慢性炎症。

(3)改善体内环境。

降低自由基氧化压力,改善肠道内环境、维护肠道菌群平衡,改善血液循环和微循环,改善局部缺氧状态,调节内分泌及激素平衡,调节体内酸碱度,增强肝脏解毒功能。

(4)调节心理情绪。

心理辅导及纾解、花精法、音乐法。

(5)人体经络能量调节。

2. 检测与干预

	常规西医	功能医学	能量医学	信息医学	中医
检测	1. 癌胚抗原 2. CT 检测 3. 免疫组化	C－反应蛋白 2. ctDNA	1. 经络能量诊断仪 2. 细胞能量检测与智能康复仪 3. 红外热扫描仪		望闻问切四诊
预防		功能性营养素与食疗： 1. 抗氧化 2. 抑制慢性炎症 3. 增强免疫功能调节酸碱性 4. 改善血液循环 5. 降低血液黏稠度 6. 调节肠道菌群平衡 7. 增强肝脏解毒功能 8. 改善供氧 9. 食疗	1. 经络能量升压导平仪 2. 细胞能量检测与智能康复仪 3. 石墨烯膜远红外光波房 4. 量子芯片		

续表

	常规西医	功能医学	能量医学	信息医学	中医
干预		鸡尾酒疗法： 1.一种能够特异性识别癌细胞细胞膜的生物多肽，并能够插入癌细胞表面，导致癌细胞死亡 2.一种特别的维生素，在人体内碰到癌细胞后就分解，其分解产物能够杀死癌细胞 3.一种具有特别分子结构的有机硒，能够通过生物电化学（电中和）的机理杀死癌细胞 4.乙酸的特殊衍生物与其他天然化合物的特定配比混合物，能够有效诱导多种癌细胞死亡 5.某种中药根部提取物与特定维生素的组合，能够强有力地抑制癌症患者体内的慢性炎症和提高人体免疫能力 6.从原始森林的腐殖质土壤中提取出来的腐殖质酸与几十种矿物质的复合物，能够有效改善癌症患者体内的酸碱性和矿物质比例与分布 7.一种多糖能够激活人体内的免疫细胞，从而促进患者整体的免疫抵抗能力提高 8.从谷类种子中提取出的一种天然化合物，能够诱导癌细胞死亡	1.经络能量升压导平仪 2.细胞能量检测与智能康复仪 3.量子芯片 4.太赫兹仓 5.扰场能量仓 6.吸氢机 7.超声波水疗仪 8.四维磁场综合治疗仪	1.心理疏导 2.情绪管理 3.人体意念场调理 4.负熵仪	1.中医全息疗法 2.个性化中医药调理 3.活血化瘀法 4.扶正祛邪法

备注：可选用的营养医学与功能性营养素：食疗包、姜黄素、酵素、复合矿物质、复合维生素、绿茶提取、物、橄榄叶提取物、改性柑橘果胶、水飞蓟种子提取物、维生素 C、维生素 D_3、西兰花提取物、白藜芦醇。

3. 程序与技术应用

		第一阶段 （3个月）	第二阶段 （3个月）	第三阶段 （3个月）	第四阶段 （3个月）
全程跟踪		每周对健康问题跟踪检测、总结	每半个月对健康问题跟踪检测	每半个月对健康问题跟踪检测	每月对健康问题跟踪检测
检测技术	1. 经络能量诊断仪 2. CQSD技术 3. 细胞能量检测与智能康复仪 4. 红外热扫描仪 5. 常规生理生化检测 6. 功能医学检测	1. 经络能量诊断仪：1次/周 2. CQSD技术：2次/周 3. 细胞能量检测与智能康复仪：1次/周 4. 红外热扫描仪：1次/周 5. 常规生理生化检测：1次/月 6. 功能医学检测：根据需要	1. 经络能量诊断仪：1次/周 2. CQSD技术：2次/周 3. 细胞能量检测与智能康复仪：1次/周 4. 红外热扫描仪：1次/周 5. 常规生理生化检测：1次/月 6. 功能医学检测：根据需要	1. 经络能量诊断仪：1次/2周 2. CQSD技术：1次/周 3. 细胞能量检测与智能康复仪：1次/周 4. 红外热扫描仪：1次/周 5. 常规生理生化检测：1次/月 6. 功能医学检测：根据需要	1. 经络能量诊断仪：1次/月 2. CQSD技术：1次/周 3. 细胞能量检测与智能康复仪：1次/周 4. 红外热扫描仪：1次/周 5. 常规生理生化检测：1次/2月 6. 功能医学检测：根据需要
康复技术	1. 经络能量升压导平仪 2. 细胞能量检测与智能康复仪 3. 量子芯片技术 4. 太赫兹仓 5. 等微子扰场能量颐养仓 6. 吸氢机 7. 超声波水疗仪 8. 四维磁场综合治疗仪 9. 鸡尾酒疗法：视情况决定	1. 经络能量升压导平仪：1次/周 2. 细胞能量检测与智能康复仪：1次/周 3. 量子芯片技术：3次/日，30分钟/次 4. 太赫兹仓：1次/日 5. 等微子扰场能量颐养仓：1次/日 6. 吸氢机：2次/日 7. 超声波水疗机：1次/日 8. 四维磁场综合治疗仪：3次/周 9. 鸡尾酒疗法：视情况决定	1. 经络能量升压导平仪：1次/周 2. 细胞能量检测与智能康复仪：1次/周 3. 量子芯片技术：3次/日，30分钟/次 4. 太赫兹仓：1次/日 5. 等微子扰场能量颐养仓：1次/日 6. 吸氢机：2次/日 7. 超声波水疗机：1次/日 8. 四维磁场综合治疗仪：3次/周 9. 鸡尾酒疗法：视情况决定	1. 经络能量升压导平仪：1次/周 2. 细胞能量检测与智能康复仪：1次/周 3. 量子芯片技术：3次/日，30分钟/次 4. 太赫兹仓：1次/日 5. 等微子扰场能量颐养仓：1次/日 6. 吸氢机：2次/日 7. 超声波水疗机：1次/日 8. 四维磁场综合治疗仪：3次/周 9. 鸡尾酒疗法：视情况决定	1. 经络能量升压导平仪：1次/周 2. 细胞能量检测与智能康复仪：1次/周 3. 量子芯片技术：3次/日，30分钟/次 4. 太赫兹仓：1次/日 5. 等微子扰场能量颐养仓：1次/日 6. 吸氢机：2次/日 7. 超声波水疗机：1次/日 8. 四维磁场综合治疗仪：3次/周 9. 鸡尾酒疗法：视情况决定

续表

		第一阶段（3个月）	第二阶段（3个月）	第三阶段（3个月）	第四阶段（3个月）
预期效果	1. 心经、心包经能量状况 2. 血液黏稠度 3. 心脏缺血否 4. 微循环状况 5. 相关经络能量状况 6. 五行调和状况 7. 免疫功能状况 8. 情绪状况 9. 脾胃状况 10. 肠道健康状况 11. 相关生理生化指标	1. 心经心包经能量恢复正常 2. 血液黏稠度正常 3. 心脏缺血改善 4. 微循环改善 5. 相关经络能量得到改善 6. 生克关系理顺 7. 免疫功能增强 8. 情绪状况改善 9. 脾胃状况改善 10. 肠道健康改善 11. 癌胚抗原/肿瘤标志物指标改善	1. 心经心包经能量恢复正常 2. 血液黏稠度正常 3. 心脏缺血改善 4. 微循环改善 5. 相关经络能量得到改善 6. 生克关系理顺 7. 免疫功能增强 8. 情绪状况改善 9. 脾胃状况改善 10. 肠道健康改善 11. 癌胚抗原/肿瘤标志物指标改善	1. 心脏功能正常 2. 血液稠黏度正常 3. 心脏缺血改善 4. 微循环明显改善 5. 相关经络能量得到明显改善 6. 生克关系理顺 7. 免疫功能增强 8. 情绪状况正常 9. 脾胃状况正常 10. 肠道健康改善 11. 癌胚抗原/肿瘤标志物指标正常	1. 心脏功能正常 2. 血液黏稠度正常 3. 心脏缺血明显改善 4. 微循环明显改善 5. 相关经络能量得到明显改善 6. 生克关系理顺 7. 免疫功能正常 8. 情绪状况正常 9. 脾胃状况正常 10. 肠道健康正常 11. 癌胚抗原/肿瘤标志物指标正常

备注:可选用的营养医学与功能性营养素:食疗包、姜黄素、酵素、复合矿物质、复合维生素、绿茶提取物、橄榄叶提取物、改性柑橘果胶、水飞蓟种子提取物、维生素C、维生素D_3、西兰花提取物、白藜芦醇。

4. 功能医学产品

功能医学检测,在中国正在以星火燎原之势发展。功能医学检测与基因检测、细胞治疗等技术一道,成为当前健康产业中趋之若鹜的技术。但分子层面的功能医学对慢性疾病的干预,是功能医学的核心内容。本文中提及对于慢性疾病干预有效的下述功能性营养素,是基于大量专家们长期经验总结和综合之结果。

5. 简述37种常用功能性营养素

(1)蚕丝蛋白消解酶:用于消解、清除动脉血管硬化斑块,促进血管疏通、增强血液循环,进而减少因为动脉血管病变而产生的各种亚健康,包括调节血压,减轻糖尿病的并发症和心脑血管疾病发生的机会等。

(2)黄体酮软膏:用于缓解女性更年期综合征,减少产生妇科良性肿瘤的机会。调节女性体内黄体酮与雌激素的平衡是女性健康的重要因素。

（3）谷胱甘肽：自然界中最强大的抗氧化物。用于抗氧化、抑制自由基的氧化作用，降低胆固醇水平。同时谷胱甘肽还有防癌抗癌的效果。

（4）西蓝花提取物：用于增强肝脏解毒功能，清除进入体内的环境毒素，减少女性良性肿瘤的发生机会，保护肝脏和肾脏。

（5）水飞蓟种子提取物：用于增强肝脏代谢功能，提高肝脏解毒能力，降低血液血脂水平，改善因为肝脏因病毒损伤带来的功能衰退。

（6）橄榄叶提取物：直接或间接杀抑细菌、真菌和病毒，增强免疫抵抗能力。能够增强人体抗氧化能力，抑制慢性炎症，减轻慢性疲劳症状。

（7）益生菌：改善肠道菌群比例，恢复肠道功能，减少肠道疾病，增强人体免疫抵抗能力。

（8）葡萄种子提取物：增强人体抗氧化能力，提高动脉血管内壁的弹性，保护人体器官免受自由基攻击。保护脑部、减少脑部疾病的机会。

（9）姜黄素：姜黄素具有抗氧化、抗感染、消炎、抗凝、降血脂、抗动脉粥样硬化及抑制肿瘤生长等作用。

（10）植物类黄酮：能够减轻或免除女性更年期生理痛苦，保持旺盛精力。具有抗氧化、保护心脑血管、预防妇科肿瘤等作用。

（11）维生素 D_3：能够保持肌肉力量和活动能力，可以提高人体免疫功能、预防癌症。

（12）硫辛酸：一种强抗氧化物质，具有维生素 C 和 E 抗氧化效果的上百倍。与体内的其他抗氧化物如 CoQ10 及维生素 C 及 E 共同作用，能活化其他抗氧化物的作用。还可用于调节糖尿病性神经系统并发问题。

（13）深海鱼油（OMEGA-3）：深海鱼油中的 EPA 和 DHA，能够降低血液中总胆固醇、低密度脂蛋白和甘油三酯的含量，从而大大减低了心、脑血管疾病的发病率。DHA 能使心脑血管柔软而富有弹性。EPA 可有效降低血液中脂肪的含量，去除血管中的脂类垃圾。

（14）辅酶Q10：对于中到重度心血管亚健康状况，辅酶Q10能够缓解充血性心力衰竭、缺血性心脏病、高血压心律不齐等健康问题。

（15）槲皮素：可以调节免疫系统、抑制癌细胞，是一种强效的抗炎物质。有调节血压效果。可以稳定、镇静肥大细胞,抑制因过敏而产生的健康问题。

(16)牛磺酸:能够消除腹胀和浮肿。对心脏健康、血压稳定和预防心律不齐有着重要作用。

(17)非洲野杧果种子提取物:能够抑制人体脂肪细胞制造、分泌炎性因子CRP,调节多种激素的平衡,从而逆转肥胖者体内的内分泌异常,减少脂肪的积累、恢复正常糖代谢。

(18)吡啶甲酸铬:可以改善细胞表面胰岛素受体的敏感性,帮助胰岛素发挥出最佳水平,降低血糖浓度。

(19)有机硒:硒是抗氧化酶(谷胱甘肽过氧化物酶)的必需成分。该酶能催化还原型谷胱甘肽变成氧化型谷胱甘肽,使有毒的过氧化物(ROOH)还原成无害的羟基化合物,因而保护细胞膜的结构及功能不受过氧化物的损害和干扰。硒还能刺激免疫球蛋白及抗体的产生,增强机体对疾病的抵抗力。另外,硒能促进细胞摄取糖的能力,具有调节糖代谢的生理活性。

(20)乙酰左旋肉碱:可以改善细胞内线粒体的功能,把脂肪酸送进线粒体中"燃烧"产生能量。可以帮助大脑制造乙酰胆碱——记忆和思考所需的神经递质,延缓年龄导致的认知衰退。当然,此产品也有一定的减肥效果。

(21)B族维生素复合物(B_6、B_{12}和叶酸):能够解除同型半胱氨酸造成的对动脉血管的危害,减少动脉血管硬化斑块的形成机会,对神经系统机能的提高也有重要帮助。

(22)荨麻提取物:能够抑制前列腺细胞增生,控制前列腺慢性炎症。也有舒张心脏血管作用。对男性前列腺的健康有帮助。

(23)锯棕榈:有消炎效果,特别是对于前列腺慢性炎症有抑制作用。

(24)5-羟基色氨酸(5-HTP):可以提高体内的血清素水平,具有镇静和缓解轻度和中度的抑郁、能够帮助睡眠,对减轻纤维肌痛也有效果。

(25)关节灵:补充人体软骨需要的氨基葡萄糖,修复人体膝盖关节等处的软骨。对生成指甲、筋腱、皮肤、关节液、骨骼、韧带和改善关节炎有特殊作用

(26)骨康:为人体骨骼健康提供钙、镁等矿物质和骨胶原,提供维生素 K_2,促进钙运输到骨骼的成骨细胞,从而有效地改善骨质疏松。

(27)鲛鲨鱼油:鲛鲨烯含有并在人体血液中提供分子氧与其他营养素,经血

液进入细胞。对因体内缺氧而产生的各种亚健康有显著的预防和逆转效果。

(28)复合性矿物质:多种矿物质,特别是微量元素,是人体许多生化代谢过程中不可缺少的物质。人体必需微量元素目前已被确定的有15种,即铁、锌、铜、锰、铬、硒、钴、钼、氟、碘、镍、钒、矽、锡、锶。这些矿物质元素有助于逆转人体亚健康和调理慢性疾病。

(29)迷迭香提取物:可以提高人体内抗氧化酶活性,抑制脂质过度氧化,具有延缓衰老的作用。能够抑制慢性炎症,调节免疫细胞正常功能。

(30)改性柑橘果胶(MCP):从柠檬、橙子、柑橘等皮和囊衣中提取的水溶性多糖。MCP具有抗肿瘤辅助作用,对降血糖、降血脂、排铅、美容、解酒有帮助。

(31)车前草种壳纤维:主要由可溶性半纤维素组成,在大肠和直肠中被细菌部分消化分解,有益于肠内益生菌。半纤维吸水膨胀50倍左右,形成果冻状的黏稠物质,能够促进排便。

(32)维生素K_2:与骨基质蛋白质生成有关。骨基质蛋白质运输钙进入成骨细胞,生成骨质、增加骨密度、防止骨折。维生素K_2有助于预防肝硬化进展为肝癌。维生素K_2能够预防因K_2缺乏引起的出血症。K_2还具有利尿、强化肝脏的解毒功能。

(33)银杏叶提取物:增加血液流向脑子和四肢,帮助改进记忆和精神敏锐感,对早期的老年痴呆症疾病有帮助。改善脑部血液循环问题,减轻眩晕和耳鸣。改善脑部功能、增强记忆。也能改善心脏心血管供血。

(34)β(1-3)葡聚糖:能活化巨噬细胞、中性白细胞等,提高白细胞素、刺激机体免疫系统;还能使机体的淋巴细胞产生细胞因子(IL-1)的能力迅速恢复正常,有效调节机体免疫功。因而,β(1-3)D葡聚糖被称为生物免疫疗法中的生力军。

(35)鼠李糖:对于膀胱、尿道等泌系统的细菌感染有明显抑制作用,对于老年泌尿系统细菌感染的人群特别有用。

(36)白藜芦醇:活化人体抗老化基因、延缓衰老。有效抑制肿瘤细胞的活性。抗动脉粥样硬化、抗凝血、抗血栓、抗高脂血症。超强抗氧化、清除自由基、增强免疫系统。抗菌消炎,抗过敏与咳抗抑郁、改善睡眠、舒缓压力。控制血糖浓度,平衡胰岛素分泌。

(37)γ-氨基丁酸(GABA):能促进脑的活化,健脑安神,抗癫痫,促进睡眠。

美容润肤,延缓衰老,能补充人体抑制性神经递质。促进肾机能改善和保护作用。抑制脂肪肝及肥胖症,活化肝功能,还具有良好的降血压功能。

6. 能量医学/中医仪器设备

(1)经络能量检测治疗仪(一套两台)。

(2)Lifesystem(生命能量检测和智能修复系统)。

(3)心脏量子谱检测仪(CQSD)。

(4)微循环检测仪。

(5)脑电波检测仪。

(6)吸氢机。

(7)超声波水浴机。

(8)石墨烯远红外光波房。

(9)太赫兹仓。

(10)四维磁场综合治疗仪。

心脑血管疾病的预防和自然康复

一、预防冠心病和脑卒中

预防冠心病和脑卒中的关键,是预防动脉血管粥样硬化斑块的形成。动脉血管内壁粥样硬化斑块连成片,形成血管狭窄,使血管腔缩小,阻碍血液流动。这种粥样硬化严重时,可以部分甚至全部阻断血流。动脉粥样硬化斑块,多发生在人体重要部位的大、中动脉血管,包括主动脉、冠状动脉、脑动脉、肾动脉等。

动脉血管粥样硬化的主要诱发因子包括:氧化型胆固醇、同型半胱氨酸、C - 反应蛋白、血液中促栓与抗栓之间的动态平衡出现异常以及血管内壁的钙沉积等等。

众所周知,冠心病和脑卒中一级预防措施包括:均衡膳食、戒烟限酒、适度运动和心态平衡。除了这些措施外,针对前述动脉血管粥样硬化的主要诱发因子,自然医学着重主张通过食物和功能性营养素,预防动脉血管粥样硬化斑块的发生和恶化,包括以下几方面考虑:阻止自由基氧化作用;清除体内同型半胱氨酸;控制慢性炎症因子 C - 反应蛋白;恢复血液促栓与抗栓之间的动态平衡;减轻或控制血管内壁的钙沉积。

(一)阻止自由基的氧化作用

抵抗自由基的氧化破坏作用有广谱性的健康意义。此处重点论及控制自由基氧化作用与形成动脉血管粥样硬化斑块之间的关系。低密度胆固醇脂蛋白被体内自由基氧化以后,成为氧化型胆固醇。氧化型低密度胆固醇脂蛋白才是危害动脉血管内壁的元凶之一。低密度胆固醇脂蛋白首先在血液中被自由基氧化。进入动脉血管内皮层后,被进一步氧化。氧化型胆固醇先沉积在血管内壁,逐步扩大范围,形成硬化斑块。

抗氧化,就是恢复和增强体内抗氧化酶系统的活性,或通过食物中的天然抗氧化物,消除或中和体内自由基。抗氧化,就能减少氧化型胆固醇的生成,从源头上降低动脉血管粥样硬化的发生机会。抗氧化,还能够帮助肝脏调节对胆固醇的制造。

自由基是带有不配对电子的化学基团或分子,具有使其他物质被氧化的能力。其他物质失去电子也就是被氧化。现代文明所带来的环境污染日益严重,各种有害的化合物通过食物和水进入人体。人体内自由基肆虐的机会因此大大增加。80%～90%的中老年人发生的慢性疾病都与自由基有关。自由基是引起衰老的巨大力量。每个细胞的遗传物质 DNA 每天受到约数万次自由基的攻击。人体内每天都有几千个细胞发生病变。体内抗氧化酶类、免疫细胞等防御系统可主动消除大约99%自由基产生的损害。但体内的防御系统功能随年龄的增长而减弱。每天体内都会新增数以千计的难以修复的损伤。这些损伤加速机体衰败的过程,增加患病和死亡的机会。

人体用于抗氧化的武器有两大方面:一是自源性抗氧化酶,二是从食物中摄取的天然抗氧化物。酶系统是人体重要的自源性抗氧化防御体系,如超氧化物歧化酶、过氧化氢酶(CAT)、谷胱甘肽过氧化物酶(GSH－Px)等都能有效地清除氧自由基。超氧化物歧化酶是消除过超氧阴离子自由基的酶;谷胱甘肽过氧化酶是消除过氧化氢和羟自由基的酶。过氧化氢酶将会损害细胞的过氧化氢(H_2O_2)催化并分解成为水和分子氧(O_2),让细胞不会受到过氧化氢(H_2O_2)的毒害。

植物化学素是天然抗氧化物的重要组成部分。天然抗氧化物包括几方面的物质:1.基本抗氧化维生素(C、E 和 β－胡萝卜素),存在于各种维生素含量丰富的蔬菜、水果中。2.抗氧化矿物质,如硒、锌、铜、锰、铁等。3.天然抗氧化功能性营养素,存在于各种食物中。

基本抗氧化维生素包括维生素 C、维生素 E 和 β－胡萝卜素。维生素 C 能够治疗坏血病并且具有酸性,所以称作抗坏血酸。对人体的功能主要是维持血管、肌肉、骨骼牙齿等器官的正常功能。尤其能增强毛细血管的弹性,预防出血。维生素 C 还可增加机体对多种传染病的抵抗力,促进伤口的愈合,加速结缔组织的生成。在柠檬汁、绿色植物及番茄中含量很高。只有新鲜的蔬菜、水果或生拌菜才是维生素 C 的丰富来源。维生素 C 是水溶性的,帮助维生素 E 完成氧化还原反应,提高人体灭菌能力和解毒能力。维生素 E ,又名生育酚,是一种脂溶性维生素,主要存在于蔬菜、豆类之中,在麦胚油中含量最丰富。维生素 E 易于氧化,故能保护其他易被氧化的物质(如维生素 A 及不饱和脂肪酸等)不被破坏。食物中维生素 E 主要在体内小肠上部吸收,在血液中主要由 β - 脂蛋白携带,运输至各组织。对人体的主要功能为消除自由基、清除体内的"过氧化脂质"、消除体内的"脂褐素",从而延缓机体的衰老过程。β - 胡萝卜素是维生素 A 的前体。β - 胡萝卜素能清除自由基或活性氧,可使氧自由基活性丧失并减轻其氧化损伤作用,保护遗传物质DNA。维生素 A 对人体的作用主要为维持各种上皮细胞的生长,促进"视紫质"的再生,预防夜盲症及角膜软化症,增强对传染病的抵抗力。维生素 A 能捕获单线态氧、羟自由基、脂质过氧化自由基,从而保护 DNA 免受氧化物的攻击。

抗氧化矿物质对人体内抗氧化酶功能的增强起着重要作用,因为抗氧化酶需要这些矿物质才能形成三维结构,才能获得酶的活性。例如,硒是谷胱甘肽过氧化物酶的组成部分,对体内自由基和氧化脂质的清除起着重要作用。适当补硒可使SOD、GSH - Px 的活性升高,从而增加细胞抗氧化能力。硒还可以拮抗砷、镉、汞等有毒成分对机体的损伤,通过其抗氧化作用来抑制肿瘤的发生和发展。锌作为核酸修复酶的成分,可修复受损的 DNA,还可诱导金属硫蛋白(MT)合成来保护 DNA免受氧化损伤。超氧化物歧化酶必须在锰离子的催化下才能发挥作用。铜是体内含铜蛋白和铜锌超氧化物歧化酶(Cu - Zn - SOD)的构成成分,参与清除羟自由基和过氧化氢。如果体内缺铜,SOD 的活性就会下降,影响抗氧化能力。

天然抗氧化功能性营养素是可以预防人体内发生氧化作用的各类天然化合物。它们存在于各类蔬菜和水果中。如,蔬菜中的藕、姜、油菜、豇豆、芋头、大蒜、菠菜、甜椒、豆角、西兰花、青毛豆、大葱、白萝卜、香菜、胡萝卜、卷心菜、土豆、韭菜、洋葱、西红柿、茄子、黄瓜、菜花、大白菜、豌豆、蘑菇、冬瓜、丝瓜、蒜薹、莴苣、绿豆芽、韭黄、南瓜、芹菜、山药、生菜等。又如各种水果,包括山楂、冬枣、番石榴、猕猴桃、桑葚、草莓、石榴、柑类、橙子、柠檬、樱桃、龙眼、菠萝、苹果、菠萝、香蕉、李子、荔枝、金橘、玫瑰葡萄、柚子、杧果、桃、杏子、哈密瓜、梨、西瓜、柿子等。

这些食物中,除了含有多种维生素和矿物质外,还含有多种天然抗氧化物,主要包括类黄酮和类胡萝卜素化合物。根据化学结构,类黄酮可分成几类,最常见的有黄酮醇（Flavonols）、黄酮（Flavones）、黄烷酮（Flavanones）、黄烷醇（Flavanols）即儿茶素（Catechins）、花色素苷（Anthocyanidins）、异黄酮（Isoflavones）等。类胡萝卜素包括β-类胡萝卜素（β-Carotene）、番茄红素（Lycopene）、叶黄素（Lutein）与玉米黄素（Zeaxanthin）等。此外，还有引朵类化合物等等。下表列出了几种重要天然抗氧化物的来源与效用。

名　　称	作　　用	最佳食物来源
维生素 C	与自由基作用、还原维生素 E 的功能	柳橙、葡萄柚、青椒、西兰花、奇异果、木瓜
维生素 E	阻止脂质过氧化连锁反应	葵花子油、红花油、玉米油、黄豆油、小麦胚芽、巴旦杏仁
β-胡萝卜素	中断脂质过氧化连锁反应、吸收激发氧的过多能量	深绿色蔬果，如胡萝卜、甜番薯、番茄、木瓜、红肉李
黄酮类	预防动脉硬化	鲜黄色蔬果，如苹果、香瓜、葱、红酒
引朵类	影响胆固醇运输因子的分泌，抑制胆固醇的吸收及沈积	十字花科蔬菜，如花椰菜、青花菜、大白菜、高丽菜、芽甘蓝、芥菜
番茄红素	去除氧自由基，保护前列腺等	番茄、西瓜、樱桃、李子

天然抗氧化物的特点如下：由于其分子结构的特异性，提供电子给自由基后，自身不变成自由基。这就阻断了自由基在人体内的连锁反应和由此产生的各种危害。因此，天然抗氧化物是能消除自由基，或抑制自由基活动的物质。它们防止细胞膜中多元不饱和脂质被氧化、中和自由基、减少自由基的产生、帮助体内抗氧化酶的生成；或强化人体组织功能、增加人体免疫力、增强新陈代谢功能、降低患癌症概率等。

黑木耳是值得推荐的食品。每克黑木耳的 SOD 活性酶含有量高达 35,000 单位，是姬松茸的 23 倍、猴头菇的 25 倍、灰树花的 31 倍、灵芝的 55.6 倍、桑黄的 318 倍、蔬菜汁的 175 倍、菠菜的 250 倍。黑木耳还富含其他抗氧化功能的维生素、矿物质等营养成分及微量元素 215 种之多。对几十种动物的研究表明，氧代谢率低、抗氧化能力强的动物，不易氧化，不易生病，而且寿命最长。SOD 活性酶含量的多少与寿命长短直接相关。2009 年，美国《时代杂志》也报道了备受推崇的抗氧化食物番茄、菠菜、坚果、花椰菜、燕麦、鲑鱼、大蒜、蓝莓、绿茶、红酒等。

从人类食物的构成比例来看，素食应占食物总量的 0.618，这与消化系统相适应,对健康有利。一些发达国家的食物结构中,这一"黄金分割"被颠倒了。动物性食物占了大部分,造成心脑血管疾病、糖尿病、肥胖症的发病率大大上升。因此,我们应该安排好饮食结构,每天的食物中,蔬菜应占一半。

下述注意事项实为健康饮食的基本理念:

1. 尽量不要吃红肉,代之以鱼或无公害低脂肪的野鸡肉或自由放养的鸡肉。如果无法避免,每天要将红肉的摄入量控制在 50~80 克。

2. 避免或尽量少吃烧肉、烤肉、油炸肉。

3. 尽可能减少油炸食品的摄入量,代之以水煮、蒸、蒸炒或烘烤食品。

4. 限制奶制品的摄入,尽可能选择无公害产品。

5. 不要饮酒,如果不得不喝,每天应控制在 2 杯以内,一周宜为 3~4 次,最好选择红酒。

6. 多吃水果蔬菜,每天至少 5 份,尽可能是无公害水果和蔬菜。

7. 吃"七彩"水果、蔬菜,每天要有橘红色的,如胡萝卜、红薯、番茄、桃、西瓜,也要有红色或紫色的,如浆果、葡萄或甜菜根。

8. 每天吃一份十字花科蔬菜,包括西兰花(有嫩茎的最好)、抱子甘蓝、卷心菜、菜花和羽衣甘蓝。

9. 每天吃一两瓣大蒜,炖汤的时候加一些香菇,用姜黄提味。

10. 每隔一天喝一次豆奶或吃一次豆腐。

11. 在早餐谷类食品中加一些亚麻子粉,或者用亚麻油做沙拉调料。一般不要食用精制植物油,只用冷压油。

12. 吃全营养食物,如全谷类、豆类、坚果、种子类食物和蔬菜,所有这些食物都含有纤维、维生素和矿物质。在烹制的过程中,蔬菜中的一些维生素被破坏,因此每天要生吃一些蔬菜。

13. 喝绿茶或富含抗氧化因子的其他茶饮料。

14. 保证每天喝 6~8 杯水或稀释的果汁。

在已经产生严重亚健康和动脉血管粥样硬化的情况下,需要补充天然来源的功能性营养素提取物,强化抗氧化作用。特别值得推荐的功能性营养素有银杏黄酮 EGb、葡萄种子提取物 OPC、绿茶的多酚类物质 EGCG、山楂黄酮、硫辛酸和辅酶 Q10 等。

美国著名的抗衰老医学专家莱斯特－帕克 博士（Lester Packer）指出：维生素C、维生素 E、硫辛酸、谷胱甘肽和辅酶 Q10，组成人体细胞内抗氧化的网络。在与自由基的斗争中，这个抗氧化网络的能力会"循环再生"。构成此抗氧化网络的五种天然化合物能够协同作战。在这五种抗氧化物中，处于核心位置的是谷胱甘肽。这一抗氧化网络阻止了胆固醇在血管内壁中的进一步被氧化。前两种必须每天从食物中摄取，而后三种肌体可自行"制备"，只是随着年龄增长"产量"减少，因而需要补充。

美国医生丹尼尔－斯汀博格（Daniel Steinberg）在 1989 年《新英格兰医学杂志》中指出，如果病人正确地服用抗氧化剂来防止氧化，LDL 胆固醇就不会被氧化。1997 年，美国医生马可－戴尔兹（Marco Diaz）对斯汀博格医生发表其理论后所有主流医学杂志记载的研究结果进行了调查。戴尔兹得出一个结论，体内抗氧化物质含量越高的患者罹患冠心病的概率越小。在此期间，进行的动物实验也支持斯汀博格医生的理论。服用抗氧化物及其辅助营养成分，已经成为预防和控制动脉血管粥样硬化的有效方法。

（二）清除体内同型半胱氨酸

同型半胱氨酸是蛋氨酸的代谢产物。它也是半胱氨酸和谷胱甘肽的前体，几乎在人体的所有组织中都能产生。大约有 80% 和人体的蛋白质结合，剩下 20% 以三种形式存在：氧化型，混合型二硫半胱氨酸，少量游离的同型半胱氨酸。

冠心病患者存在高水平的同型半胱氨酸血症。血清同型半胱氨酸水平与冠状动脉病变的支数及严重程度有关，检测血清同型半胱氨酸水平对于预防和减低冠心病的发生具有重要意义。许多研究表明，血液中同型半胱氨酸含量过高与心血管病和脑卒中的高风险有关。在冠心病患者中，血清同型半胱氨酸水平与局部缺血性脑中风风险有关。同型半胱氨酸水平每增加 1 个自然对数（log）单位，缺血性脑卒中风险就增加 3.3 倍。在同型半胱氨酸水平高于11.4 μmols/L 的个体中，脑卒中发病风险要比水平低于 11.4 μmols/L 的个体高 4.6 倍。

同型半胱氨酸症对诱发动脉血管粥样硬化的作用机理包括如下内容：

1. 直接损害动脉血管壁内的内皮细胞，使血液中的胆固醇和甘油三酯等脂质沉积形成动脉粥样硬化斑块。

2. 同型半胱氨酸诱导动脉血管内壁细胞内部基因表达变化,细胞表面出现能够接受氧化型胆固醇的受体。氧化型胆固醇被引导进入内壁细胞,致使一系列病变恶化发生。

3. 同型半胱氨酸刺激人体血液中的免疫细胞表达并分泌具有生物活性的趋化因子 MCP‐1 和 IL‐8。这些趋化因子吸引更多的免疫细胞集积于硬化斑块,引发免疫细胞死亡并成为泡沫细胞。

4. 同型半胱氨酸致使血管内皮细胞失去"接触性抑制",导致平滑肌细胞的分裂失去控制,血管内壁不断增厚。

蔬菜中的 B 族维生素能够将同型半胱氨酸转化成无害的亮氨酸和半胱氨酸。但国人的饮食结构及烹饪手段常导致 B 族维生素摄入不足,导致同型半胱氨酸血症的发生。50% 的冠心病患者体内胆固醇水平并不高。其原因是包括同型半胱氨酸在内的其他因素在起作用。

同型半胱氨酸血液水平的正常范围:男性是 $8.0 \sim 14.0$ $\mu mol/L$,女性是 $6.0 \sim 12.0$ $\mu mol/L$。血液中高水平同型半胱氨酸是由于新陈代谢的异常或 B 族维生素缺乏所致。同型半胱氨酸自动氧化,从而转变为有毒的游离基团。血液中同型半胱氨酸血症的不同级别反映了发生心梗与脑梗的危险程度:低度($16 \sim 30$ $\mu mol/L$),中度($31 \sim 100$ $\mu mol/L$)和高度(> 100 $\mu mol/L$)。同型半胱氨酸水平超过 12 $\mu mol/L$ 就被视为重度亚健康,应该认真治疗。

重度亚健康人群应确保从食物中获得足够的叶酸、维生素 B_6 和 B_{12},这些维生素帮助清除体内同型半胱氨酸。其他疾病也同同型半胱氨酸血症相关,如肝脏疾病、肾脏疾病、老年痴呆、抑郁症、男性性功能障碍、神经管缺陷症、恶性贫血、肾功能缺陷、甲状腺功能减退和严重的鳞癣等。我们建议如下预防同型半胱氨酸产生的毒性:

1. 深色蔬菜中含有大量 B 族维生素,是预防同型半胱氨酸危害的有效途径。

2. 少吃红肉(牛肉、猪肉),适度摄取白肉和植物蛋白(大豆制品)。每日蛋白摄取量不超过食物总量的 15%。

3. 在摄取了较多蛋白质时,如果没有同时食用蔬菜,应尽快服用复合 B 族维生素补充物。

4. B 族维生素(叶酸、B_6 和 B_{12})能够去除体内同型半胱氨酸的毒性。如果每天

摄入维生素 B_6(75~100 毫克)、维生素 B_{12}(至少 500 微克)和叶酸(至少 800 微克),只需 2 个月就可以降低同型半胱氨酸水平。适度补充 B 族维生素和多种维生素制剂对人体一般有益。当然,最好是要了解你的同型半胱氨酸水平是否偏高。

5. 甜菜碱、姜黄素和陈年大蒜也是控制同型半胱氨酸毒性有效途径。

（三）控制慢性炎症

慢性炎症是 21 世纪的瘟疫,多种慢性疾病与之有关。80% 的冠心病患者有慢性牙周炎。与动脉血管粥样硬化相关的冠心病和脑卒中,本身就是一种慢性炎症。慢性炎症是一种全身性炎症。其他器官的炎症也会诱发动脉血管内壁的慢性炎症;反之,动脉血管内壁的炎症会影响、加剧全身性炎症。

C - 反应蛋白早就被发现是诊断慢性炎症的最重要指标。CRP 是由肝脏合成的一种敏感的急性反应蛋白,由免疫炎症因子 IL - 1β, IL - 6 and TNF - α 等诱导产生。现已发现,它不仅是重要指标,而且直接参与人体组织慢性炎症的发生和恶化。有研究表明:高水平的 CRP 使脑卒中危险性增加 2 倍,心肌梗死的危险性增加 3 倍,周围血管疾病的危险性增加 4 倍。大量流行病学研究显示,健康人群 CRP 浓度的升高同其后发生冠心病、脑血管病、周围动脉疾病等事件的危险成正相关。在 II 型糖尿病患者中,血液中 CRP 水平的高低与炎症发生程度成正相关(低 < 1.0 mg/L,中 1.0~3.0 mg/L 和 高 > 3.0 mg/L)。

研究发现:C - 反应蛋白(CRP)对诱发动脉血管粥样硬化的作用机理包括如下内容:

1. CRP 诱导的免疫补体激活在早期动脉粥样硬化中具有重要作用。

2. CRP 诱导动脉血管内壁细胞内部基因表达变化,细胞表面出现能够接受氧化型胆固醇的受体。氧化型胆固醇被引导进入内皮细胞,致使一系列病变恶化发生。

3. 免疫粒细胞、单核细胞均含有 CRP 受体。CRP 的大量产生,可经其受体活化这些细胞,再通过直接或间接作用,造成血管损伤。

动脉血管粥样硬化实质上是血管内皮细胞对损伤因子的一系列炎症和纤维化增生反应。内皮细胞受损后,吸引巨噬细胞等炎性细胞,使血管平滑肌细胞迁移、增生。巨噬细胞等形成泡沫细胞,进而形成斑块或脂质损伤,组织坏死并形成纤维。其纤维化的斑块可稳定或不稳定。炎性反应时,巨噬细胞释放酶类,使斑块脱落形成血栓,堵塞冠状动脉,引起心绞痛,甚至引发急性心肌梗死。斑块脱落后也可能随血液流致脑部,产生脑卒中。急性冠状动脉硬化斑块破裂的常见部位发生于斑块的肩部,该区炎性反应最为明显,CRP 沉积较多。因此,CRP 亦被视为粥样硬化病灶不稳定的标志之一。

控制慢性炎症的食物,以降低 C - 反应蛋白。

1. 甜椒、番茄、甘蓝、甘蓝、圆白菜、花椰菜、唐莴苣、大蒜、青豆、葱、菠菜、白薯、白萝卜、绿色蓬蒿、牛至、迷迭香、姜黄、绿茶等。

2. 苹果、鳄梨、蓝莓、新鲜的菠萝、番石榴、猕猴桃、金橘、柠檬、木瓜、草莓等。

3. 鳕鱼、大比目鱼、三文鱼、沙丁鱼、金枪鱼、鲑鱼等。

4. 巴旦杏、山核桃、胡桃、橄榄油、亚麻油、油茶油、深海鱼油等。

此外,维生素 D_3、大豆类黄酮、斛皮素、芝麻素和麻油酚、刺五加的丁香苷、黄芪、接骨木、当归和黄芩提取物等天然功能性营养素,均能直接或间接抑制慢性炎症。

(四) 恢复血液促栓与抗栓之间的动态平衡

血栓形成是血管壁(包括内皮细胞)损伤、血小板激活、抗凝纤溶机制异常等因素共同作用的结果。在凝血与抗凝血、纤溶与抗纤溶、促栓与抗栓之间存在着相互激活、相互制约的错综复杂关系。正常情况下体内促栓与抗栓处于动态平衡,维持血液在血管内呈流动状态和恰当的血液黏稠度,一旦这种平衡破坏,就会引起血栓形成或出血。

前述动脉血管粥样硬化三大诱发因子(氧化型胆固醇、同型半胱氨酸和 C - 反应蛋白)导致动脉血管内皮损伤、产生硬化斑块和慢性炎症。在慢性炎症状态下,血小板被异常激活,纤维蛋白原等凝血因子活性增加,凝血酶被激活;抗凝血酶活性被抑制;组织型纤溶酶原激活物(tPA)活性下降,组织型纤溶酶原激活物的抑制物(PAI)活性增加。血栓形成和血栓溶解之间出现不平衡,血栓形成的倾向大于溶解,血液进入高凝状态,血液淤积且血栓形成。

可以看出,动脉血管内壁的慢性炎症是内皮功能异常和血栓形成的关键。前面已经提及利用抗慢性炎症的食物来降低 C - 反应蛋白。但是,对于血液学指标已经表明血液进入高凝状态的重度亚健康患者,则需要利用特别的功能性营养素来防止血栓的形成。

纳豆是黄豆经枯草杆菌发酵而产生。纳豆激酶是枯草杆菌的产物———一种纤溶酶,具有强烈溶栓作用的丝氨酸蛋白酶。它的溶栓作用超过 100 多种被研究过的其他天然化合物。纳豆激酶有类似人体体内自身的纤维溶酶(Plasmin)的作用。除了直接溶解血栓的作用外,它还能够诱导人体其他纤维溶酶的释放和产生。纳豆激酶和人体自源性的纤维溶酶共同作用,在人体内发挥有效的溶栓作用。由于纳豆激酶在溶栓方面的奇特作用,欧美诸国和中国、日本的医学界开展了多方面动物和人体临床试验。试验结果表明:纳豆激酶优于多种其他溶栓药物。

(五)减轻或控制动脉血管内壁的钙沉积

动脉血管粥样硬化的发生,伴随着血液中的脂质和泡沫细胞等在较大动脉血管内壁沉积。同时,钙盐也沉积在此。上下肢体的中等动脉血管硬化,更多由于动脉血管结构中层的钙盐沉积,致使血管变硬、血管弹性降低或消失。

正常人体钙主要存在于骨骼中,骨骼中钙与细胞钙(血液和软组织中钙)之比为 99∶1。人体在长期骨钙丢失后,骨骼中钙相对少了,血液和软组织中的钙相对增加了。血管内壁的钙沉积是体内缺钙(血钙浓度和骨钙含量)的一种指标,也是动脉血管硬化的表现和结果。其原因,除了血管内壁的慢性炎症创造了钙沉积的空间条件外,食物中缺少某种维生素是关键原因。这种维生素是什么?

动脉血管内壁的钙沉积通常与骨质疏松、骨质增生以及各类骨折同时存在,还与心源性猝死有关。美国每年有 20 万致命性心脏猝死患者。主要原因是由于心脏供血不足,细胞内二氧化碳浓度突然增高,导致细胞内大量钙离子流动,即细胞内"钙迁移和钙沉积"。血管平滑肌细胞内钙含量增加,血管张力亢进增加,而引起血管痉挛、血流停止,引起猝死(心脏骤停)。这种心源性猝死的基本原因,是由于心脏长期供血不足。血管内壁的钙沉积加剧了血管硬化和供血不足。但血管内壁的钙沉积则是一种钙代谢失调,反映在钙与镁、钙与磷等电解质比例失调方面,更反映在骨钙流失和补充上。骨钙流失和补充是一个动态过程。这一过程依赖于成骨细胞和破骨细胞之间的消长动态平衡。这一平衡被打破的原因是什么? 长期以来不为人知的秘密是缺少维生素 K_2。

在缺少维生素 K_2 的情况下,补充钙制剂并不能解决软组织和细胞内的钙沉积问题,也不能解决骨质疏松问题。将软组织和细胞内的钙移走、并输送到骨骼上,需要一种蛋白质。这种蛋白叫骨基质蛋白(osteocalcin)。它的作用是激活成骨细胞活性,由此促进骨钙的补充。有研究报道:每日摄取 45 微克的维生素 K_2 与 18 微克的相比,可以减少 25% 的冠状动脉内壁钙沉积。维生素 K_2 的作用则是激活骨基质蛋白。大量研究结果表明:维生素 K_2 既能够逆转骨质疏松,又能够预防动脉血管内壁的钙沉积。从各种食物中摄取的维生素 K_2,仅占人体所需量的 1/4。每日补充 100 微克的维生素 K_2 是必要的。

二、逆转冠心病和脑卒中

对于健康人群和轻度亚健康群体,自然医学推荐的预防冠心病和脑卒中的各种方法和建议,毫无疑问是积极措施。但是,对于已经产生较重程度的动脉血管粥样硬化的重度亚健康患者,仅仅预防是不够的,必须通过更加有效的途径,逆转动脉血管粥样硬化斑块及与此相关的冠心病和脑卒中。

动脉血管粥样硬化斑块带来几方面的问题:1.血管内壁增厚和血流通道狭窄。血栓一旦形成,就出现阻塞。2.血管内壁存在严重的慢性炎症。此慢性炎症导致血液中血栓形成的倾向大于溶解,血液进入高凝状态,血液瘀积且血栓很易形成。3.如果慢性炎症未被有效控制,硬化斑块将从稳定向不稳定演变。这是形成血栓的又一途径。4.动脉血管内皮层功能出现异常。血管失去扩张功能,一氧化氮合成酶的活性被抑制。组织型纤溶酶原激活物(tPA)的产生被抑制。因此,逆转动脉血管粥样硬化斑块及与此相关的冠心病和脑卒中并非易事,必须采取综合性干预才能奏效。综合性干预措施包括以下几方面。

(一)清除动脉血管内壁的硬化斑块

德国著名的内科医生 Hans A. Nieper(M. D)开创了利用家蚕蚕丝蛋白消解酶逆转颈部动脉血管粥样硬化斑块的先河。根据他的临床应用结果,连续服用家蚕蚕丝蛋白消解酶 12~18 个月,大多数患者的颈部动脉血管粥样硬化斑块问题均能逆转。因而,Nieper 医生称之为创造奇迹的酶,简称"奇迹酶"。

蚕丝蛋白消解酶,是一种能够消解动脉血管内壁粥样硬化斑块的生物活性酶。

这种酶为蚕蛾羽化出茧时所用，是蚕幼虫肠道中的共生菌黏质沙雷菌产生。历经全球性30多年的研究和临床应用，蚕丝蛋白消解酶的生物医学功效已经得到证实。它能够消解和清除人体内无生命活性的蛋白质、血液凝块、组织囊肿和血管内壁的硬化斑，能够止痛与消炎，对人体正常功能无副作用。

由于蚕丝蛋白消解酶的奇特作用，欧美自然医学界将其用于逆转多种慢性疾病，其突出的效果包括消除动脉血管内壁粥样硬化斑，消解血液中的血栓形成因子。美籍华人陈厚琦博士在美国芝加哥的自然康复中心，用野生蚕蚕丝蛋白消解酶和纳豆激酶，帮助许多动脉血管粥样硬化患者摆脱了死亡威胁。动脉血管粥样硬化及其相关疾病包括：70%左右的高血压（血管性高血压、H型高血压）、冠状动脉慢性梗死（冠心病）、脑梗（缺血性脑中风）、颈动脉狭窄（长期头晕）、糖尿病血管病变并发症（糖尿病足、视网膜病变、心梗、脑梗、肾脏病变）、血管性老年痴呆症等。

蚕丝蛋白消解酶在血液中与 α2－巨球蛋白（α2－macroglobulin）结合，使自身得到保护、延长了它的有效活性时间长度。由 α2－巨球蛋白将其运输到发炎部位。在发炎部位，蚕丝蛋白消解酶消解、破坏炎症诱发因子。炎症诱发因子包括：慢性炎症主要指标蛋白 CRP、与动脉血管硬化密切相关的同型半胱氨酸复合物、被氧化的胆固醇、死亡的细胞垃圾、沉积在人体内的各种无生命活性的蛋白或蛋白复合物、血液中的与自身免疫疾病有关的血液循环颗粒（蛋白—抗体复合物）、各器官内的坏死组织等等。

清除动脉血管内壁的硬化斑块，是恢复血管内壁正常功能的前提和防止血栓阻塞血管的必要条件，也是逆转由动脉血管硬化引起的高血压和心脑血管疾病的根本性措施。同时，蚕丝蛋白消解酶也能够清除血栓形成因子—血液中过多的蛋白纤维、纤维蛋白原和血小板被异常激活后形成血栓凝块，有助于血液流通和减少血管阻塞的机会。改善血液循环与防止血栓形成，对于降低心脑血管疾病急性发作的机会至关重要。

纳豆是黄豆经枯草杆菌发酵的产物。纳豆激酶是纳豆中含有的一种纤溶酶，是一种具有强烈溶栓作用的丝氨酸蛋白酶。这种酶的强烈溶栓作用，被日本教授 Hiroyuki Sumi 于 1980 年发现。当他在美国芝加哥大学从事生物医学的研究时，偶然发现了纳豆中含有的一种天然化合物能够使血凝块在 37℃ 下溶解。这种天然化合物经研究被定名为纳豆激酶。它的溶栓作用超过 100 多种被研究过的其他天然化合物。

美国俄勒冈州的医生 Dr. Martin Milner 的研究发现:纳豆激酶有类似人体体内自身的纤维溶酶的作用。除了直接溶解血栓的作用外,它还能够诱导人体其他纤维溶酶的释放和产生。纳豆激酶和人体自源性的纤维溶酶共同作用,在人体内发挥有效的溶栓作用。人体内自源性纤维溶酶的激活,有利于血液中促栓与抗栓之间的动态平衡,调控血液的黏稠度。

蚕丝蛋白消解酶与纳豆激酶的组合使用,既能够有效消除动脉血管内壁粥样硬化斑块,又能够强效地溶解血栓或血栓形成因子。与现有的溶栓药相比,蚕丝蛋白消解酶与纳豆激酶在体内的有效时间是数小时,而多数现有的溶栓药在体内的有效时间是以分钟计算的。

在蚕丝蛋白消解酶的作用被发现以前,EDTA 法曾经在欧美被作为治疗心脑血管疾病的有效方法。与冠状动脉搭桥相比。特别是对那些无法施行搭桥手术的患者,EDTA 法被视为救命法宝。EDTA 是一种人工合成的带有氨基的化合物,在生物化学和生物医学研究中被广为使用。EDTA 的主要作用是能够与其他矿物质离子螯合。此特性被用来移走血管内壁的钙沉积。被称为现代"螯合治疗法"之父的美国高登(Dr. Golden)医生,用 EDTA 螯合治疗法救活了许多病人。

欧美诸国的医生用 EDTA 法挽回了许多严重冠心病和脑卒中患者的性命。美国两次诺贝尔奖的得主鲍林博士认为,EDTA 法可以取代冠状动脉搭桥法。"蚕丝蛋白消解酶"的作用被发现以后,德国著名内科医生 Hans A. Nieper 给了个名字"奇迹酶"。他说:"奇迹酶"法是穷人的 EDTA 法。因为 EDTA 法费用不菲且需要多次住院。奇迹酶法(片剂或胶囊)却简便易行。

19 世纪一位有名的法国医生说:人与动脉同寿。越来越多的证据表明:"奇迹酶"是中老年维护心脑血管健康的至宝。

(二)控制动脉血管内壁的慢性炎症

慢性炎症贯穿于动脉血管粥样硬化发生与发展全过程。免疫细胞异常介入是慢性炎症发生的关键。炎性反应使得大量淋巴细胞和巨噬细胞聚集在硬化斑块上。这些细胞分泌金属蛋白酶,溶解硬化斑块的纤维成分,使不稳定硬化斑块上的硬化帽破裂脱落,导致心脑血管的急性堵塞。这是脑梗和心梗急性死亡的重要原因。

对于重度亚健康、动脉血管粥样硬化程度已经较高、已经出现心脑血管狭窄的患者来说,预防已经不能解决问题。在采取上述清除动脉血管内壁粥样硬化斑和溶解血栓或血栓形成因子的同时,必须利用更加有效的方法控制血管内壁的慢性炎症。

同型半胱氨酸和 C - 反应蛋白在动脉血管内壁中,能够激发大量氧化活性自由基的产生,进而使血管内壁细胞内处于静息态的核转录因子 NF - kb 被激活。活化的核转录因子 NF - kb 导致多种基因表达,包括产生 TNF - α 等免疫因子。过量产生的 TNF - α 等免疫因子攻击动脉血管内壁细胞,导致血管内壁出现慢性炎症。与此同时,同型半胱氨酸和 C - 反应蛋白在动脉血管内皮细胞中激活氧化型胆固醇的受体基因表达,为氧化型胆固醇进入血管内皮细胞创造了条件。氧化型胆固醇在同型半胱氨酸和 C - 反应蛋白的协同下,诱导内皮细胞内发生一系列分子与细胞水平上的变化;包括制造、分泌黏附分子和趋化因子等化学物质,吸引单核细胞等免疫细胞进入动脉血管内壁,促成并恶化动脉血管粥样硬化。

同样,在同型半胱氨酸、C - 反应蛋白和氧化型胆固醇等诱发因子的激活作用下,巨噬细胞等免疫细胞内部处于静息态的核转录因子 NF - kb 被激活,活化的 NF - kb 导致多种基因表达,特别是肿瘤坏死因子 TNF - α 基因被活化后过度表达。大量产生的 TNF - α 等免疫因子攻击动脉血管内壁细胞,导致粥样硬化加剧和硬化帽破裂加速脱落。因此,治疗心脑血管疾病的核心,是控制动脉血管内壁的慢性炎症;而控制慢性炎症的关键,则是调节 NF - kb 和 TNF - α 之间的平衡。

NF - kb 和 TNF - α 两者互为因果,过度抑制会削弱人体免疫功能,过度活化会产生炎性反应。用来控制类风湿性关节炎等自身免疫疾病的 TNF - α 单克隆抗体所产生的副作用——癌症和感染性疾病增多,是过度抑制 TNF - α 削弱人体免疫功能的例证。治疗非典(SARS)急性发生时,通过糖皮质激素抑制人体免疫功能,则是抑制过多的 TNF - α 所产生的急性炎症之例证。

调控 NF - kb 的活化和 TNF - α 基因的表达,正在成为抑制动脉血管慢性炎症的策略。大量生物医学研究结果证明:某些植物中的天然化合物能够抑制核转录因子 NF - kb 的异常活化或控制免疫因子 TNF - α 基因的过度表达。下述天然化合物能够抑制 TNF - α 诱导的核转录因子 NF - κb 之激活,从而控制 TNF - α 基因的过多表达。它们包括桑树叶提取物、芹菜素、大豆提取物(类黄酮)、水龙骨提取物、杨梅黄酮等。下述天然化合物能够抑制 NF - κb 的异常激活,包括白藜芦醇、姜黄素、绿茶提取物中的多酚类化合物、陈年大蒜提取物 S - 烯基半胱氨丙酸、粉防己碱、迷迭香提取物鼠尾草酚、荨麻提取物、西兰花提取物、木樨草素、银杏黄酮等。筛选此两类型功能性营养素的最佳组合,并根据患者的具体病情,定性定量地给患者提供个性化服务,将能够取得较理想的治疗效果。

特别值得提及的是,白藜芦醇、姜黄素、绿茶提取物中的多酚类化合物和迷迭香提取物等天然化合物,正在成为自然医学的明星。它们正在成为生物医学研究的热点,每年有数以千计的研究报告和论文问世。根据大量来自全球的研究报道和临床结果,这四种天然化合物被认为是控制慢性炎症的主要天然药物。

(三)恢复动脉血管内皮层的正常功能

前两方面的干预措施,目的是恢复动脉血管内皮层的正常功能。正常功能得以恢复,何以会有冠心病与脑卒中?但如果没有硬化斑块的清除和慢性炎症之有效控制,也无法实现血管内壁正常功能之恢复。

正常的动脉血管内皮层细胞会持续释放微量一氧化氮,平滑肌细胞借以调节血管张力。同时,微量一氧化氮还有以下作用:抑制血小板的凝集;改善内皮细胞与血液中白细胞之间的相互作用;抑制血液中的单核免疫细胞在趋化因子的作用下向发炎部位迁移;抑制平滑肌细胞、内皮细胞和单核细胞增生。如果内皮层功能异常,一氧化氮的产生减少,这些作用就会丧失。

动脉血管内壁慢性炎症产生的内皮层功能异常,一方面由于一氧化氮的释放量减少导致血管内壁扩张能力减退或丧失,提供了血栓形成的空间环境;另一方面,体内自源性组织型纤溶酶原激活物(血浆 t - PA)的产生也被显著抑制,破坏了血液中凝血与抗凝、纤溶与抗纤溶、促栓与抗栓之间的动态平衡。纤维蛋白和血小板活性增强促进了凝血和血栓形成。

动脉血管粥样硬化斑块造成的内皮层功能异常与多种血管性疾病密切相关。除急性心肌梗死、脑卒中死亡外,外周动脉血管疾病和深静脉血栓等疾病的发病率也逐年升高。中国每年至少有 300 万人次需要使用溶血栓药物进行治疗。目前,大量使用的溶血栓药物(如蚓激酶、巴曲酶、阿特普酶、尿激酶、纤溶酶、降纤酶、链激酶、蕲蛇酶和阿加曲班等)和多种治疗血瘀症的中药制剂,在解决心脑血管疾病急性发生的临床实践中起着重要作用。但这些药物的成本和时效,使其治疗效果受到限制。自然医学提出了另外两个问题:我们需要高效、长效、价廉且副作用小的溶栓药;溶栓和去血瘀以后要解决的根本问题,是如何恢复动脉血管内皮层功能。

值得推荐的高效、长效、价廉且副作用小的溶栓药物,在前述本小节第一部分《消除动脉血管内壁的硬化斑块》已有分析和说明。动脉血管内皮细胞产生的一氧化氮合成酶是内皮细胞内生成微量一氧化氮的关键。大量研究结果和临床数据表明:补充维生素 B_3(泛酸)和卵磷脂有助于乙酰胆碱的合成,这也是诱导内壁细胞一氧化氮合成酶基因表达的必要条件。在内源性的谷胱甘肽和外源性抗氧化物的促进下,一氧化氮合成酶会催化 L - 精氨酸转变成一氧化氮。

谷胱甘肽是人体细胞中被发现的最强的抗氧化物。血管内壁细胞中的谷胱甘肽对于诱导内壁细胞一氧化氮合成酶基因表达起着关键作用。谷胱甘肽由三种氨基酸组成:谷氨酸、甘氨酸和半胱氨酸。它在体内能够保护许多蛋白质和酶等分子中的巯基不被自由基等有害物质氧化,从而让蛋白质和酶分子发挥其生理功能。全世界发表的关于谷胱甘肽的研究论文已超过 6 万篇。直接补充谷胱甘肽在血液中就被消耗完,因此必须补充谷胱甘肽的组成成分,由其在细胞中合成。谷氨酸、甘氨酸和半胱氨酸这三种组成成分中,半胱氨酸因为不稳定,需要特别补充。

用于逆转动脉血管内皮层功能异常的天然化合物如下:银杏黄酮、绿茶中的儿茶素、咖啡豆的可可多酚、葡萄种子/松树皮提取物中的花青素前体 OPC、山楂黄酮和褐藻昆布多酚等。

同型半胱氨酸通过抑制一氧化氮合成酶的表达,损伤内皮细胞功能。银杏叶提取物 EGb 可预防这一负面影响,从而对内皮细胞产生保护作用。咖啡豆含有的可可多酚(咖啡类黄酮)能够有效地激活内皮层细胞一氧化氮(NO)合成酶的表达,恢复动脉血管内皮层的扩展能力。绿茶多酚中的儿茶素是清除自由基、抵抗自由基在体内产生氧化作用的高效抗氧化物。对 EGCG(儿茶素中的主要成分)的大量研究表明:EGCG 能够逆转动脉血管内皮层的功能异常,增强一氧化氮的生产,提升血管内皮层的扩展能力。深海褐藻含很强的抗氧化物质多酚。绿茶或葡萄的提取物多酚属水溶性,但海藻多酚则兼具水溶性及脂溶性的优点,后者不单在血液中停留较久,还可附在细胞上,发挥作用。褐藻多酚也能够有效地恢复动脉血管内皮层的功能,增强一氧化氮的生产,提高血管内皮层的扩展能力。山楂黄酮的抗氧化作用和对内皮细胞的直接作用,可以有效地保护动脉血管内皮细胞免受氧化型胆固醇的损伤。山楂中的总黄酮有扩张血管和持久降压的作用。葡萄种子/松树皮提取物中的抗氧化物花青素前体,能提高血管内皮层细胞一氧化氮 NO 的产量,从而增加血流量和肌肉的供氧。

1998 年,诺贝尔生理学医学奖授予了三位科学家:佛契哥特博士（Robert F. Furchgott）、慕拉德博士（Ferid Murad）和伊格纳罗博士（Louis J. Ignarro）。获奖原因是他们发现一氧化氮(NO)是心血管系统的信号分子。

根据上述信息,给心脑血管疾病患者补充维生素 B_3（泛酸）、卵磷脂和 L－精氨酸,辅以半胱氨酸和外源的抗氧化物,就能促进血管内皮层细胞产生微量一氧化氮,从而逐步恢复血管内皮层的正常功能。但是,前提是清除血管内壁的硬化斑块和有效控制慢性炎症。

★想知道健康产业要点?
★想知道医学发展趋势?

微信扫码, 立即获取

酶制剂在逆转心脑血管疾病中的关键作用

一、中国民众动脉血管硬化和心脑血管疾病的现状

当前,慢性疾病已经成为全世界所有国家成人的最主要死因。自20世纪后半叶以来,慢性疾病已取代了传染病成为肆虐人类社会的主要健康杀手。一场前所未有的健康危机正在全球范围内蔓延。这场危害人类社会的健康危机,正在和即将给中国与全人类社会带来的危害,会远远超过人们现在的估计。

中国民众仅因冠心病与脑中风造成的死亡,目前每年高达400多万人。脑卒中引起的死亡尤为严重。这一趋势不仅直线上升,而且出现年轻化倾向。如果没有非常有效的技术(包括产品和仪器等)有效地阻遏与逆转这一趋势,中国民众因冠心病与脑卒中造成的死亡,将在5~10年内上升到每年450万~500万人。这是一场看不见硝烟的战争,有可能给中国社会的人力资源、经济发展和社会稳定带来一定的负面影响。中国高血压患病人口2亿多。糖尿病患病人数为9000多万,另有1亿多准糖尿病患者。中国现有老年痴呆症患者700多万人。中国2亿多老年人中,这个数字还在不断增加。高血压、糖尿病和老年痴呆症,这些疾病的产生与发展均与心脑血管疾病的发生原因有着共同的根源。在未来5~10年中,如果没有强有力的干预措施,慢性病死亡人数将持续增长。

在上述几种主要慢性疾病中,与动脉血管粥样硬化和血管病变相关的心肌梗死、心力衰竭、脑卒中、高血压、糖尿病并发症等疾病造成的死亡,构成中国慢性疾病死亡人数的60%以上。现行中医和西医对动脉血管病变及其他相关疾病的治疗,有程度不等的控制效果,但基本不能逆转疾病。开发新的药物或功能性营养物

质,有效控制和逆转上述疾病,是 21 世纪人类健康的重大课题。

二、蚕丝蛋白消解酶简介

蚕丝蛋白消解酶,是一种能够消解动脉血管内壁硬化斑块的生物活性酶。这种酶为蚕蛾羽化出茧时所用,是蚕幼虫肠道中的共生菌黏质沙雷菌产生。历经全球性 30 多年的研究和临床应用,蚕丝蛋白消解酶的生物医学功效已经得到证实。它能够消解和清除人体内无生命活性的蛋白质、血液凝块、组织囊肿和血管内壁的硬化斑块,能够止痛与消炎,对人体正常功能无副作用。

蚕丝蛋白消解酶受到国际医学界的青睐,被用于控制和逆转多种慢性疾病。目前用来大规模工业发酵生产的菌株是经分离和继代培养得到的黏质沙雷菌(*Serratia marcescens*)。编码该蛋白消解酶的基因于 20 世纪 80 年代被日本科学家分离和克隆。该基因正在被用于基因工程,以求提高酶的产量和进一步改善酶的活性。该酶制剂在欧洲一些国家和日本被用于处方药已有 20 多年。美国、加拿大等国家对这种天然化合物,将其归类为功能性营养素。近几年来,北美的抗衰老医学和自然医学界大力推荐和使用该酶制剂,用于消炎、止痛和动脉硬化等疾病的治疗。

在该酶制剂的临床研究和应用中,德国著名的内科医生 Hans A. Nieper(M. D)开创了利用蚕丝蛋白消解酶消解颈部动脉血管硬化斑块、逆转脑卒中的先河。他的前瞻性的临床工作取得卓有成效的进展,使得蚕丝蛋白消解酶成为逆转动脉血管粥样硬化疾病的宠儿。根据他报道的临床应用结果,连续服用家蚕蚕丝蛋白消解酶 12~18 个月,大多数患者的颈部动脉血管粥样硬化斑块问题均能逆转。因而,Nieper 医生称之为创造奇迹的酶,简称"奇迹酶"。

三、蚕丝蛋白消解酶的生物医学功能

由于蚕丝蛋白消解酶的奇特作用,欧美自然医学界将其用于逆转多种慢性疾病,其突出的有效性包括以下诸方面:消解动脉血管内壁硬化斑和血液中的血栓形成因子;阻止诱发疼痛胺的产生;减轻炎症,加速肌体组织的复原;稀释外伤或炎症产生的液体、抗浮肿、调节液体的疏散和水分滞留,恢复运动造成的组织损伤;其他作用。

（一）消解动脉血管内壁粥样硬化斑块和血液中的血栓形成因子，改善血液循环防止血栓形成。

动脉血管因粥样硬化斑块导致的高血压、血管内壁增厚、血流通道狭窄，是脑卒中、心肌梗死和心力衰竭死亡的关键原因，也是糖尿病患者产生并发症的主要原因。同时，血液中的蛋白纤维、纤维蛋白原和血小板被异常激活后形成血栓凝块，阻塞已经狭窄的血管，导致心脑血管疾病患者的急性事件或死亡。

现行的防治方法，往往着重于降血脂和活血化瘀，或暂时性地扩张血管。这些方法虽能程度不等地控制疾病的恶化，却无法清除动脉血管粥样硬化斑块，无助于逆转疾病。严峻的现实是，中国民众由于心脑血管疾病造成的死亡高达每年400多万人，而且死亡人数依然逐年直线上升。

蚕丝蛋白消解酶能够消解人体内无生命活性的蛋白质、血液凝块、组织囊肿和血管内壁的硬化斑块，且对人体正常功能无副作用。清除动脉血管内壁的硬化斑块，是恢复血管内壁正常功能的前提和防止血栓阻塞血管的必要条件，也是逆转由动脉血管硬化斑块引起的高血压和心脑血管疾病的根本性措施。同时，蚕丝蛋白消解酶也能够清除血栓形成因子—血液中的蛋白纤维、纤维蛋白原和血小板被异常激活后形成血栓凝块，有助于血液流通和减少血管阻塞的机会。改善血液循环与防止血栓形成，对于降低心、脑血管疾病急性发作的机会至关重要。对于糖尿病患者来说，清除血液循环障碍，更是减少数种并发症的关键。

蚕丝蛋白消解酶的作用，主要表现如下：血管中的 Fibrin（纤维状蛋白）是一种无生命活性的蛋白纤维，在硬化斑块上和血栓中均有大量存在。调控这些纤维状蛋白的水平，保持恰当的血液黏稠度，是预防和逆转动脉血管病变的关键。蚕丝蛋白消解酶的功能，正是在这关键问题上起着重要作用。酶的三维结构中有其活性位点，纤维状蛋白的分子结构成为酶活性位点的底物。消解反应就在这活性位点——反应底物之间进行。这一特异性的酶——底物之间的化学反应，就是蚕丝蛋白消解酶所起作用的分子机理。

著名的德国内科医生 Hans A. Nieper（1928—1998）总结了他长期的临床实践，发现家蚕蚕丝蛋白消解酶治疗颈部动脉血管病变的明确疗效。每日1～3次、每次5毫克/2片家蚕蚕丝蛋白消解酶，连续12～18个月，大多数患者的颈部动脉血管硬化斑块问题均能逆转。他特别指出：颈动脉或颅动脉血管硬化狭窄是产生脑部缺血和脑卒中的重要原因。蚕丝蛋白消解酶对打通颈部和颅内已经部分阻塞的动脉血管、消解硬化斑块明显有效。

现在,欧洲国家(特别是德国),许多西医医生推崇蚕丝蛋白消解酶的作用;将其用于患者多种慢性疾病的治疗,尤其是心脑血管疾病的逆转。紧急状态下每日最多可服用 12 片,分开服用。这种高剂量可连续服用 7 天,直到症状大幅度减轻,然后剂量减至每日 2 片。

美籍华人陈厚琦博士在对蚕丝蛋白消解酶的研究中发现:1. 目前,欧美国家分子医学和自然医学用于逆转慢性疾病的蚕丝蛋白消解酶,来源于家蚕。这种蚕丝蛋白消解酶的活性用于化解痰液有一定效果,但用于消除动脉血管内壁的硬化斑块,其效果并不非常明显,且不够稳定,需要进一步提高其活性。2. 从亚马孙热带雨林中的一种野生蚕得到的蚕丝蛋白消解酶的效果,远高于从家蚕得到的蚕丝蛋白消解酶的效果。3. 在从发酵物中分离、提纯蚕丝蛋白消解酶,其三维结构受到程度不等的破坏,活性明显降低。4. 通过"去三维和恢复三维结构"生物技术的处理,蚕丝蛋白消解酶的活性就能够恢复。5. 野生蚕的蚕丝蛋白消解酶与纳豆激酶之组合,对逆转动脉血管病变和心脑血管疾病的康复效果更加显著。

陈厚琦博士在美国用野生蚕的蚕丝蛋白消解酶,与纳豆激酶组合使用,帮助许多动脉血管粥样硬化斑块患者摆脱了死亡威胁。动脉血管粥样硬化病变及其相关疾病包括 70% 左右的高血压,冠状动脉慢性梗死(冠心病),脑梗(缺血性脑中风),颈动脉狭窄(长期头晕),糖尿病血管病变并发症(糖尿病足、视网膜病变、心梗、脑梗、肾脏病变)等。

2007 年秋,他向中国医学界和民众推荐。从许多患者那里得到的反馈十分令人鼓舞。服用蚕丝蛋白消解酶的心脑血管疾病患者和高血压患者们,都报告了好消息。有的冠心病患者已有 10 多年的病史,服用 18 个月的蚕丝蛋白消解酶后,T波倒置和 ST 段异常消失、血液检测指标恢复正常,心脏供血不足问题得到解决。有的严重冠心病患者原来计划要放支架,因没有经济能力只好拖着。蚕丝蛋白消解酶不仅帮助他们摆脱了健康困境,而且避免了因病致贫的悲剧。有的脑中风患者,服用蚕丝蛋白消解酶后,远离了脑中风再次发生,或逆转了脑中风后遗症。为数众多的颈动脉狭窄患者在蚕丝蛋白消解酶的帮助下,颈部动脉血管内壁硬化斑部分或全部消失,摆脱了以前经常发生的因供血不足而出现的头脑晕眩及出现脑卒中的威胁。10多年的高血压患者(非遗传型),服用几个月的蚕丝蛋白消解酶后,出现明显逆转。

2008年10月,陈厚琦博士在北京参加的国际抗衰老医学大会上,他发表的论文《战胜人类健康的头号杀手:冠心病和脑中风》,被专家组评选为优秀论文。在这篇论文里,他提出:只有综合性干预心脑血管疾病,才能够战胜这一人类健康的头号杀手。在综合性干预的多项措施中,利用蚕丝蛋白消解酶消除动脉血管内壁粥样硬化斑斑块和消解血液中的血栓形成因子,是关键之举。2009年11月,在中国香港召开的第三届世界自然医学高峰论坛上,陈厚琦博士获得"杰出自然医学专家奖"。

(二)阻止诱发疼痛胺的产生

蚕丝蛋白消解酶另一个主要的功能是止痛,因为它可以阻止发炎部位诱发疼痛的舒缓激肽(bradykinin)的释放。日本和欧洲的许多医生已经认识到这种天然物质的止痛效果,并在治疗中将它作为常用止痛药的替代品。这些止痛药包括水杨酸盐类阿司匹林(Salicylates)、异丁丙苯酸(Iso-C acid)和其他非甾类止痛药(NSAIDs),如布洛芬(ibuprofen)等。

在德国和其他欧洲国家,蚕丝蛋白消解酶普遍用于止痛和外伤肿胀的治疗。一项德国的研究项目针对它对手术后肿胀和疼痛的治疗效果进行研究。这项研究的66个病例,皆因膝盖部位侧向附属韧带破裂接受手术治疗。与未接受蚕丝蛋白消解酶的患者相比,使用蚕丝蛋白消解酶的患者在手术后第三天肿胀减轻50%,并且这组病人的疼痛消失得更快,疼痛在手术后第十天完全消除。

类似的临床报道在本文引用的参考资料中有更多的介绍。由于非甾类止痛药(NSAIDs)的副作用,越来越多的医生将蚕丝蛋白消解酶作为最佳替代品。

(三)减轻炎症,加速肌体组织的复原

蚕丝蛋白消解酶的止痛效果与消炎作用密切相关。大量临床报告指出,该酶制剂对多种慢性或急性炎症有明显治疗效果。这些炎症包括呼吸系统炎症(如肺气肿、慢性支气管炎、哮喘、过敏等),耳、鼻、喉科领域炎症(如副鼻窦炎、慢性鼻炎、耳炎、咽喉炎等),妇科炎症(如乳腺小叶增生、子宫肌瘤、卵巢囊肿等),泌尿科炎症(如膀胱炎、附睾炎、前列腺肥大等),牙科及口腔外科炎症(如智齿周围炎、齿槽脓肿等),肠道炎症(如慢性肠炎、过激性肠炎等),关节炎(如骨质性关节炎和类风湿性关节炎等)。此外,蚕丝蛋白消解酶能够缓解与逆转炎症组织的纤维化,这对于和器官纤维化相关的慢性炎症疾病患者,是极大的福音。

对于女性乳腺小叶增生、子宫肌瘤、卵巢囊肿和男性前列腺肥大等疾病,蚕丝蛋白消解酶与其他功能性营养素的组合,逆转效果明显。此外,值得注意的是蚕丝蛋白消解酶的排痰作用。由于支气管炎、肺结核、支气管喘息和慢性阻塞性肺炎有关的排痰不良,及麻醉后的排痰不良,蚕丝蛋白消解酶有很好的排痰效果。

与常用止痛消炎药阿司匹林,萘普生和其他非甾类止痛药布洛芬等相比,蚕丝蛋白消解酶既没有阿司匹林等对肠胃粘膜的损伤作用,也没有布洛芬等的副作用。据报道,美国每年因服用这些止痛药而住院的病患高达近 8 万人。近 60% ~ 80% 的肠胃出血的住院患者是由这些止痛药引起的。其中的死亡率为 10% 左右。关节炎患者长期服用此类止痛药造成肠胃溃疡的报道,使得患者对此类止痛药视为畏途。此外,这些止痛药不仅会造成肠胃溃疡,而且还损伤关节的软骨组织,加剧关节炎症状。在长期服用此类止痛药的患者中,更多的毒副作用被报道,包括再生障碍性贫血,心力衰竭,肝硬化、肾功能障碍等疾病。

非甾类止痛药产生的副作用与其作用机理有关。非甾类止痛药同时抑制了花生四烯酸(Arachidonic Acid)的正常代谢途径(COX - 1)和炎症诱导途径(COX - 2)。人体代谢所需要的正常化合物(通过 COX - 1)的合成受到抑制,由此产生其他副作用。

与非甾类止痛药不同的是,蚕丝蛋白消解酶在血液中与 α2 - 巨球蛋白(α2 - macroglobulin)结合,使自身得到保护、延长了它的有效活性时间长度。由 α2 - 巨球蛋白将其运输到发炎部位。在发炎部位,蚕丝蛋白消解酶消解、破坏炎症诱发因子。炎症诱发因子包括:慢性炎症主要指标蛋白 CRP 、与动脉血管硬化密切相关的同型半胱氨酸复合物、被氧化的胆固醇、死亡的细胞垃圾、沉积在人体内的各种无生命活性的蛋白或蛋白复合物、血液中的与自身免疫疾病有关的血液循环颗粒(蛋白 - 抗体复合物)、各器官内的坏死组织等等。

(四)稀释外伤或炎症产生的液体、抗浮肿、调节液体的疏散和水分滞留,恢复运动造成的组织损伤。

由于术后炎症引起的水肿,肌肉组织损伤产生的肌肉纤维破坏和韧带破裂产生的肿胀、体内液体滞留等疾病,蚕丝蛋白消解酶有明显疗效。

各种原因造成的腕管综合征(Carpal Tunnel Syndrome),与腕部软组织肿胀且压迫神经有关。蚕丝蛋白消解酶和其他药物相比,对此类疾病有明显治疗优势。其他如术后炎症产生的上颌窦囊肿、运动造成的腰背疼痛等,蚕丝蛋白消解酶均有相当效果。其主要作用机理,与蚕丝蛋白消解酶能够稀释血液、促进血液循环有关。

(五)其他作用

偏头痛、静脉曲张、假肢引起的感染和炎症等疾病,蚕丝蛋白消解酶也表现出其有效性和对其他药物的优越辅助性。

四、蚕丝蛋白消解酶与纳豆激酶的组合

在自然医学和抗衰老医学的百花园里,"酶治疗法"是一朵争妍夺丽之花。在"酶治疗法"中,蚕丝蛋白消解酶得到了生物医学界的极端重视。

无独有偶,几乎是同一时期,同样用于心脑血管疾病的预防和逆转,与蚕丝蛋白消解酶同样引人注目的另一种酶——纳豆激酶也被发现。纳豆在日本是行之千年以上的传统食物,也是日本人长寿的原因之一。

纳豆是黄豆经枯草杆菌发酵而产生。纳豆激酶是枯草杆菌的产物,一种纤溶酶、具有强烈溶栓作用的丝氨酸蛋白酶。这种酶的强烈溶栓作用,被日本教授 Hiroyuki Sumi 于 1980 年发现。当他在美国芝加哥大学从事生物医学的研究时,偶然发现了日本食物纳豆中含有的一种天然化合物能够使血凝块在 37^0 C 下溶解。这种天然化合物经研究被定名为纳豆激酶。它的溶栓作用超过 100 多种被研究过的其他天然化合物。

纳豆激酶已经在世界范围内被作为功能性营养素或保健食品,用于心脑血管疾病的防治。美国俄勒冈州自然医学中心的医生 Dr. Martin Milner 的研究发现:纳豆激酶有类似人体体内自身的纤维溶酶的作用。除了直接溶解血栓的作用外,它还能够诱导人体其他纤维溶酶的释放和产生。纳豆激酶和人体自源性的纤维溶酶共同作用,在人体内发挥有效的溶栓作用。

由于纳豆激酶在溶栓方面的奇特作用,欧美诸国和中国、日本的医学界开展了

多方面动物和人体临床试验。试验结果表明:纳豆激酶优于其他溶栓药物。与纳豆激酶在溶栓方面的奇特作用相比,蚕丝蛋白消解酶也能防止血栓形成;但它所具有的独特之处在于:蚕丝蛋白消解酶能够清除和消解动脉血管内壁的硬化斑块,破坏人体内无生命活性的其他蛋白沉积物。这是纳豆激酶和其他天然酶制剂难以相比的。

陈厚琦博士将野生蚕的蚕丝蛋白消解酶与纳豆激酶组合使用发现,该组合既能够有效消除动脉血管内壁硬化斑块,又能够强效地溶解血栓或血栓形成因子。19世纪一位法国的医生说:人与动脉同寿。越来越多的证据表明:蚕丝蛋白消解酶是中老年维护心脑血管健康的至宝。

整合医学与心脑血管精准健康管理

一、整合医学技术说明

心脑血管病变的发生、演变和恶化,涉及多种因素,包括人类遗传、生理生化、细胞生物学、经络能量等方面。本项目整合分子医学、量子医学和中医的技术,全方位地预防和逆转心脑血管疾病。

人类有一个共同的遗传疾病:人体自身不能够合成维生素 C。维生素 C 是合成胶原蛋白的原材料。当人体动脉血管内壁被自由基损伤时,需要胶原蛋白修复。因缺少内源性维生素 C 的缘故,人体无法及时合成胶原蛋白,导致动脉血管内壁的损伤不能及时修复。在体内自由基的作用下,低密度脂蛋白胆固醇复合物成为氧化型胆固醇,并被用来修补动脉血管内壁的损伤,形成硬化斑块的起点。另一个同样重要的诱因,是同型半胱氨酸。蛋白质中含有的蛋氨酸,其代谢产物是同型半胱氨酸。同型半胱氨酸能够诱发血管壁增厚,这是形成血管狭窄特别是小血管出现堵塞的重要原因。长期的慢性供血不足会导致心脏缺血。这就需要从营养学、营养医学和功能医学的角度,来了解、预防冠状动脉硬化、心脏组织缺血和脑组织缺血问题。

由于生活方式和饮食构成的错误,许多人已经出现了冠心病、不同程度的心脏缺血和脑组织缺血问题。逆转心脑血管病变和心脏、脑组织缺血,成为当前中老年健康问题的重中之重。本文下述内容在营养医学和功能医学层面提及心脑血管疾病的五点预防和三点干预方案。这一方案的实施和推广,已经取得明显效果,帮助许多民众远离了心梗脑梗的威胁。

但是,对于动脉血管硬化斑块的消除和控制,并不能够同时解决已经形成的心脏与脑组织缺血及损伤。改善、逆转心脏与脑部组织的微循环障碍,成为需要解决的核心问题。本文提及的量子医学检测技术和远红外量子芯片技术,是前沿性的新技术,为改善心脏和脑部组织的微循环提供了强大的支持。这项技术的核心是快速检测与改善心脏等组织的微循环。量子芯片具有释放波长 9.34 微米远红外线的特性,心脏组织中水大分子团(氢键)释放出同样波长、频率的远红外线,两者发生同频共振。在此作用下,心脏组织中的大分子团水转化成小分子团水。只有小分子团水才能够进入细胞,从而快速改善心脏组织内的微循环。

心脑血管健康与人体全身营养与能量状况密切相关。心脏、脑组织与动脉血管及血液状况是一个整体。构成这些组织、器官的细胞,在病变与康复过程中,不仅在分子和细胞层面上表现出多种生物化学的变化,也经历着能量的变化。细胞层面的能量变化和人体整体层面的经络能量变化,是我们必须重视的两种能量变化。细胞外部和内部多种因素的影响,都能够通过细胞内的线粒体及其产物 ATP(能量货币)的变化,影响着细胞的能量状态。心脏、脑组织和相关的动脉血管在病变的过程中,细胞能量场的改变是可以检测的,也是能够被逆转的。下述提及的美国(Lifesystem)生物能量检测与智能修复系统,就是这样一种检测、调理、恢复人体(包括心脑组织)细胞能量水平的设备。

反映在经络能量上,心脑血管病变患者的心经、心包经的能量(用电压表示)大多会表现出异常。一是经络能量绝对量低于 1000 毫伏,二是人体左右同名经络的能量值压差大于 70 毫伏。心经与心包经经络能量的大小和平衡状态,影响着心脏的功能和心脏的自平衡、自修复机制。因此,调节和恢复心经、心包经的能量,是预防和逆转心脑血管病变的不可或缺的举措。

二、预防和逆转心脑血管病变与心脑组织缺血的主要技术整合

(一)中医经络检测与调理技术和能量医学设备

1.经络能量诊断仪与经络能量升压导平仪

甘肃天水沈存正教授研究发明一套(两台)经络能量检测与治疗仪器,包括人体经络能量分析仪和人体经络升压导平仪。分别用于经络能量诊断和治疗。这套

经络能量诊断治疗仪器,拥有中国专利号和二类医疗器械证书。

人体经络能量分析仪能够确诊患者体内 12 道经络的生物电电压(经络压)。健康成人的每条经络之电压值在 1000~1620 毫伏,同时左右两边的同名经络电压压差不应超过 70 毫伏。人体的各种器官都存在着一定量的电压。经络电压对脏器的电压起着维护作用。每道经络的绝对电压量和同名左右经络电压压差值,反映了人体内部能量代谢状况。经络压的概念是对中医学现代化、科学化的贡献。由经络压为基础而建立的诊断治疗理念与技术,为中医的数字化提出了新思路。

上述经络能量检测仪器不仅能够对人体 12 条主要经络的能量状态(电压值)作出鉴定,而且仪器内部的软件系统包含 500 多种中药的数字化信息。根据疾病分经、药物归经的原理,仪器的软件能够为每位受检测者确定个性化治疗方剂。人体经络升压导平仪能够将人体经络的电压调节和恢复至正常值,同时实现左右同名经络电压平衡。经络电压是支撑和调节器官电压的保证。经络能量的左右平衡、经络电压与器官电压的平衡,能量代谢与营养、激素等代谢之间的平衡,是人体健康的保障。在能量代谢严重失衡的患者中,如果不调节恢复其体内经络电压,多数患者会因经络能量不足而导致器官衰竭死亡。用经络能量医学诊断与治疗疾病,是中医学的一大突破。

在本项目中,先应该注意的是心经和心包经的电压值和左右同名经络的压差。如果绝对值低于 1000 毫伏、左右压差大于 70 毫伏,就需要通过升压导平,改善心经和心包经的能量状态。与此同时,在脏器的五行能量关系中,我们还应该注意与心脏能量具有相生相克关系的肝经和肾经能量状况。此外,与心经具有表里关系的小肠经和与心包经具有表里关系的三焦经的能量状况,都应该充分注意。这里提及的六条经络之能量状况,均与心脏健康有关,充分说明了人体健康是一个整体性问题。

2. Lifesystem 生物能量检测与智能修复仪

美国(Lifesystem)生物能量检测与智能修复系统,以量子科学为基础,综合运用分子生物学、量子生物学、量子物理学、病理学统计的研究成果,运用高科技生命信息采集系统,利用细胞微弱电磁场的变化,通过对人体 7000 多项生命数据的采集分析,科学评估人体"物质、能量和信息"状况。检测准确率达 90% 以上。这一仪器拥有美国和欧盟的证书,以及中国的相关证书。

在20分钟内,检测对象的电磁波信息与其软件系统储存的巨大数据库比对。该仪器能够将被检测者身体的十二个系统健康状况全部检测清楚。人体十二个系统包括:骨骼与躯干、消化系统、3.呼吸系统、泌尿生殖系统、心脑血管系统、血液与淋巴系统、内分泌系统、神经系统、传感系统、运动系统、染色体与细胞、牙齿。这是目前最具前沿性的非侵入性诊断仪器。该仪器除了能够提供全面健康信息外,还可以用于人体的细胞能量智能化补充与修复。

该系统能够有效实现人体早期疾病预警,查找组织、器官功能失衡而导致疾病和功能退化的根源。运用生物反馈、同频共振等自然医学机理,逆转细胞功能障碍,提升组织、器官的正常功能,恢复人体自愈力。本方案中,重点关注客户的心脏、脑部组织和器官的能量状况。对于心脏、脑部和动脉血管有病变、淤堵的,该设备能够智能化地逐一修复这些组织的细胞能量。此技术与其他技术结合,对于恢复心脏和脑部功能明显有益。

(二)功能性营养素心脑血管健康调理技术

1. 预防心脑血管疾病的五大要素

(1)氧化型低密度胆固醇脂蛋白是危害动脉血管内壁的元凶之一。多吃蔬菜、水果,服用抗氧化物,有助于预防和控制动脉血管粥样硬化板块的形成。人体内抗氧化物质含量越高的病人罹患心脑血管疾病的概率越小。

(2)血液中同型半胱氨酸含量过高与心血管病和脑卒中的高风险有直接的因果关系。高水平的同型半胱氨酸是独立的诱发动脉血管硬化斑块形成的危险因子。蔬菜中的 B 族维生素能够将同型半胱氨酸转化成无害的亮氨酸或半胱氨酸。从食物中获得足够的叶酸、维生素 B_6 和 B_{12},或补充这些维生素,有助于清除体内同型半胱氨酸。

(3)慢性炎症因子 C - 反应蛋白不仅是慢性炎症的最重要指标,同时还直接参与人体组织慢性炎症的发生和恶化。姜黄素和维生素 D_3 的组合,能够有效抑制体内的慢性炎症因子 C - 反应蛋白。

(4)在缺少维生素 K_2 的情况下,被肠道摄取的钙难以进入骨骼。血液中过多的钙在动脉血管硬化斑块上沉积会恶化斑块的病变。微生物发酵的食物(如豆豉、纳豆、豆腐乳等)中含有丰富的维生素 K_2。摄取这些食物或服用维生素 K_2 保健食品,能够减轻钙在硬化斑块上沉积。

(5)血液中过多的纤维蛋白会增加血液的黏稠度,进而过度激活血小板并形成血栓。有效调控血液黏稠度是预防血管阻塞的关键要素。纳豆激酶具有激活人体自身血管内皮层细胞分泌血栓分解酶的作用,因而能够调控血液黏稠度。

2. 逆转心脑血管疾病的三大干预措施

(1)蚕丝蛋白消解酶能够消解动脉血管内壁的硬化斑块。蚕丝蛋白消解酶是一种能够消解动脉血管内壁硬化斑块的生物活性酶。这种酶为蚕蛾羽化出茧时所用,是蚕幼虫肠道中的共生菌黏质沙雷菌产生。历经全球性30多年的研究和临床应用,蚕丝蛋白消解酶的生物医学功效已经得到证实。它能够消解和清除人体内无生命活性的蛋白质、血液凝块、组织囊肿和血管内壁的硬化斑,能够止痛与消炎,对人体正常功能无副作用。

陈厚琦博士在美国用生物技术处理过的亚马逊热带雨林野生蚕的蚕丝蛋白消解酶,与纳豆激酶组合使用,帮助许多动脉血管粥样硬化患者摆脱了死亡威胁。动脉血管粥样硬化及其相关疾病包括70%左右与血管硬化病变相关的高血压,冠状动脉慢性梗死(冠心病)、脑梗(缺血性脑中风)、颈动脉狭窄(长期头晕)、糖尿病血管病变并发症(糖尿病足、视网膜病变、心梗、脑梗、肾脏病变)等。

由于蚕丝蛋白消解酶的奇特作用,欧美自然医学界将其用于逆转多种慢性疾病,其突出的有效性包括以下诸方面:消解动脉血管内壁硬化斑和血液中的血栓形成因子;阻止诱发疼痛胺的产生;减轻炎症,加速肌体组织的复原;稀释外伤或炎症产生的液体、抗浮肿、调节液体的疏散和水分滞留,恢复运动造成的组织损伤;其他作用。

(2)慢性炎症贯穿于动脉血管粥样硬化发生与发展全过程。免疫细胞异常介入是慢性炎症发生的关键。炎性反应使得大量淋巴细胞和巨噬细胞聚集在硬化斑块上。这些细胞分泌金属蛋白酶,溶解硬化斑块的纤维成分,使不稳定硬化斑块上的硬化帽破裂脱落,导致心脑血管的急性堵塞。这是脑梗和心梗急性死亡的重要原因。对于动脉血管粥样硬化程度已经较高、已经出现心脑血管狭窄的患者来说,在采取上述清除动脉血管内壁粥样硬化斑和溶解血栓或血栓形成因子的同时,必须利用更加有效的方法控制血管内壁的慢性炎症。大量研究表明,维生素 D_3 和姜黄素的组合是抑制动脉血管内壁硬化斑块慢性炎症的有效组合。

(3)在消除动脉血管硬化斑块与抑制慢性炎症的基础上,动脉血管内皮层细胞需要维生素 B_3(烟酸)和卵磷脂作为原材料,支持乙酰胆碱的合成,并诱导内皮层细胞一氧化氮合成酶基因表达。在内源性的谷胱甘肽和外源性抗氧化物的促进下,一氧化氮合成酶会催化 L-精氨酸转变成(微量)一氧化氮。同时,诱导内源性的血栓分解酶合成、分泌。如此,动脉血管内皮层的细胞功能得以恢复正常。

3.基础代谢与功能调理

(1)心脏健康基础组合

维生素 E(常见食材:核桃、黑芝麻),维生素 C(常见食材:芥蓝、番石榴),ω-3 脂肪酸(常见食材:鳕鱼、黄豆),大豆异黄酮素(常见食材:腐竹、大豆),番茄红素(常见食材:西红柿、番石榴),儿茶素(常见食材:绿茶、葡萄),花青素(常见食材:黑米、蓝莓),大蒜素(常见食材:大蒜、洋葱),白藜芦醇(常见食材:葡萄、桑葚),另有硫辛酸、辅酶-Q10、谷胱甘肽等。保护心脑血管健康的中药食材:杏仁、人参、马齿苋、山楂、生姜、荷叶、槐花等。

(2)肝脏健康基础组合

茯苓,木香,牡丹皮,泽泻,陈皮,天门冬,枸杞等多种天然植物,富含茯苓多糖,枸杞多糖,丹皮酚等有效成分。茯苓多糖能够修复免疫,抗病毒抗肿瘤,保肝降酶,建胃安神,预防肠胃溃疡,减轻肝损伤。枸杞多糖能够调节内分泌,促进蛋白质合成,加速肝脏解毒,修复细胞,调节代谢,养肝护脾,养肾益气。丹皮酚能够保护免疫系统,抗菌抗炎,抗氧化,调节血压,镇静解痛。另有水飞蓟种子提取物、橄榄叶提取物、姜黄素等。

(3)肠道健康基础组合

益生菌,橄榄叶提取物,鼠李糖,姜黄素,白藜芦醇,鲛鲨鱼油,车前草种壳纤维等。

(三)生物电磁波微循环精准调理技术

1.心脏量子谱检测仪 CQSD 技术

CardioQuantum Spectrum Diagnostics System,简称 CQSD 技术,是目前唯一能够早期、准确、快速、无创伤检测心脏缺血状况和早期定位的电脑软件技术,由美籍华人科学家方丹群教授研发。美国食品与药物管理局允许 CQSD 进入美国市场销售,文件号为:FDA 510(K) Number:K042849。在过去 20 多年中,CQSD 技术分别在世界各地长时间内进行了一系列的基础临床实验和研究工作。2016 年 6 月 28 日,中国人民解放军总医院(北京 301 医院)在一家国际杂志上发表论文《无创心脏量子谱技术有效检测心肌缺血》。这一技术与上述 Lifesystem 生物能量检测与智能修复仪、量子芯片技术相结合,珠联璧合。心脏量子检测仪超过 90% 准确度检测心肌缺血、猝死的风险超早期评估:1~4 级正常,5~6 级亚健康,7~8 级冠心病前兆,9 级冠心病。

2. 生物波共振量子芯片技术

以纳米硅为原材料制作的量子芯片带有的特定频率的远红外电磁波,与人体释放的相同频率电磁波发生同频共振。同频共振的结果改善了血液黏稠度和心脏等组织的血液循环和微循环,从而逆转心脏的供血不足和由此产生的健康问题,因此人体心脏的功能得到改善与恢复。此技术被用于亚健康和慢性疾病人群的心脏健康管理,取得显著效果。

操作方法简单易行:在心脏或其他需要调理的人体部位,手持贴片平行于人体晃动或甩动,连续 20~30 分钟。佩戴小型晶片于人体重要穴位处,如腰部肾俞穴、颈部大椎穴、胸部膻中穴等。

应用量子芯片调理,通过同频共振机制对于改善心脏血液循环和微循环的效果非常明显。调理前后心脏缺血状况发生的改善和心脏健康的恢复令人震撼。附件表格举例表明:客户在经过一定时间的调理后,95% 以上的客户心脏缺血状况均得到改善或明显改善。

下图为一名 60 多岁客户的资料。在他每分钟心跳只有 20 多次的情况下,用量子芯片调理 150 分钟后心跳次数恢复到 70 多。一年多来坚持使用芯片,心脏缺血状况得到有效控制。心脏不同部位缺血状况的检测结果对比说明:微循环的改善产生令人震惊的效果。更多客户的资料充分证明该技术的优越性。

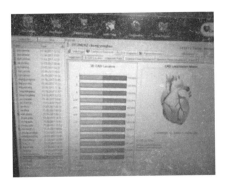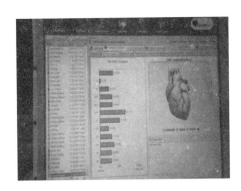

调理前－左与后－右,心脏微循环改善情况对比

量子芯片中带有9.34微米远红外电磁波能量,能够快速改善心脏组织血液循环和微循环,从而改变心脏缺血状态。该芯片具有以下特性:

(1)纳米材料能够吸收来自空间的扰场能量。

(2)扰场能量能够转化成电磁波。

(3)在无电源的情况下,量子芯片能够持续地释放(9.34微米/10^{12}赫兹)远红外电磁波。

(4)此9.34微米/10^{12}赫兹频率的远红外电磁波与人体释放的同样频率的生物电磁波峰值发生共振。

量子芯片是一种被动元件,本身没有任何能量、任何电流,但当芯片外界5厘米距离内的空间中如果存在波长9.34微米(正负0.05)的电磁波时,此波段就启动贴片中内建的"极超高频共振电晶体",以每秒接近10^{12}赫兹频率共振放大能量波。芯片的共振波源来自两方面:人体本身具有的生物电磁波和地球空间中的远红外线。这两个能量波一起被芯片吸收到共振电晶体中进行共振;共振后所得到的能量波其振幅变大、能量增强,然后再释放出进入身体。此处所讲的人体电磁波,指形成水大分子团的氢键释放出的电磁波。这一电磁波的波长恰恰是9.34微米/频率10^{12}赫兹,并形成了人体电磁波的峰值。人体细胞膜上的水分子通道只有2纳米宽,只允许5~6个水分子形成的小分子团进入细胞。水分子能否出入细胞,是微循环正常与否的关键。在同频共振过程中,人体内大分子团水转换成小分子团水,进而改善心脏组织微循环。

在调理心脏缺血状况的同时,须同时了解肝脏和肾脏两个器官的状况。这是中医五行学说中不可忽视的能量协同关系。这也是一些客户调理心脏缺血成功后,出现反复的原因。

三、心脑血管健康管理项目实施

本项目将客户的心脑血管健康管理分为两部分。第一部分:康复方案 A,快速改善心脏组织微循环,解决广大客户的心脏和心脑血管健康的共性问题和共同需求。量子芯片对于快速改善心脑微循环障碍的效果非常明显。虽然改善微循环的效果是普遍现象,但效果大小因人而异、因此调理时间长短也因人而异。心脏微循环改善的后续效应则和身体整体状况有关。因此,有些客户需要全方位的个性化心脑血管健康管理。为解决这些客户的个性要求,我们设计了第二部分:个性化方案 B,"全方位心脑血管精准健康管理"。

以上多种技术的整合,总结在下表中:康复方案 A 和康复方案 B。康复方案 A 重点应用量子芯片同频共振技术快速"改善微循环"。康复方案 B 包括"全方位心脑血管精准健康管理方案"。

	康复方案 A:心脑血管健康的共性化管理(改善心脑组织微循环)	康复方案 B:个性化全方位心脑血管精准健康管理
检测技术	1. 经络能量诊断仪 2. CQSD 技术	1. 经络能量诊断仪 2. CQSD 心脏量子谱检测仪 3. 细胞能量检测与智能康复仪
康复技术	1. 量子芯片同频共振技术 2. 经络能量升压导平仪 3. 功能性营养素	1. 量子芯片同频共振技术 2. 经络升压导平仪 3. 细胞能量检测与智能康复仪 4. 石墨烯远红外光波房 5. 太赫兹仓 6. 四维磁场综合治疗仪 7. 功能性营养素

续表

	康复方案 A：心脑血管健康的共性化管理（改善心脑组织微循环）	康复方案 B：个性化全方位心脑血管精准健康管理
康复效果	1. 快速、安全、有效地改善心脏微循环和缺血状态 2. 改善人体经络能量状况 3. 消解动脉血管硬化斑块 4. 改善人体整体血液循环	1. 改善心脏组织微循环 2. 逆转心脏缺血和能量低下 3. 在细胞水平上，改善有关组织、器官的能量状况 4. 恢复人体经络能量 5. 消解动脉血管的硬化斑块和各种体内垃圾蛋白 6. 调节、补充体内营养

（一）心脑血管健康的共性化管理（康复方案 A）

心脏冠状动脉产生硬化斑块会导致血管狭窄。在血管发生狭窄的情况下，一旦血栓形成，就很容易产生血管阻塞和心肌梗死。另一方面，血管狭窄带来的长期慢性供血不足，心脏组织会因缺血而受损。心脏慢性供血不足，或心脏缺血的生理、病理基础则是心脏组织的微循环障碍。脑部组织因微循环障碍而长期缺血，是脑部病变（包括脑血管疾病）的基本原因。

微循环是微动脉与微静脉之间毛细血管中的血液循环，是循环系统中最基层的结构和功能单位。它包括微动脉、微静脉、毛细淋巴管和组织管道内的体液循环。人体每个器官、每个组织细胞均要由微循环提供氧气、养料，传递能量、交流信息，排除二氧化碳及代谢废物。微循环障碍的产生涉及多种因素，包括血液中过多的代谢杂质、血液中蛋白纤维过多、血液黏滞度太高、血液酸碱度偏酸、体内水大分子团堆积、矿物质缺少或失衡、经络能量偏低或失衡等。其中任何一项因素的改善均能改善微循环。不同人类个体之间的身体内环境是有差异的，但大分子团水的存在是不同个体微循环障碍的共同特点。将水大分子团变为小分子团，是改善微循环最基本的要求。本项目中的"量子芯片"是具高科技含量、改变大分子团水为小分子团水的特殊技术；而微循环的改善则是逆转心脏与其他组织、器官缺血的基础。

心脏组织和脑组织微循环被改善以后，细胞的代谢产物和血液中的杂质及多种有害物质被净化。细胞内的多种生物化学反应能够正常进行,老化的、呆滞的缺乏活力的血液改造成纯净的具有强有力免疫功能的血液。血液改善能够促进血管软化,促进全身器官功能改善。血液黏稠度降低使得血液流速加快,增强血液冲刷力,洁净血管壁,降低有害血脂和红细胞聚集性。心脏与脑组织缺血带来的多种代谢异常和血管病变,进入被逆转的良性循环。

(二)个性化全方位心脑血管精准健康管理方案(康复方案 B)

心脏缺血、心脑血管病变等健康问题,同属血管病变大课题。本方案根据客户的健康信息,从几个主要方面通过技术整合,逆转与多种慢性疾病相关的血管病变。下表介绍本方案涉及的健康问题、康复技术、康复标准等。整合这些医疗技术,就能够达到预期效果,改善人体心脏和整体血液循环与微循环、消解动脉血管内壁硬化斑块、提高人体经络(包括心经、心包经)的能量状态、恢复心脏供血和提高心脏功能、调节与修复心脏和其他器官的能量协调等。

人体心脏微循环障碍的快速改善,有助于快速逆转心脏功能异常。但是,心脏微循环障碍是人体整体出现的血液循环不良和微循环障碍的一个部分。快速改善心脏微循环,虽然有效,但并非心脏健康管理的全部。因此,在个性化全方位心脑血管精准健康管理方案中,我们采用了多种整体性技术,包括经络能量诊断仪器、CQSD 心脏缺血诊断等检测技术;也包括量子芯片技术、经络升压导平仪器、Life-system 生物能量检测与智能修复系统、功能性营养素、太赫兹仓、远红外光波房干预技术等。

这些技术的整合,不仅能够巩固改善心脏微循环的成果,而且能够从分子层面、细胞层面和整体层面上恢复心脏和人体整体自愈力。人体自愈力的恢复,不仅从物质层面上调节了人体新陈代谢的平衡,而且在能量层面上实现了能量调控的协同。

下面介绍全方位心脑血管精准健康管理的核心内容。

		第一阶段 (2个月)	第二阶段 (2个月)	第三阶段 (2个月)	第四阶段 (2个月)
健康问题	1.心脏缺血 2.心脑血管有粥样硬化斑块 3.血压高 4.血糖高 5.视力下降 6.血液黏稠度高 7.心经心包经异常	每1~2周对健康问题跟踪检测	每半个月对健康问题跟踪检测	每半个月对健康问题跟踪检测	每月对健康问题跟踪检测
检测技术	1.经络能量诊断仪 2.CQSD技术 3.细胞能量检测与智能康复仪 4.常规生理生化检测 5.功能医学检测	1.经络能量诊断:1次/周 2.CQSD技术:2次/周 3.细胞能量检测与智能康复仪:1次/2周 4.常规生理生化检测:1次/月 5.功能医学检测:根据需要	1.经络能量诊断:1次/周 2.CQSD技术:2次/周 3.细胞能量检测与智能康复仪:1次/2周 4.常规生理生化检测:1次/2月 5.功能医学检测:根据需要	1.经络能量诊断:1次/2周 2.CQSD技术:1次/周 3.细胞能量检测与智能康复仪:1次/3周 4.常规生理生化检测:1次/2月 5.功能医学检测:根据需要	1.经络能量诊断:1次/月 2.CQSD技术:1次/周 3.细胞能量检测与智能康复仪:1次/月 4.常规生理生化检测:1次/2月 5.功能医学检测:根据需要
康复技术	1.量子芯片技术 2.经络升压导平仪 3.细胞能量检测与智能康复仪 4.四维磁场综合治疗仪 5.功能性营养素	1.量子芯片技术:3次/日,30分钟/次 2.经络能量升压导平仪:1次/日 3.细胞能量检测与智能康复仪:2次/周 4.四维磁场综合治疗仪:3次/周 5.功能性营养素(酶):2片/日	1.量子芯片技术:3次/日,30分钟/次 2.经络能量升压导平仪:2次/周 3.细胞能量检测与智能康复仪:2次/周 4.四维磁场综合治疗仪:3次/周 5.功能性营养素(酶):2片/日	1.量子芯片技术:3次/日,30分钟/次 2.经络能量升压导平仪:2次/日 3.细胞能量检测与智能康复仪:1次/周 4.四维磁场综合治疗仪:2次/周 5.功能性营养素(酶):2片/日	1.量子芯片技术:3次/日,30分钟/次 2.经络能量升压导平仪:2次/日 3.细胞能量检测与智能康复仪:1次/周 4.四维磁场综合治疗仪:2次/周 5.功能性营养素(酶):2片/日

续表

		第一阶段 （2个月）	第二阶段 （2个月）	第三阶段 （2个月）	第四阶段 （2个月）
预期效果		1.心脏缺血状况得到改善 2.心经心包经能量恢复正常 3.血液黏稠度正常 4.血糖正常 5.视力得到提高	1.心脏缺血状况得到明显改善 2.心经心包经能量恢复正常 3.血液黏稠度正常 4.血管性血压高改善 5.血糖正常 6.视力明显恢复 7.动脉血管硬化斑块出现逆转	1.心脏缺血状况得到明显改善 2.心经心包经能量正常 3.血液黏稠度正常 4.血管性血压高明显改善 5.血糖正常 6.视力明显恢复 7.动脉血管硬化斑块出现明显逆转	1.心脏不存在缺血状况 2.心经心包经能量正常 3.血液黏稠度正常 4.血压正常 5.血糖正常 6.视力恢复正常 7.动脉血管硬化斑块出现明显逆转至消除 8.肝经、肾经能量正常

脑部疾病帕金森的预防和治疗

一、帕金森脑部疾病及产生原因

中国 65 岁以上的老年人口中,大约有 1.7% 的人患有帕金森病。目前,中国罹患该病的约为 200 万人,占到世界 400 万患者中的 50%。虽然帕金森病的治疗已取得明显进展,但这一常见神经变性疾病的发病机制复杂,病因还不十分明了,现有治疗手段亦无法根治该病。随着城市人口老龄化比重不断升高,未来几年中国城市人口帕金森病防治的形势十分严峻。

帕金森病是一种常见于中老年的神经系统变性疾病,多在 60 岁以后发病。主要表现为患者动作缓慢,手脚或身体的其他部分震颤,身体失去了柔软性,变得僵硬。帕金森的病因迄今仍不清楚。目前的研究倾向于与年龄老化、遗传易感性和环境毒素的接触等综合因素有关。

流行病学调查结果发现,帕金森病的患病率存在地区和职业的明显差异。国际医学界认为,环境(包括职业环境)中可能存在一些有毒的物质,损伤了大脑的神经元。人体毒素堆积主要有两大原因:一是毒素本身摄入过多;二是人体某些器官功能异常,不能及时将毒素排出。这从职业危险的发现中可以作出判断:农民接触杀虫剂,焊接工接触锰气体,他们患帕金森症的平均概率更高;理发师更容易得阿尔茨海默症(老年痴呆),因为常接触染发剂和烫发剂。新车的内饰、塑料和车漆等气体,可能会让你感觉到头晕、恶心或喉咙刺痛,这是因为有害物质被吸入。帕金森并非单一因素所致,可能有多种因素参与。遗传因素可使患病易感性增加,但只有在环境因素及年龄老化的共同作用下,通过氧化应激、线粒体功能衰竭及其他因素等机制才导致黑质多巴胺能神经元大量变性并导致发病。脑中制造单氧氧化酶(dopamine)的细胞丧失,是造成帕金森氏症的主因,一旦丧失程度达到80%时,就会开始出现一些症状。

药物是引起帕金森综合征较为常见的原因之一,某些可以阻断突触后多巴胺受体或导致多巴胺耗竭的药率呈逐年上升趋势,药物性帕金森综合征约占帕金森综合征的13%。下面介绍可诱发帕金森综合征的临床常用药物。

1. 抗精神病药:如氯丙嗪、奋乃静、氟奋乃静、氟哌啶醇、硫必利、舒必利等。若过量或持续使用,均可引起此病。这主要是因为它们干扰了多巴胺传递信息的途径,并破坏了多巴胺与乙酰胆碱的平衡关系。

2. 脑血管扩张药:如桂利嗪、氟桂利嗪等。老年患者长期服用后,约有20%罹患帕金森综合征。若有中风史者,服用上述药物后,帕金森综合征发生率可高达50%。

3. 降血压药:如甲基多巴的生理代谢产物,会影响多巴胺合成酶的活性;又如利舍平可影响多巴胺的吸收与贮存。它们会使体内多巴胺的含量不足或缺乏而致病,故不宜长期使用。

4. 镇静药:如长期用舒乐安定(艾司唑仑)、舒必利等,皆可诱发本病。

5. 抗胃肠溃疡病药:有报道称患者服用甲氰咪胍(西咪替丁)常规剂量,6日后出现乏力、头昏、两手抖动,第七日又出现双下肢抖动、不自主地摇头、颜面呆滞、发音不清、四肢张力增加,经停药治疗后才恢复正常。

6. 胃肠动力药:如甲氧氯普胺也会影响多巴胺发挥作用,而易导致此病。

医学观察研究表明,药物导致的震颤麻痹综合征特点如下:老年人多,女性多于男性。从服药到发病,短者数日、数周,长者1~2年,以3~5个月最多,且发展迅速,有时伴有精神抑郁、焦虑等症状。一旦发生此病,通常应立即停药。停药后,多数患者在数周内症状会减轻,1~4个月后症状可完全消失,但时间长者有时需要一年才可恢复正常。

环境污染物和药物引发帕金森脑部疾病的机理虽然尚无最后定论,但这些有害化合物在肝脏的解毒过程中会产生大量的自由基,已是科技界和医学界的定论。自由基是人体内多种器官、组织和细胞发生病变的重要原因,包括多种脑部疾病。因此,在预防帕金森的各种措施中,抗自由基氧化是一项关键考虑。

二、抗氧化预防帕金森

抗氧化具有广谱性的健康意义。自由基是带有不配对电子的化学基团或分子,具有使其他物质被氧化的能力。其他物质失去电子也就是被氧化。现代文明所带来的环境污染日益严重,各种有害的化合物通过食物和水进入人体。人体内自由基肆虐的机会因此大大增加。80%～90%的中老年人发生的慢性疾病都与自由基有关。自由基是引起衰老的巨大力量。每个细胞的遗传物质 DNA 每天受到约数万次自由基的攻击。人体内每天都有几千个细胞发生病变。体内抗氧化酶类、免疫细胞等防御系统可主动消除大约99%自由基产生的损害。但体内的防御系统功能随年龄的增长而减弱。每天体内都会新增数以千计的难以修复的损伤。这些损伤加速机体衰败的过程,增加患病和死亡的机会。

人体用于抗氧化的武器有两大方面:一是自源性抗氧化酶,二是从食物中摄取的天然抗氧化物。酶系统是人体重要的自源性抗氧化防御体系,如超氧化物歧化酶、过氧化氢酶、谷胱甘肽过氧化物酶等都能有效地清除氧自由基。超氧化物歧化酶是消除过超氧阴离子自由基的酶;谷胱甘肽过氧化酶是消除过氧化氢和羟自由基的酶。过氧化氢酶将会损害细胞的过氧化氢催化并分解成为水跟分子氧(O_2),让细胞不会受到过氧化氢的毒害。植物化学素是天然抗氧化物的重要组成部分。天然抗氧化物包括几方面的物质:基本抗氧化维生素(C、E 和 β - 胡萝卜素),存在于各种维生素含量丰富的蔬菜、水果中。抗氧化矿物质,如硒、锌、铜、锰、铁等。天然抗氧化功能性营养素,存在于各种食物中。

基本抗氧化维生素包括维生素 C、维生素 E 和 β - 胡萝卜素。维生素 C 能够治疗坏血病并且具有酸性,所以称作抗坏血酸。对人体的功能主要是维持血管、肌肉、骨骼牙齿等器官的正常功能。尤其能增强毛细血管的弹性,预防出血。维生素 C 还可增加机体对多种传染病的抵抗力,促进伤口的愈合,加速结缔组织的生成。在柠檬汁、绿色植物及番茄中含量很高。只有新鲜的蔬菜、水果或生拌菜才是维生素 C 的丰富来源。维生素 C 是水溶性的,帮助维生素 E 完成氧化还原反应,提高人体灭菌能力和解毒能力。维生素 E,又名生育酚,是一种脂溶性维生素,主要存在于蔬菜、豆类之中,在麦胚油中含量最丰富。维生素 E 易于氧化,故能保护其他易被氧化的物质(如维生素 A 及不饱和脂肪酸等)不被破坏。食物中维生素 E 主要在体内小肠上部吸收,在血液中主要由 β - 脂蛋白携带,运输至各组织。对人体的主要功能为消除自由基、清除体内的"过氧化脂质"、消除体内的"脂褐素",从而延缓机体的衰老过程。β - 胡萝卜素是维生素 A 的前体。β - 胡萝卜素能清除自由基或活性氧,可使氧自由基活性丧失并减轻其氧化损伤作用,保护遗传物质 DNA。维生素 A 对人体的作用主要为维持各种上皮细胞的生长,促进"视紫质"的再生,预防夜盲症及角膜软化症,增强对传染病的抵抗力。维生素 A 能捕获单线态氧、羟自由基、脂质过氧化自由基,从而保护 DNA 免受氧化物的攻击。

抗氧化矿物质对人体内抗氧化酶功能的增强起着重要作用。因为抗氧化酶需要这些矿物质才能形成三维结构,才能获得酶的活性。例如,硒是谷胱甘肽过氧化物酶的组成部分,对体内自由基和氧化脂质的清除起着重要作用。适当补硒可使 SOD、GSH - Px 的活性升高,从而增加细胞抗氧化能力。硒还可以拮抗砷、镉、汞等有毒成分对机体的损伤,通过其抗氧化作用来抑制肿瘤的发生和发展。锌作为核酸修复酶的成分,可修复受损的 DNA,还可诱导金属硫蛋白(MT)合成来保护 DNA 免受氧化损伤。超氧化物歧化酶必须在锰离子的催化下才能发挥作用。铜是体内含铜蛋白和铜锌超氧化物歧化酶(Cu - Zn - SOD)的构成成分,参与清除羟自由基和过氧化氢。如果体内缺铜,SOD 的活性就会下降,影响抗氧化能力。

天然抗氧化功能性营养素是可以预防人体内发生氧化作用的各类天然化合物。它们存在于各类蔬菜和水果中。如,蔬菜中的藕、姜、油菜、豇豆、芋头、大蒜、菠菜、甜椒、豆角、西兰花、青毛豆、大葱、白萝卜、香菜、胡萝卜、卷心菜、土豆、韭菜、洋葱、西红柿、茄子、黄瓜、菜花、大白菜、豌豆、蘑菇、冬瓜、丝瓜、蒜薹、莴苣、绿豆芽、韭黄、南瓜、芹菜、山药、生菜等。又如,各种水果,包括山楂、冬枣、番石榴、猕猴桃、桑葚、草莓、石榴、柑类、橙子、柠檬、樱桃、龙眼、菠萝、苹果、菠萝、香蕉、李子、荔枝、金橘、玫瑰葡萄、柚子、 果、桃、杏子、哈密瓜、梨、西瓜、柿子等。

这些食物中除了含有多种维生素和矿物质外,还含有多种天然抗氧化物;主要包括类黄酮和类胡萝卜素化合物。根据化学结构,类黄酮可分成几类,最常见的有黄酮醇(Flavonols)、黄酮(Flavones)、黄烷酮(Flavanones)、黄烷醇(Flavanols)即儿茶素(Catechins)、花色素苷(Anthocyanidin)、异黄酮(Isoflavones)等。类胡萝卜素包括 β - 类胡萝卜素(β - Carotene)、番茄红素(Lycopene)、叶黄素(Lutein)与玉米黄素(Zeaxanthin)等。此外,还有引朵类化合物等。天然抗氧化物的特点是:由于其分子结构的特异性,提供电子给自由基后,自身不变成自由基。这就阻断了自由基在人体内的连锁反应和由此产生的各种危害。因此,天然抗氧化物是能消除自由基,或抑制自由基活动的物质。它们防止细胞膜中多元不饱和脂质被氧化、中和自由基的产生、减少自由基的产生、帮助体内抗氧化酶的生成;强化人体组织功能、增加人体免疫力、增强新陈代谢功能、降低患癌症概率、强化淋巴组织功能。

黑木耳是值得推荐的食品。每克黑木耳的 SOD 活性酶含有量高达 35000 单位,是姬松茸的 23 倍、猴头菇的 25 倍、灰树花的 31 倍、灵芝的 55.6 倍、桑黄的 318 倍、蔬菜汁的 175 倍、菠菜的 250 倍。黑木耳还富含其他抗氧化功能的维生素、矿物质等营养成分及微量元素 215 种之多。对几十种动物的研究表明,氧代谢率低、抗氧化能力强的动物,不易氧化,不易生病,而且寿命最长。SOD 活性酶含量的多少与寿命长短直接相关。2009 年,美国《时代杂志》也报道了备受推崇的抗氧化食物番茄、菠菜、坚果、花椰菜、燕麦、鲑鱼、大蒜、蓝莓、绿茶、红酒等。

三、标靶同频共振技术与逆转帕金森疾病

目前,国际范围内治疗帕金森疾病的方法和手段,主要以药物为主,包括左旋多巴等。左旋多巴是多巴胺的代谢前体,可以通过血脑屏障,进入基底节后经脱羧而成多巴胺,起着补充多巴胺神经递质缺乏的作用。

进入 21 世纪以来,国际国内众多医疗机构联合使用神经生长因子(NGF)和神经节苷脂(GM)用于帕金森治疗。神经生长因子(NGF)可促使脑神经再生,并因此获得第 86 届诺贝尔生理学和医学奖。神经节苷脂(GM)能够修复受损的多巴胺神经元,成为治疗帕金森的有效方法。同时,一些新的方法也在临床中使用。例如:深部脑刺激手术借由电流控制,调节脑内不正常的活动讯息,以达到运动症状的控制,效果相当显著。干细胞移植疗法也正在被用于治疗帕金森疾病。胚胎神经干细胞、骨髓间充质干细胞、脂肪间充质干细胞等能够替代补充外伤或病变导致的神经元和胶质细胞,促进神经环路重建。将外源目的基因高效导入靶细胞也正在成为基因治疗的新手段。中医药界利用高纯度多种天然生物提取物有效成分,直接针对神经细胞发挥作用,取得可喜进展。这些天然化合物能够促进脑细胞的

修复和再生,双向调节脑神经系统,解决神经传导受阻的问题。

本文介绍一种新的干预手段:标靶同频共振逆转帕金森疾病。美国 HolyLife 研究所发现:人体是一个多元、多层结构。声、光、电、讯息、意识等都会对它起作用。当这些因素作用于人体时,体内会出现具有特定区块性的同频共振,故称为"标靶共振图像"。特定区块会因共振获得足够大的能量,引发调理按摩及促进血液循环的"标靶共振效应"。

应用这一原理,使用矿物质、维生素、天然化合物和食物的优化组合,能够使多种慢性疾病得到康复。6 个月以上的脑卒中症状,能够得到相当改善,摆脱永久残障状态。对于帕金森患者,短短六周便能够改善帕金森症状达 15%(UPDRS 评分)。由于标靶共振效应既有标靶区的针对性又具整体平衡性,因此医治上相当直观,只要标靶区能涵盖症状部位或需调理之部位,即有一定疗效且不用担心副作用。针对脑科疾病,HoloLife 研究所将功能性核磁共振影像(fMRI)所发现的脑中异常区块,设成标靶共振区予以康复处理。这使我们有机会为康复帕金森等脑部慢性疾病取得临床突破。标靶共振技术虽然还处于深入研究与技术完善阶段,但迄今取得的成果必然成为未来医学的亮点。

小结

本文提出抗氧化预防帕金森疾病和标靶共振技术康复帕金森症状。从预防入手,有望减少帕金森疾病的发生概率。对于现有的帕金森患者,标靶共振技术有望作为一种新手段,帮助众多患者得到康复。

慢病康复的优化平台——森林康养

一、维护人体健康的核心问题是恢复自愈力

20 世纪中叶以来,以代谢综合征为主因的各种慢性疾病,逐渐成为严重危害人类健康的主要威胁。在人类社会疾病谱发生改变的今天,主流医学表现得力不从心。高血压、糖尿病、心脑血管疾病、肿瘤与癌症、老年痴呆症等慢性疾病无法治愈。当下,美国民众慢病死亡占据总死亡人数的 75%,而中国民众慢病死亡人数已接近总死亡人数的 90%。

在愈演愈烈的健康危机面前,主流医学遇到了瓶颈;长期以来在慢性疾病面前无法取得突破。与此同时,生命科学的迅猛发展,从另一方面促进了主流医学的更新。近 30 年来,发达国家的主流医学在物质、能量和信息三大层面上,都有了新的进展。生命科学的进展要求我们以整体观、平衡观和全息观来认识人体的生命活动,维护我们的健康。

美国第十七任首席医师理查德 Richard H. Carmona,(M. D.,M. P. H.,FACS)在 2007 年公开评论:美国的疾病医学已经失败,我们必须用健康医学来维护健康,预防和逆转慢性疾病。健康医学与中医治未病的理念一致。越来越多的人认同这一理念:医学的目的不是治病,而是恢复人体自愈力。

二、健康人体对内外环境的需要

人体内部新陈代谢的动态平衡决定人体健康。调节这一动态平衡的机制则是人体自愈力,也就是自平衡与自修复机制。然而,这一切必须在一个良好的内部环

境中进行,包括体内的水分、温度、矿物质、酸碱度、营养物质的量和比例等等。人体的遗传结构决定了生理活动的程序和内容。错误的生活方式和饮食习惯导致新陈代谢失衡,人体逐步走向亚健康与慢性疾病。营养学、营养医学和功能医学在分子层面上研究并解决人体由于营养缺失或失衡而产生的健康问题。

例如:人体需要七种基本的营养成分,包括碳水化合物、脂肪、蛋白质、水、矿物质、维生素和膳食纤维。这些营养物质的缺失与失衡会导致亚健康和慢性疾病。蛋白质的过度摄取与动脉血管硬化直接相关。构成蛋白质分子的有蛋氨酸,蛋氨酸的代谢产物同型半胱氨酸能够诱发血管壁增厚。但如果摄取足够量的 B_6、B_{12} 或叶酸,就能够将同型半胱氨酸转化成无毒性的物质。这是营养医学、功能医学重要性的典型例证。

人体健康还需要来自人体外部的环境条件。太阳光可以被分解成一系列不同频谱的电磁波,包括:紫外线、可见光波、红外线等。从紫外线到可见光到红外线,这些电磁波对人体的生命活动具有重要意义。例如:紫外线使人体皮肤下的胆固醇转化为维生素 D,经肝脏和肾脏两次加工后变成具有活性的维生素 D_3。维生素 D_3 能够激活免疫细胞,能够增强肠道细胞对钙的吸收,参与一系列的人体内部生物化学反应。再如:波长 4~14 微米的远红外线,被称为生命光波;远红外线的照射能够激活人体细胞多种活性,恢复细胞与组织的自修复机制。

扩大到地球的生物圈,生物圈内的光、电、风、水分、温度、湿度等因素,形成了中医所讲的"六气":风、寒、暑、湿、燥、火,其太过或不及均会导致人体发生外感性疾病,中医学把致病的六气称为"六淫"。再扩大到宇观水平,以地球赤道平面为参照体系。地球周围的宇宙空间中有二十八个星系团,俗称二十八宿。其间存在五条能量通道。《黄帝内经·素问·五运行大论》说:"丹天之气,经于牛女戊分;黅天之气,经于心尾己分;苍天之气,经于危室柳鬼;素天之气,经于亢氐昴毕;玄天之气,经于张翼娄胃。所谓戊己分者,奎壁角轸,则天之门户也。夫候之所始,道之所生,不可不通也。"这就是中医的五运六气学说所讲的大"五运"。这五条能量通道,扫过包括太阳系,当然也包括了人类所在的地球。这五条能量通道分别代表不同的能量特征,用木、火、土、金、水来表述。另有太阳系的木星、火星、土星、金星、水星五大行星,释放出来的对地球产生的能量影响,构成小"五运",也以木、火、土、金、水来表述。再加上太阳与月球的影响,谓之"七政"。这些来自人体外部的能量通过人体经络,比光子、电子更微观的暗能量进入人体,形成人体经络能量(经络电压),参与对人体新陈代谢的调控。

太阳光释放出的能量,包含了波长在 3～1000 微米波段的太赫兹波(1 太赫兹 $=10^{12}$ 赫兹)。太阳系的五大行星和月球都释放出一定频率的太赫兹波。宇宙间的星系释放出来的能量,经过传输到达地球。其中一部分转化成太赫兹波。这些电磁波的量和比例,以"太过"和"不及"的方式,影响着地球上的生命体。中医所讲的"子午流注",便是人体以一定的时间顺序,通过经络接受来自地球生物圈、太阳系和宇宙的能量。人体十二条主要经络,均有电压存在。健康人体每条经络存在 1000～1620 毫伏的电压。如果人体经络电压低于 1000 毫伏,人体左右同名电压之压差大于 70 毫伏,相关脏器就有健康问题。

三、森林环境拥有什么样的健康生态资源

森林康养是在森林生态环境中开展慢性疾病的疗养。慢病疗养可以在不同场所开展。在森林中从事疗养有何优越性? 迄今为止,医学界、医疗界和林学界对森林生态条件的优越性,有大量调查和论述。然而,森林生态调查的数据,主要聚焦在丰富的氧气、高水平的负离子(包括负氧离子)、森林植被中蕴藏着大量道地的中药药材、森林中存在多种植物精气等等。这些事实、数据和论述如汗牛充栋。

本文特别提出:森林不仅因提供对人体健康有益的氧气、负离子和植物精气,被誉为氧吧、负离子吧和植物精气吧;森林也是包括太赫兹波在内、特别是远红外线的能量仓,更是天人合一的信息库。本文作者简单搜索了互联网数据,就发现:现有的森林遥感数据库中,已经存在森林释放的多种红外、远红外电磁波的数据。这些数据,长期被用于分析森林林木种类(针叶林、阔叶林、混合林)、预测林木生长趋势、预测森林病虫害情况等等。我们现在还了解到:森林释放的能量——太赫兹电磁波对人体健康非常重要。

生命科学的发展,已经超越了对构成生命体的物质层面之了解。任何生命体都是物质、能量和信息的三位一体。人类生命体不仅有物质的运动,也有能量和信息层面的运行规律。仅"能量"这一概念就有多种含义。

细胞内的线粒体是制造 ATP 的工厂。ATP 被视为能量货币,ATP 释放一个磷

酸根变成 ADP，ADP 再释放一个硫酸根变成 AMP。每释放一个硫酸根，就有能量被释放出来，被用于细胞内的生物化学反应。这是细胞层面的人体能量。

我们的研究发现：人体经络上运行的"气"，就是生物电流。有电流，就有了可以被检测出来的电压。我们的专家研发的经络能量检测治疗仪，能够准确地测定人体经络的电压，成为数字化中医的开路先锋。经络之气也是一种人体能量。

人体是电磁场的载体，人体的生命活动，通过释放的电磁波与外界进行交流。有害的外界环境能量（电磁波）场，对人体健康起着破坏作用。对人体有益的外源电磁波，有助于人体健康。红外线、远红外线频谱就是人体能量之表现形式。

森林提供的红外、远红外线电磁波和太赫兹波所形成的能量场，对于人体健康之意义是不言而喻的。仅从几份已经公开发表的森林遥感报告，我们发现森林释放的电磁波频谱与人体释放的电磁波频谱，很多都落在红外线波段。这个事实告诉我们什么？

我们的专家团队发现：人体与归十二条经络的 105 种中药粉末释放出具有巨大重叠性的电磁波频谱。在电脑屏幕上可以下载许多种电磁波图形。专家团队进一步研发了一种能量仓。在这个能量仓里，将 105 种归十二条经络的中药磨成粉末混合在一起。粉末置放在中空的小容器中。能量仓外层的内壁固定了 90 个这样的小容器。小容器外部缠有线圈，用于放大中药粉末释放出的电磁场之能量场强度。在能量仓内，人体与中草药释放出的电磁波频谱同频共振。其结果是：人体多种慢性疾病能够被逆转康复。

105 种中药释放出来的电磁波频谱与森林中存在的电磁波频谱是可比较的。可以说，森林就是放大的能量仓。在森林康养基地中，将能量仓仪器与森林的大能量仓相结合，会产生更大更好的健康效应和康复效果。

森林的环境还提供了一个天然的人类健康信息库。我们熟知的负氧离子，是森林生态对人体健康有益的重要指标。医学和健康界对负离子的了解，目前还停留在物质层面上。检测负氧离子水平的仪器告诉我们不同环境中的负离子水平是多少；有趣的是，这个数字反映的不仅是每立方米空气中有多少个负氧离子，而且反映了伴随负氧离子所产生的能量特性：扰场能量强度。扰场是电子自旋被甩出的能量，是一种比电子更微观的物质。扰场是从暗能量（等微子）演化成电磁波的前体，能够补充人体的能量。扰场已经涉及信息范畴。森林提供了对人体健康至为关键的健康信息库。

四、中医药的本质特征：能量信息医学

中华民族的振兴必然伴随着中国优秀传统文化的振兴。中国传统文化"源于易、藏于道、显于医"。中医药不仅要在中国振兴，而且要走向世界。在"一带一路"的倡导中，中医药的有效性和科学性必须展现出来。

森林康养基地和平台的建立，将有力地推动中医药的振兴和乡村振兴。长期以来，中医药的科学性一直难以与现代医学和现代科学对接。我们专家团队的研究成果和临床效果证明：能量信息医学是中医药的本质特征。

我们在研究中，根据中医的药物归经原理，选配归入人体 12 条经络 105 种中药植物。惊人的发现是：这些归经的中药混合物释放出的电磁波谱中，与人体释放出的电磁波频谱有巨大的重叠性。在我们设计的能量仓内，中药释放出的电磁波产生的量子医学效应经放大，仓内的能量场强度是人体能量场强度的若干倍。人体在能量仓内接受全息、全方位的调理，从而综合性地改变了人体内环境和增强了人体免疫功能。中药方剂中的草药释放出的电磁波频谱，在能量仓内与人体释放出的电磁波频谱之间发生同频共振，使人体自愈力得以恢复，多种慢病得到康复。

患者在治疗期间和在能量仓内，不需要摄入中药汤，也没有外敷在皮肤表面通过渗透给药。也就是说，没有草药中的任何化学成分进入人体内。这一发现揭示：方剂治病不是靠草药中的化学成分，而是草药带有的电磁波频谱。中医的六大技术砭石、针、灸、导引、按跷和方剂，解决的是人体能量状态问题。中医的六大学说（运气学说、阴阳学说、五行学说、经络学说、藏象学术和卫气营血学说）更加是在能量方面做文章。中医的辨证是发现人体能量状态的失衡。中医的治疗是为了达到：气机升降、阴平阳秘。方剂君臣佐使配伍，配的是电磁波的频谱。

基于这些发现和临床效果，我们有理由和证据说：中药方剂治病是能量层面的机理在起作用。上述已经发现的草药电磁波频谱，属于红外/远红外电磁波（频率为 $10^5 \sim 10^{14}$ 赫兹），与人体释放的相同频谱的电磁波会产生同频共振。

相同频谱的能量波之间会发生同频共振。这是宇宙间无须证实的公理，也是人体生命活动的规律。人体释放的红外/远红外频谱与森林中蕴藏的红外/远红外

线能量相同。森林能量为补充、矫正和平衡人体能量,起着重要作用。远红外能量场对于调节人体能量平衡的特殊效果,使得森林康养具有其他场所无可比拟的优势。可以预言,森林康养基地和平台将成为新时代中医振兴的孵化器和慢病康复的优化平台。

五、自然医学是现代的健康医学

当前的主流医学在过去的历史中,曾经为人类的健康做过重要贡献,特别是对于传染性疾病的治疗方面。但是,人类社会的疾病谱已经发生了改变。在慢性疾病面前,主流医学遇到了瓶颈。

近几十年来,生命科学突飞猛进的发展为主流医学开辟了新的道路。作为生命科学的应用领域,西方医学产生了不少新的流派,分别在物质、能量和信息领域出现了百花齐放的创新局面。在物质层面,以分子医学为代表,包括功能医学、抗衰老医学和自然疗法医学等,为慢病的预防、干预和康复开创了许多有效途径。在能量层面,以量子医学为代表,包括远红外医学、太赫兹医学等。深入研究人体的能量状态(失衡与缺失等)与慢性疾病的关系,开拓了崭新的能量医学领域。在信息层面,以信息医学为代表,包括意念治疗和信息远程传输等,在生命科学的制高点上,引领着未来医学的发展。分子医学、量子医学和信息医学,共同构建了现代自然医学。自然医学以标本兼治为特征,以回归自然为理念,以恢复人体自愈力为目标,打破了常规医学的一个个禁区,在慢病康复领域取得了骄人成果。

直至量子医学产生,西方医学与中医药长期无法对话。今天,我们欣喜地看到:能量信息医学与中华古中医学殊途同归。但是,自然医学中的量子医学和信息医学还是小青年,而中国的古中医学则是成熟的壮年。正如钱学森先生曾经说过:未来医学的发展,是西医向中医靠拢。

自然医学是在生命科学的基础上,发展起来的西方医学前沿领域。西方医学作为一种对抗性医学,长期以来缺少自身的理论体系,缺少作为一门生命科学的应用科学必须有的医学理论体系。在半个多世纪的大量研究和临床实践基础上,自然医学从生命科学的本质出发,在整体、系统、器官、细胞、分子和量子水平上,发现了多种慢性疾病产生和发展的机理,揭示了在物质、能量和信息层面上逆转慢性疾病的机制。

人体自稳定调控系统的生物控制论,就是一种代表性的系统理论。其核心内容包括人类生命体在物质、能量和信息三个层面上的规律:以神经系统为主导的生物化学调控机制;以人体能量场(包括电磁场)为背景的能量波标靶同频共振机制;以意识调控为核心的生命信息调控机制。这些机制源于对慢性疾病产生和发展过程中人体代谢功能异常和器质性病变表象的分析和抽象。这些规律对于指导慢性疾病的逆转康复具有临床意义。

物质、能量和信息三个层面上的生命活动规律,决定了人体新陈代谢的动态平衡,也决定了人体代谢的自调控机制。人类生命体,作为一个复杂的生物巨系统,具有与生俱来的自我反馈调控能力,也就是人体自愈力:人体新陈代谢的自平衡机制和自修复机制。医学的目的正是为了维系人体自愈力。自然医学是对常规西方医学的扬弃;人体自稳定调控系统的生物控制论 是对常规西方医学对抗性理念的扬弃。医学必须也必然会回归到他的原点:医学的目的,不是所谓的"治病",而是恢复人体自愈力。

在大健康产业蓬勃发展的今天,自然医学与中华古中医学的整合,为战胜慢性疾病带来了新的希望。

六、森林康养是慢病康复的优化平台

在森林环境中实施慢性疾病的康复疗养,是森林康养的内涵。森林康养平台整合了三个要素:森林环境对人体健康有益的物质、能量和信息优势;中华古中医学的理论和技术;自然医学的理论体系和物质、能量、信息三方面的技术、产品和仪器。借此,我们能够打造一个慢性疾病疗养康复的优化平台,造福民众、造福社会。

森林旅游、养生度假和森林康养三大类型的森林健康服务项目,在森林康养基地上将成为互补的内容。自然医学与古中医学相整合的技术优势,可以通过慢病康复和亚健康调理的项目,在不同康养基地实施,构成为民众服务的立体模式。

对于以旅游养生为主的项目,可以通过"人体健康三通项目"来开展。在旅游过程中游客无须花费太多时间逗留。此项目内容如下:人体健康的基本三要素包括肠道通、血管通和经络通。几种功能性营养素和一套两台经络能量诊断治疗仪器,就能够启动。功能性营养素包括:调节肠道菌群比例的益生菌/酵素和橄榄叶提取物;消解动脉血管硬化斑块的蚕丝蛋白消解酶等。仪器包括:经络能量诊断仪和升压导平仪。这些项目在森林康养健康服务中心便可实施。

对于以慢病康复为主的森林康养,可以运用更多的整合技术。如,糖尿病康复项目、肿瘤与癌症康复项目、心脑血管健康项目等。这些项目需要客户在基地接受一段时间康复治疗。完成这些项目需要医疗机构和森林康养健康管理中心相结合,也需要更多必需的仪器设备,以达到远程治疗的效果。

为完成森林康养的项目,我们需要通过培训,培养一批能够胜任森林康养工作的森林康养师。培训对象包括森林康养基地的管理人员、一般技术从业人员和森林康养师。培训的内容和教材,涵盖自然医学的分子医学、量子医学和信息医学,以及中华古中医学的理论体系与实施技术。

我们坚信:整合自然医学与中华古中医学的理论与技术,森林环境提供的物质、能量和信息资源,将造就一个中国特色的森林康养平台,为战胜慢性疾病,为中华文明的崛起,造福中华民族,并惠及全人类。

跋

面对慢性疾病的肆虐成灾,人们在思考其原因。我们的生活方式出现了许多问题;我们的医学、医疗体制和制药业也存在着不少问题。慢性疾病如何解决? 本文集从西医创新和中医振兴两方面阐述了个人的观点。

中国医学的进步和健康产业的发展,需要政府的宏观指导、政策支持和规范管理。但在技术层面上,中国的医疗系统和广大的医务工作者承担着创新医学与整合医疗资源的责任。医疗改革正在推动医疗资源的有效和优化配置,但医疗改革需要医学变革与之同步与配套。没有医学创新的医疗改革是"跛子"。医疗改革的压力,不仅来自于医疗资源和体制方面,更来源于医疗技术的落后和误用。没有医学的创新,医疗改革会新瓶装旧酒。

针对慢性疾病问题,有人说,医被药绑架了,制药业为什么不能够提供有用有效的药物? 也有人说,现在中药药材出了大问题。道地药材越来越少,到处是栽培出来的药材。这样的药材怎能够治病? 这些观点都有道理,但都不全面。整个西医医学医疗系统不能够解决慢性疾病,是医学还原论和对抗性治疗的思路有问题。西药制药业出不了能够治疗慢性疾病的好药,是因为西医的治疗思路的误导,也因为制药业不愿意从天然化合物中获取有效药物。天然化合物没有专利保护,难以获取暴利。中医院校培养出来的中医生多数不能够治病(主要指慢性疾病),是因为教材和传承方式有问题。按照西医的模式编写的教材如何培养能够治病的中医医生?

发达国家的西医,如美国的西医已经或正在醒悟。经过几十年的折腾,产生了自然医学。利用天然化合物和标本兼治,成为自然医学的一个特色。西医的创新催生了物质层面的分子医学,包括营养医学、功能医学、抗衰老医学等新的流派,并成为西方医学与时俱进的旗帜。同时,能量医学、量子医学蓄势待发;信息医学跃跃欲试。当西方医学的前沿领域量子医学和信息医学进入人们的视野时,西方医学开始向中华古中医学靠拢。

中国的中医发出"寻回中医丢失的元神"之呐喊。中医的灵魂和元神是什么?五运六气、阴阳五行、天干地支、经络藏象、卫气营血也。总而言之,能量信息也。中医理论有六大学说:运气学说、阴阳学说、五行学说、经络学说、藏象学说、卫气营血学说。前三大学说讲的是宇宙能量对人体的影响。后三大学说讲的是人体内部经络与藏象系统的能量状态及其对健康的影响。民国晚期的彭子益,追随清初中医大家黄元御的医学思想,著有《圆运动的古中医学》《唯物论的系统医学》等中医经典,其著作以《四旨心源》为代表。医易自古相通。易经来源于河图洛书,中医自然与河图洛书相通。中医与河图洛书的关系其实就是宇宙天体运行、气象变化对人体阴阳平衡、健康与疾病的影响之关系。

中医的六大基本技术(简称"六艺")包括砭石、针、灸、导引、按跷和方剂。总体上讲的是如何疏通经络,以达到气机升降、阴平阳秘和五行调和。中医六艺中的前五种技术,旨在疏通经络。六艺中的方剂,是最后被完善的,也是最具中医理论代表性的技术。

对于各种草药,要根据草药的四气(温、热、寒、凉)、五味(苦、酸、甘、辛、咸)决定其药物归经,还要考虑药物的君臣佐使配伍。中医使用方剂,讲究辨证论治。张仲景时代提出的"六经辨证"是中医辨证的指导思想。先要根据病人的生辰八字和五运六气、天干地支的推算,明确病人的先天弱脏,再根据当下的"运、气",明确宇宙能量对病人脏器的影响。通过"四诊"确定病人出现健康问题的主要经络和脏器。经络能量的调节,需要根据"子午流注"时间顺序,找到最佳时间。还要根据脏器的"五行相生相克"关系,明确产生"生、克"关系的两个脏器,决定"补、泻"对象。这样,空间、时间和能量都在病人身上表现出来。

草药、方剂治病,是通过什么途径达到疏通经络和调和五行的?从技术上看,其机理有别于其他五种技术。从理论上看,方剂治病是阐明中医科学性的关键。沈存正先生的研究打开了一扇门:草药释放出来的电磁波与人体电磁波同频共振,能够实现气机升降、阴平阳秘;经络疏通、五行调和。不仅如此,方剂治病的机理还是同气相求、天人合一、神系共振的中间环节。正是电磁波同频共振的机理,令现代西方的量子医学和信息医学在中华古中医学面前顶礼膜拜。

上述中医的理论和技术,都是在能量信息层面上维护人体健康。在振兴中医的征途上,现代中医应该回归到中华古中医学,而不是削足适履,用化学医学阉割中医的灵魂。

整合技术资源,战胜慢性疾病带来的健康危机,是医学、医疗领域的当务之急。在本书出版之际,笔者引用2009年写的一首自由体诗作为《跋》的结尾,以表心迹:

大鹏扶摇飞万里,花甲归来走三江。

看苍茫九州,有病魔猖獗。

阻流窜祸水,助真理伸张。

传健康理念之新风,开医学变革之先河,索尽枯肠。

266

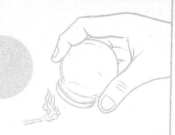

> ##### 微信扫描下方二维码
>
> **发现藏在医学里的趣味故事**
>
> **听听最新的健康产业发展趋势**

◀◀◀
微信扫码
立即获取

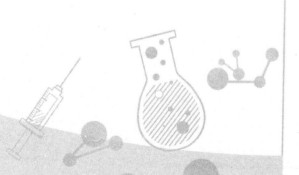